L. MIEDTANK ZWIEBELMUSTER

LUTZ MIEDTANK

Zwiebelmuster

Zur 300jährigen Geschichte
des Dekors auf Porzellan, Fayence
und Steingut

Edition Leipzig

Die Mehrzahl der Aufnahmen schuf Sigrid Schmidt, Leipzig.

Auf dem Bezug:
Zwiebelmusterporzellan, Meissen,
Terrine, oval, mit Figur
Foto: Klaus Tänzer, Dresden

CIP-Titelaufnahme der Deutschen Bibliothek

Miedtank, Lutz:
Zwiebelmuster : zur 300jährigen Geschichte
des Dekors auf Porzellan, Fayence und Steingut/
Lutz Miedtank. – 3. Auflage. – Leipzig: Ed. Leipzig, 2001
ISBN 3-361-00350-4

3. Auflage 2001
Gestaltung: Bernd Kruhl
Reproduktionen: Reprocolor GmbH, Leipzig / Jütte Druck GmbH, Leipzig
Druck und Binden: Interdruck Leipzig GmbH
Printed in Germany

INHALTSVERZEICHNIS

Vorwort

Von der Entstehung und Entwicklungsgeschichte des berühmten »Zwiebelmusters« soll hier berichtet werden, von einem unterglasurblauen Dekor auf Porzellan, Fayence und Steingut, den wir auf über 250 Jahre altem Meissener Geschirr ebenso bewundern können wie auf Großmutters Küchengeräten. Den Blaudekoren auf europäischem Porzellan wurde erst in jüngerer Zeit durch verschiedene Publikationen und Ausstellungen eine verdiente Würdigung zuteil. Mit diesem Buch erfährt nun auch das beliebte Zwiebelmuster eine besondere Zuwendung. Jahrelange Sammlertätigkeit und die Suche nach Aufklärung der noch offenen Fragen zur Entstehung des Dekors sind dieser Publikation vorangegangen.

Unter dem Thema Zwiebelmuster werden aus der fast dreihundertjährigen Geschichte des Dekors verschiedene ostasiatische, teilweise polychrome Vorbilder und die ersten Meissener Varianten des Zwiebelmusters vorgestellt. Nachahmungen des Dekors aus dem 18. Jahrhundert auf Fayence und Porzellan werden ebenso gezeigt wie Zwiebelmuster auf Porzellan bzw. Steingut aus den vergangenen 150 Jahren. Anhand von 130 Marken von etwa 60 Herstellern wird die große Vielfalt und enorme Verbreitung des Dekors dokumentiert. Mit dem vorliegenden Material ist es für den Sammler wie den Liebhaber des Zwiebelmusters möglich, eine zusammengefaßte bildliche und textliche Darstellung zur Entwicklung dieser Blaumalerei zu erhalten und seine eigenen Stücke zuzuordnen.

Es sei an dieser Stelle allen gedankt, die mich mit Bildern und Dokumentationen sowie mit der Bereitstellung privater bzw. öffentlicher Sammlungsstücke für die Publikation unterstützt haben. Mit dem Schloßmuseum Altenburg, und hier vor allem mit der Leiterin der kunsthandwerklichen Sammlungen, Frau Uta Künzl, gab es einen stets hilfreichen Partner. Frau Sigrid Schmidt, Leipzig, danke ich herzlich für den Großteil der sehr aufwendigen Fotoarbeiten. Wichtig aber war vor allem die Unterstützung durch Sammler und Kunstwissenschaftler, die mich mit ihrem Rat bei diesem Vorhaben nachdrücklich bestärkten. Es seien hier vor allem genannt Herr Prof. Dr. Günther Sterba, Leipzig, Herr Robert E. Röntgen, Kühlungsborn, Herr Dr. Stefan Bursche, Berlin, Herr Prof. Bernhard von Barsewisch, München, sowie Herr Dr. Klaus-Peter Arnold, Großdittmannsdorf. Dank ist auch der Staatlichen Porzellan-Manufaktur Meissen für die Unterstützung bei der Archivarbeit zu sagen.

Kritische Hinweise und ergänzende Informationen zum Thema »Zwiebelmuster« werden vom Autor dankbar entgegengenommen.

EINLEITUNG

Das Zwiebelmuster hat wie kein anderer Geschirrdekor weltweite Verbreitung gefunden, Mit dem Namen dieser berühmten Blaumalerei verbindet sich für Sammler und Liebhaber zumeist der Gedanke an die unterglasurblauen Porzellane der Manufaktur Meissen, denn deren Porzellanmaler waren es, die den Dekor aus der ostasiatischen Formenwelt ableiteten, veränderten und zu dem machten, wie wir ihn heute kennen. Daß sich diese Malerei hervorragend zur Dekoration verschiedenster Gefäßformen eignet, wurde von den Blaumalern schon frühzeitig erkannt. Auch der Vorzug der Kobaltfarbe, ihre leuchtend blaue Pracht unter der schützenden Glasur selbst bei alltäglichem Gebrauch zu behalten, verhalf den Blaudekoren zu anhaltendem Interesse bis hin zu den heutigen Bedürfnissen nach »spülmaschinenfesten« Porzellandekoren. Ohne die Kenntnisse und den Ideenreichtum der Meissener Blaumaler bei der Anwendung der unterglasurblauen Kobaltfarbe wären die Entwicklung und die Vervollkommnung des Zwiebelmusters und dessen enorme Verbreitung nur schwer vorstellbar.

Nicht nur bedeutende europäische Manufakturen ahmten den Dekor auf edlem Porzellan nach. Er konnte im ausgehenden 19. und beginnenden 20. Jahrhundert seinen Siegeszug um die Welt letztendlich nur antreten und diese ungewöhnliche Beliebtheit erreichen, weil ihm eine Vielzahl von kleineren Porzellan- und Steingutfabriken zur massenhaften Verbreitung verhalf. So eroberte sich das Zwiebelmuster schon vor über einhundert Jahren Küchen, Tellerborde und die bürgerlichen Tafeln, aber auch manche Sammlervitrine.

Im 18. Jahrhundert waren es andere, noch heute gebräuchliche Blaudekore wie die »Strohblume« oder die »Blaue deutsche Blume«, die in der Blaumalerei den Vorrang hatten. Nach 1850, als auch der Name »Zwiebelmuster« aufkam; begann eine stürmische Entwicklung für die nunmehr den Absatz beherrschenden Zwiebelmustergeschirre.

Erste Variationen dieses Dekors entstanden in der Meissener Porzellanmanufaktur bereits um 1730, in einer Zeit, als die ostasiatischen Porzellane und ihre Dekore sich an den europäischen Fürstenhöfen höchster Wertschätzung erfreuten. Die Meissener Porzellanschöpfer sollten mit ihren Stücken diesen Objekten fürstlicher Sammelleidenschaft und prunkvoller Tafelkultur ebenbürtig sein. Dabei übertraf Höroldt mit seinen »Chinoiserien« in der Vollkommenheit der Malerei sogar diese ostasiatischen Porzellane.

August der Starke, König von Polen und Kurfürst von Sachsen, der, von seiner Porzellanleidenschaft besessen, ein ganzes Schloß mit diesen edlen Stücken ausstatten wollte und dafür Tausende japanische, chinesische und Meissener Porzellane benötigte, forderte speziell für die Blaudekore Meissens eine ebenso leuchtend blaue Malerei, wie sie für die ostasiatischen Porzellane jener Zeit typisch war, die in bedeutenden Mengen über die ostindischen Handelskompanien nach Europa gelangten. Es entstand eine Vielzahl unterglasurblauer Dekore, bei denen die Meissener Blaumaler einesteils den ostasiatischen Vorbildern sehr nahe kamen, zum anderen aber höchst phantasievolle eigene Blaumalereien entwickelten.

Mit dem Zwiebelmuster, welches zu jener Zeit in den Manufakturakten noch den »ordinairen Mahlereyen«, den »alltäglichen«, den »bekannten« Dekoren zugeordnet war, gelang es, in Komposition von Bambus, Chrysantheme, Päonie, Prunusblüten, Rankenpflanze und verschiedenen Früchten sowie Pflanzen- und Blütenzweigen einen Dekor zu entwickeln, der es wie wohl kein zweiter gestattete, bei Erhalt seiner hohen dekorativen Wirkung allen Geschirrformen angepaßt zu werden. Wenn die Meissener Manufaktur in ihrem gegenwärtigen Produktionsprogramm über 800 verschiedene Formen mit dieser unterglasurblauen Handmalerei anbietet, wird diese besondere Dekoreigenschaft augenscheinlich hervorgehoben.

Seit Jahrzehnten waren es Fragen nach der Entstehung des Dekors oder zur Deutung der verschiedenen Dekorelemente, die von Kunstwissenschaftlern und Sammlern aufgeworfen wurden, und dabei konnte schon manche scheinbar festgefügte Theorie zum Wanken gebracht werden. Autoren wie Röntgen, Sterba, Barsewisch, Neuwirth, Bursche und Arnold ist es zu danken, daß sie mit ihren Veröffentlichungen der letzten Jahre dem Zwiebelmuster endlich zu der ihm gebührenden Aufmerksamkeit verhalfen.

Die Geschichte des Zwiebelmusters ist untrennbar verbunden mit dem Bemühen um die Beherrschung der blauen Kobaltfarbe in der Frühzeit der Meissener Manufaktur, was mit einer Zusammenfassung der wichtigsten Etappen in der Entwicklungsgeschichte der Blaumalerei auf Keramik verdeutlicht werden soll.

Heute von einzelnen Sammlern und Liebhabern enthusiastisch verehrt, von anderen nur im Küchenregal geduldet, durchlebte dieser Dekor in seiner langen Geschichte eine höchst interessante Entwicklung. Den frühen Dekorvariationen in Meissen folgten schon bald Ergänzungen durch Überdekorationen in radiertem Gold oder mehrfarbig nach ostasiatischem Vorbild. Bis in die zweite Hälfte des 18. Jahrhunderts erfuhr dann der Dekor eine zunehmende Vereinheitlichung und entwickelte sich bis etwa 1770 zu jenem typischen Zwiebelmuster, wie wir es heute kennen. Erste Zwiebelmuster-Fayencen tauchen bereits vor 1750 in Zerbst und Göggingen auf, während in der Zeit nach 1770 – beginnend mit der Königlichen Porzellanmanufaktur in Berlin – auch mehrere europäische Manufakturen diesen Blaudekor in ihre Porzellanproduktion übernahmen.

Über Jahrzehnte galt unwidersprochen die These von den Vorbildern Ostasiens für die ersten Zwiebelmuster-Porzellane in Meissen mit den drei nach innen gerichteten Früchten auf der Tellerfahne und einer Schwertermarke mit beigefügtem »K« des Blaumalers Kretzschmar. Anhand früher Porzellane der Meissener Manufaktur wird gezeigt, daß es zwischen 1730 und 1745 noch kein einheitliches »Muster«, sondern mehrere, zeitgleich nebeneinander produzierte Zwiebelmuster-»Varianten« gab, die vermutlich vom jeweiligen Blaumaler bevorzugt wurden. Deren »Handschriften« sind deutlich bei einer Reihe von Dekorunterschieden erkennbar.

Weder ein unmittelbares ostasiatisches Vorbild noch die »Urform« des Meissener Zwiebelmusters lassen sich eindeutig belegen. Es ist aber genügend Nachweis dafür möglich, den Meissener Porzellanmalern bei der Entstehung des Dekors eine wesentlich bedeutsamere Rolle zuzuweisen, als dies bisher geschehen ist.

Als im ausgehenden 19. Jahrhundert die Bestände der großen kunsthandwerklichen Museen aufgebaut wurden, galt dem Zwiebelmuster nur wenig Aufmerksamkeit. In dieser Zeit boten die Meissener Manufaktur und einige wenige andere Porzellanhersteller diese Blaumalerei zwar weiterhin in ihrer bewährten Dekorzeichnung in

Handmalerei an, aber eine Vielzahl von Nachahmern nutzte deren große Beliebtheit aus, um mit billigen Drucktechniken alle möglichen Gegenstände – bis hin zur Blechbüchse – mit Blauzeichnungen zu dekorieren, die oft nur noch entfernt Ähnlichkeit mit dem eigentlichen Zwiebelmuster hatten. Dies brachte dem Dekor oft recht abfällige Bewertungen ein. Nur wenige frühe Stücke fanden deshalb Eingang in die öffentlichen und privaten Sammlungen. Der bis heute anhaltenden Beliebtheit dieses Dekors hat dies allerdings keinen Abbruch getan, mehr noch, die Museen beklagen nun die Seltenheit alter Zwiebelmuster-Porzellane, welche mittlerweile zur Zierde einer jeden Blausammlung gehören. Nur die Dresdener Porzellansammlung bewahrte eine größere Zahl an Meissener Zwiebelmuster aus der Zeit vor 1750. Neu zusammengetragene Bestände in privaten Sammlungen bieten sich heute als eine gute Ergänzung für diese wenigen Museumsstücke an. Bereits um 1880 versuchte man in Meissen unter Nutzung der großen Nachfrage nach dem Dekor neue, aus dem bekannten Zwiebelmuster abgeleitete Blaudekore zu entwickeln, allerdings ohne nennenswerte Erfolge.

Die heute weltweite Verbreitung des Zwiebelmusterdekors auf Porzellan und Steingut in einer gegenüber dem ursprünglich malerischen Dekor oft sehr vereinfachenden und teilweise entstellenden Drucktechnik ist kaum vollständig zu erfassen, da auch viele Stücke ungemarkt blieben.

Manche Frage zum Zwiebelmuster bleibt weiterhin offen, ein Ansporn für diejenigen, die sich auch zukünftig mit der Geschichte des Dekors befassen werden, aber auch für den Sammler und Liebhaber, sich mit nicht nachlassender Hingabe diesem interessanten Gebiet der Keramik zu widmen.

Zur Kulturgeschichte des Porzellans und der Blaudekore

Seit Jahrhunderten wird das Porzellan nicht nur von Sammlern und Kunstkennern hoch geachtet. Bereits im 16. Jahrhundert waren in Europa jene weißen, glänzenden und oft blaubemalten Stücke aus dem fernen China bewunderte Objekte fürstlicher Kunstkammern. Ehrfurchtsvoll wurden diese Porzellane ob der ihnen zugeschriebenen wundertätigen Wirkungen bestaunt und nicht selten von europäischen Kunsthandwerkern in vergoldetem Silber oder in Bronze gefaßt.

Ganze Schiffsladungen mit Porzellanen gelangten im 17. und beginnenden 18. Jahrhundert über die ostindischen Kompanien nach Europa und dienten zunächst vornehmlich repräsentativen Zwecken in sogenannten Porzellankabinetten, bevor mit dem Aufkommen der neuen Getränke Tee, Kaffee und Schokolade diese edlen Stücke eine neue Verwendung fanden. Was man an diesen Porzellanen besonders schätzte, lesen wir in einem zeitgenössischen Lexikon: »denn je schöner die Farben, die zierliche Arbeit, der Glantz und das durchsichtige Wesen, je desto mehreren Werth und Hochachtung vedienet es ...«[1]

Mit der Erfindung des europäischen Hartporzellans durch Johann Friedrich Böttger im Jahre 1708 in Dresden und der Gründung der Meissener Manufaktur begann ab 1710 ein unvergleichlicher Siegeszug dieses begehrten keramischen Erzeugnisses. Dessen Herstellungsgeheimnis, das »Arkanum«, konnte in Meissen zunächst noch streng gehütet werden, aber bereits 1718 entstand die Manufaktur in Wien, und mit weiteren Manufakturgründungen nach 1740 fand die Porzellanproduktion in wenigen Jahrzehnten auf dem ganzen Kontinent Verbreitung. Eigenständige Porzellanentdeckungen, wie in Thüringen nach 1760, beschleunigten diesen Prozeß zusätzlich.

Den frühen Blauporzellanen des 18. Jahrhunderts als Ergebnis ursprünglicher Bestrebungen zur Nachahmung japanischer bzw. chinesischer

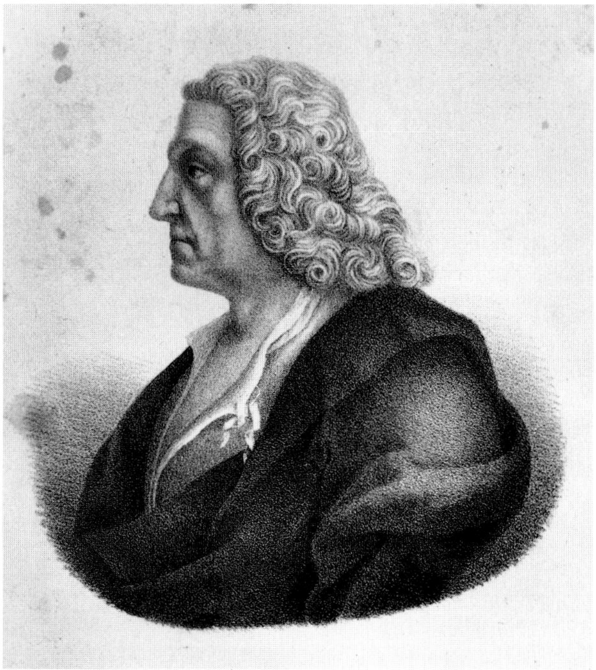

Johann Friedrich Böttger. Aus C. A. Engelhardt: »J. F. Böttger – Erfinder des sächsischen Porzellans«, Leipzig 1837

Porzellanherstellung in China. Aus: »Histoire, origine et fabrication de la porcelaine en Chine«, handschriftliches Original im Schloßmuseum Altenburg/Thür.

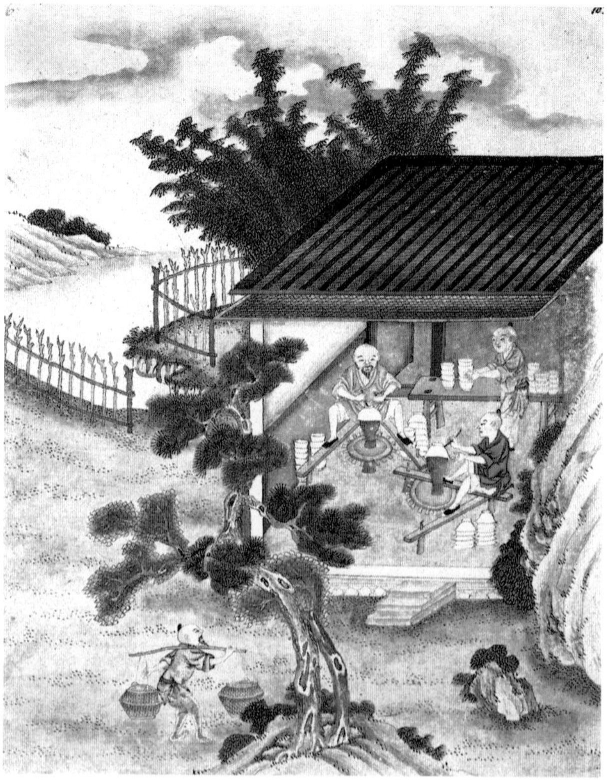

Export-Porzellane gebührt dabei ein wichtiger Platz in der Entwicklungsgeschichte der europäischen Porzellandekore.

Von den Ursprüngen des Porzellans

Die Geschichte des Porzellans begann in China bereits vor der Zeitenwende. Die ersten porzellanähnlichen Keramiken werden um 1250 v. u. Z. datiert.[2] In der Tang-Dynastie (601–901) entstanden dann das »echte« Porzellan und bereits erste Unterglasurtechniken (schwarz mit weißen Flekken). In der Yuan-Dynastie (1279–1368) wurden in den chinesischen Porzellanmanufakturen in Jingdezhen Unterglasurdekore in Blau und Rot produziert, die in der Ming-Periode (1368–1644) zu voller Blüte gelangten.[3] Die besondere Wertschätzung blauer chinesischer Porzellane der Ming-Periode zeigt sich in der Gegenwart auf internationalen Auktionen, wo einzelne Stücke Ergebnisse in Millionenhöhe erzielen.

Die Chinesen kannten bereits in der Zeit vor 1700 eine Fülle herrlicher farbiger Porzellandekorationen. Sie beherrschten Glasuren in allen Schattierungen von Rot, Grün, Blau, Braun und Schwarz, welche auf das lufttrockene Gefäß aufgetragen wurden und sich im sogenannten Scharffeuerbrand im jeweiligen Farbton herausbildeten. Auf den bereits verglühten Scherben wurden andere farbige Glasuren mit türkisblauen, grüngelben und violettbraunen Tönen in mittleren Bränden erzielt und damit oftmals ganze Gefäße überzogen. Die in der farbigen Aufglasurtechnik aufgetragenen »Drei-« oder »Fünffarben«-Malereien auf chinesischen Porzellanen sowie die farbigen japanischen »Arita«-Porzellandekore, beide teilweise in Kombination mit Unterglasurfarben, gehören zu den bekanntesten Porzellanmalereien Ostasiens aus dieser Zeit.

Die unterglasurblauen ostasiatischen Porzellane um 1700

Die aus Kobaltoxid gewonnene unterglasurblaue Farbe auf chinesischen Porzellanen der Kangxi-Periode (1662–1722) war verbunden mit einer dafür gut geeigneten kristallinen Masse und einer leuchtenden, klaren Glasur. Für den Export nach Europa wurden die Blauporzellane mit reicher Ornamentik versehen, und auch die Formenvielfalt trug wesentlich zur überschwenglichen Begeisterung für diese Stücke an den europäischen Fürstenhöfen bei.

Im beginnenden 18. Jahrhundert beeindruckten die aus China und Japan vorrangig über die Holländisch-Ostindische Kompanie nach Europa importierten Porzellane vor allem durch die Vielfalt der Dekore. Bei den Blauporzellanen harmonierten Masse, Glasur und kobaltblaue Farbe vortrefflich miteinander, selbst auf monumentalen Stücken wie den berühmten »Dragonervasen« der Dresdener Sammlung.[4] Die unterglasurblaue Farbe wurde dabei auch in Farbnuancen und Schattierungen vorzüglich beherrscht. Allerdings ist bei den unterglasurblauen ostasiatischen Porzellanen, die in großer Zahl speziell für den Export nach Europa gefertigt wurden, eine ähnliche Erscheinung wie bei den farbigen Aufglasurdekorationen zu verzeichnen. Die Bestimmung des eigentlichen Ursprunges der Stücke und die Deutung der Dekorelemente ist erschwert durch mannigfaltige Einflüsse auf die Dekorgestaltung. Japanische und chinesische Manufakturen ahmten gegenseitig bestimmte Dekorelemente bzw. florale Kompositionen nach. Darüber hinaus wurden auch die Blauporzellane zunehmend nach europäischem Geschmack und konkreten Dekorwünschen vor allem der Holländer hergestellt. Es wurden in China sogar typische europäische Dekore gefertigt, deren Sinngehalt den Chinesen verborgen geblieben sein muß.[5]

Meissen hat später in seiner Blauproduktion diese Vollkommenheit der ostasiatischen Porzellane trotz intensivster Bemühungen nie ganz erreicht, wobei die Ursache den Meissener Porzellanschöpfern des 18. Jahrhunderts lange unklar blieb. Es waren die Unterschiede in der Massezusammensetzung, der Glasur und vor allem im Brennprozeß, die eine Herausbildung der gewünschten leuchtend blauen Kobaltfarbe erschwerten. Welche hervorragenden Leistungen die Meissener Porzellanschöpfer in der Anwendung der kobaltblauen Unterglasurfarbe dennoch erzielten, zeigte die repräsentative Ausstellung »Meissener Blaumalerei aus drei Jahrhunderten«, die 1989 in Dresden und Hamburg zu sehen war. Dazu erschien ein informativer Katalog mit neuen Forschungsergebnissen zur Meissener Blaumalerei.[6]

Blaudekore auf Keramik waren auch in Europa und im Vorderen Orient bereits über Jahrhunderte bekannt. Museen und Kunstsammlungen in aller Welt zeigen prachtvolle Stücke mit Blaumalereien auf persischen und türkischen Keramiken, auf italienischen Majoliken, auf deutschem Steinzeug sowie auf Delfter Fayencen.

Blaudekore auf Fayence

In der europäischen Fayenceproduktion des beginnenden 18. Jahrhunderts bestimmten die Delfter Manufakturen mit ihren Nachahmungen ostasiatischer Dekore den Markt. Delfter Dekorschöpfungen dienten auch als Vorlagen für die Porzellanproduktion in China und Japan.[7]

Der mögliche Einfluß der europäischen Fayencen auf die Entwicklung der Meissener Blaudekore ist noch nicht ausreichend geklärt, so auch beim Zwiebelmuster, wo vorhandene Museumsbestände an Zwiebelmuster-Fayencen aus der ersten Hälfte des 18. Jahrhunderts mit ihren Besonderheiten in der Dekorgestaltung einen Einfluß der Fayence-Blaumalerei auf Meissen nicht ausschließen.

Die Blaumalerei in der Frühzeit der Meissener Porzellanmanufaktur

Ohne Erfolg waren die vielfältigen Bemühungen im Europa des 16. und 17. Jahrhunderts geblieben, hinter das Herstellungsgeheimnis des begehrten ostasiatischen Porzellans zu gelangen. Es entstanden lediglich milchglasähnliche Produkte oder die sogenannten »Fritten«-Porzellane, wie das Medici-Porzellan oder die Erzeugnisse der Manufaktur in St. Cloud bei Paris, die aber weder hinsichtlich der Ausgangsstoffe noch der Glasur oder der Herstellungsweise den ostasiatischen Porzellanen entsprachen.[8]

In Sachsen verfügte man am Vorabend der europäischen Porzellanerfindung schon über reiche keramische Kenntnisse und Erfahrungen, die sich Johann Friedrich Böttger als Gefangener am Hofe Augusts des Starken gemeinsam mit seinem Förderer Ehrenfried Walter Graf von Tschirnhaus zunutze machen konnte. Nach langwierigen Laborversuchen und den ersten Erfolgen im Jahre 1708 reichte Böttger dann am 28. März 1709 sein berühmtes »Memorial« ein, in dem er dem König von Polen und Kurfürsten von Sachsen neben anderen Erfindungen die Kenntnisse von der Herstellung des roten und des weißen Porzellans sowie dessen Bemalung anzeigte. Aber erst die Erneuerung dieser Mitteilung im November des gleichen Jahres dürfte für August den Starken Anlaß für das in vier Sprachen erschienene Patent vom 23. Januar 1710 gewesen sein, welches die Bekanntmachung »in die gantze Welt« gab, eine Porzellanmanufaktur einrichten zu wollen.[9] Diese wurde auf der Albrechtsburg zu Meißen am 6. Juni 1710 an den ersten Direktor, den Kammerrat Michael Nehmitz, übergeben. Obwohl Böttger als der vom König ernannte Administrator der Manufaktur nun mehrfach in Meissen weilte und Einfluß auf die Verbesserung der Produktion nahm, erhielt er dennoch erst im April 1714 seine Freiheit wieder, nachdem er zwischenzeitlich in der Dresdener Jungfernbastei gefangen gehalten worden war und in den dortigen Kellergewölben weiter laboriert hatte. Er mußte beeiden, das Land Sachsen nicht zu verlassen und das Arkanum der Porzellanherstellung nicht zu verraten. Über die Rolle Böttgers sowie die ersten Jahre der Meissener Porzellan-Manufaktur und ihre Erzeugnisse in »Böttger-Steinzeug« und »Böttger-Porzellan« wurde ausführlich berichtet, u. a. in einem Prachtband zum Böttger-Jubiläum 1982 von Sonnemann und Wächtler. Die erste Böttger-Biographie, die allerdings in ihrer historischen Aussage sehr umstritten ist, erschien 1837 in Leipzig.[10]

Die ersten Blauversuche

Bereits 1708 gründete Böttger eine »Stein- und Rundbäckerey«, in der Fayence-Fliesen und -Gefäße nach den vorwiegend auf ostasiatischem Vorbild beruhenden Delfter Mustern gefertigt wurden. Diese Fayence-Manufaktur (sie bestand bis 1785) hatte natürlich Einfluß auf die spätere Porzellanproduktion in Meissen, nicht zuletzt durch den »angeordneten« Wechsel von Dresdener Fayence-Malern nach Meissen.

Böttger hatte bereits für 1713 die kobaltblaue Farbe auf Porzellan angekündigt, um die vom Hofe so dringend gewünschten ostasiatischen Dekore nachahmen zu können. Zu seinen Lebzeiten – er starb am 13. März 1719 – gelang dieses schöne Kobaltblau noch nicht, obwohl 1717 von ersten Ergebnissen in den Manufakturakten berichtet wird.[11] Für die Herstellung der Farbe setzte August der Starke sogar eine Prämie von 1000 Talern aus.[12]

Die Entstehungsgeschichte der kobaltblauen Farbe in Meissen widerspiegelt nicht nur die damaligen enormen Probleme bei der Porzellanherstellung. Sie dokumentiert gleichzeitig die großen Fortschritte auf keramischem Gebiet, welche in der Meissener Manufaktur in nur wenigen Jahren erreicht werden konnten. Zur Ostermesse 1719 enthielt die Meissener Inventarliste einige von der Michaelismesse 1718 übriggebliebene Blaustücke. Es gelangen 1719 vereinzelt weitere Blauporzellane, worüber in den Akten nach gelungenen Bränden berichtet wird.[13] Im Februar und März des darauffolgenden Jahres wetteiferten der Obermeister Johann David Köhler und der Poliermühleninspektor Johann George Mehlhorn und dessen als Blaumaler an der Manufaktur tätiger Sohn Johann Gottfried mit ihren Brennversuchen und Probestücken um die Gunst des Königs und die ausgesetzte Prämie. Dem Masse- und Farbenspezialisten Köhler gelangen dabei vereinzelt sehr schöne Stücke.[14]

Im April 1720 trat aber ein Ereignis ein, welches der malerischen Entwicklung Meissens die entscheidenden Impulse geben sollte. Der nach Wien geflohene Massebereiter Samuel Stöltzel brachte bei seiner reumütigen Rückkehr nach Meissen einen gewissen Johann Gregorius Höroldt mit, dessen Wirken an der Manufaktur für die heute so bewunderten Meissener Dekore aus der Zeit um 1720 bis 1740 bestimmend werden sollte. Eine neue Ära begann, die völlig zu Recht als »Höroldt-Periode« bezeichnet wird. Höroldt

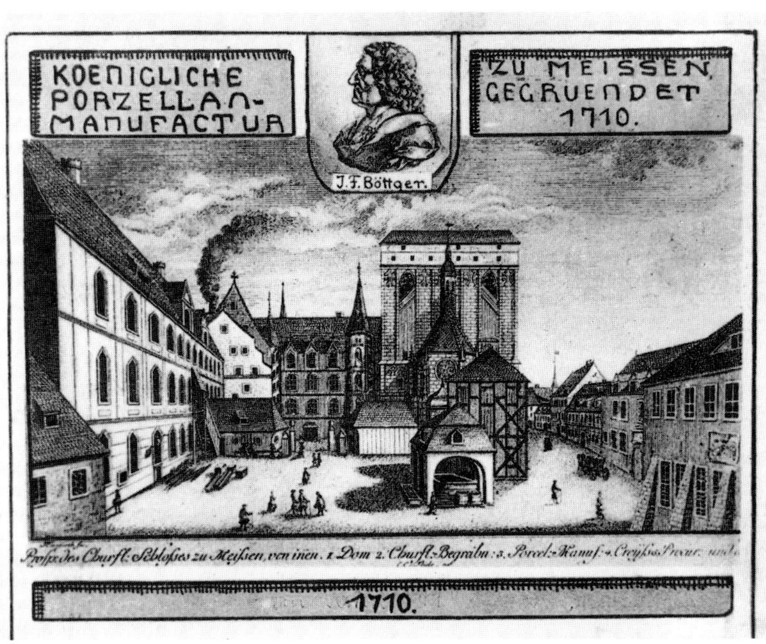

Ansicht der Porzellanmanufaktur Meissen auf der Albrechtsburg im 18. Jahrhundert – erschienen 1910 anläßlich der 200-Jahr-Feier der Manufaktur unter Verwendung eines Kupferstiches aus der Zeit um 1760

hatte von Wien Probestücke mitgebracht, darunter einige mit Blaudekor. Diese Stücke müssen am Hofe so beeindruckt haben, daß man mit Höroldt einen für ihn sehr günstigen Vertrag über seine Tätigkeit an der Manufaktur abschloß. Den bedeutsamsten Einfluß auf die Entwicklung der Blaufarbe in Meissen hatte der zum Arkanisten und ab 1723 zum Obermeister berufene Samuel Stöltzel, der bei seinen Versuchen den entscheidenden Zusammenhang erkannte, daß zum Gelingen einer guten blauen Unterglasurmalerei nicht nur beste Kobaltfarben und Flußmittel, sondern auch geeignete Masseversätze und Glasuren gehören. Man ersetzte zunehmend das Böttgersche »Kalkporzellan« durch das härtere »Feldspatporzellan« und es kamen auch transparentere Feldspatglasuren zum Einsatz. Die für die Blauporzellane speziell geeigneten Masseversätze wurden dabei als »blaue Masse« bezeichnet.

Köhlers Blaufarbenrezept

Köhler und Stöltzel vervollkommneten die unterglasurblaue Farbe immer weiter. Als Köhler am 30. 4. 1723 starb, soll sich Höroldt dessen Kenntnisse von der Herstellung der Blaufarbe verschafft haben, was Stöltzel in einem erhalten gebliebenen Merkbuch folgendermaßen beschrieb: »Von den Kobalt die Markisitte genommen / und zu 2 Loth Regulum 3 Loth Sandt aus der Schnöbergischen Erde / ist sehr schön / welches Köhler auf sein Dod Bette H. Hörolden anvertrauet hat«.[15] Die auf Köhlers Arbeiten zurückzuführende erstaunlich hohe Qualität der Meissener Blauproduktion zwischen 1721 und 1723 wird an den prunkvollen großen Aufsatzvasen deutlich, die sich in bedeutender Zahl erhalten haben und heute in der Dresdener Porzellansammlung zu bewundern sind.[16] Welcher Blauton dabei dem Geschmack der Zeit entsprach, ist heute nicht mehr exakt nachvollziehbar, denn es erstaunt doch, daß in der Meissener Blauproduktion nach 1740 ein fast einheitlicher, leicht blaugrauer Farbton vorherrschte. Dies muß wohl dem Zeitgeschmack entsprochen haben, denn in den Akten erscheinen im Gegensatz zu den Jahren davor kaum noch Klagen über das Gelingen der blauen Farbe. Dieser blaugraue Farbton, der bis etwa 1780 auftrat, steht im auffälligen Gegensatz zum leuchtenden Blau in der Zeit Köhlers. Auch an den Unterschieden zwischen dem frühesten Meissener Zwiebelmuster um 1730 auf Bild 4, 5 und den Stücken zwischen etwa 1740 und 1770 auf Bild 7, 10, 11 ist dies erkennbar.

Die Unterglasurmalerei in Blau stand aber im ganzen 18. Jahrhundert stets im Schatten der farbigen Aufglasurmalereien, die mit den »Höroldt-Chinoiserien« und den Nachahmungen japanischer Kakiemon-Dekore ihren Anfang nahmen und mit den nach 1740 dominierenden prachtvollen Landschafts-, Blumen- und Früchtemalereien ihre Fortsetzung fanden. In der Figurenstaffage wurde das Unterglasurblau nur sehr selten verwendet, die in der Blauausstellung 1989 gezeigte Statuette einer Chinesin mit Korb um 1720 aus der Dresdener Sammlung ist eine dieser Raritäten.

Berühmte Blaumaler der frühen Periode

Bis 1723 wurden in den Akten neben Höroldt als Blaumaler Johann Gottfried Mehlhorn und Johann Caspar Ripp genannt. Letzterer war als sehr produktiver Maler in Meissen tätig, bevor er nach Auseinandersetzungen mit Höroldt die Manufaktur verließ. Ein Auszug aus seinem insgesamt 4806 Blaustücke umfassenden Schaffen 1722/23 gibt auch einen guten Überblick über die Porzellane, welche man zu jener Zeit mit Blaumalerei in Gebrauch hatte:

- »Thee Tassen und Thee Schaalen,
- Chokolath Köppgen und Schaalen,

- große Aufsätze,
- Milchkannen und Krügl,
- Schüßeln und Teller,
- Butter Thoßen und Zucker Thoßen,
- Spül Nappen,
- Thee Service,
- Boutachen,
- Nacht Botten,
- Thee Kannen,
- Confekt Schiffgen und Becher«.

1725 beschäftigte Höroldt in seinen über dem Brennhaus gelegenen drei Malstuben einschließlich der Blaumaler bereits 10 Gesellen und 5 Lehrlinge, darunter die aus der Werkstatt Eggebrechts abgeworbenen Johann Christoph Horn, Hans Christian Hamann und Johann Ehrenfried Stadler.[17] Die Lehrlinge mußten zu jener Zeit eine Lehre von immerhin 6 Jahren absolvieren, was bei entsprechender Fertigkeit die Einnahmen Höroldts steigerte, der ja die Maler vertragsgemäß von seinen Einkünften entlohnte.

Erste Hinweise auf Zwiebelmusterstücke bereits 1725?

Im Rapport vom 16.6.1725 ist eine Eintragung erhalten, welche einen ersten Hinweis auf einen einheitlichen unterglasurblauen Servicedekor enthält, denn es »... sind am 9. und 16. Junjus nicht allein 24 Stück blau bemalte Teller von einerley Mahlerey und Größe, sondern auch so viel Schüßeln von verschiedenen Sorten ... geliefert worden«[18]. Sollte dies bereits ein erster Hinweis auf ein blaues Service, evtl. mit dem Zwiebelmusterdekor sein? Auch I. Menzhausen verweist auf diese Archivalie.[19] Im gleichen Jahr erschien auch erstmalig in den Akten die Bezeichnung »ordinaires blaues Geschirr«[20], sicher als weiteres Indiz für die vorgenannte Annahme zu vage, obwohl diese Bezeichnung in der Folgezeit und dann bis in das 19. Jahrhundert auch für den Zwiebelmusterdekor in Meissen verwendet wurde. Stücke, welche man dieser frühen Zeit zuordnen könnte, sind bisher nicht bekannt geworden. »Schüßeln« und »Teller« mit Blaudekor wurden bereits 1721 bei den von Mehlhorn bemalten Geschirren genannt.[21]

Von den Schwierigkeiten mit der Kobaltfarbe

Nach Köhlers Tod und Höroldts nachfolgenden Blauversuchen wurden in den Manufakturrapporten immer wieder Klagen über die Qualität der Blauporzellane laut, die »sehr blaß und geflоßen aussehen«[22] oder »noch immer ein schlechtes Aussehen« hatten.[23] Zwischendurch gingen nach gelungenen Bränden aber auch Erfolgsmeldungen an den Hof, wie im Rapport vom 31.7.1728: »Das blaue an denen bemahlten ordinairen Porcelain-Geschirren findet sich nunmehro wieder beßer, als es eine Zeit daher das Aussehen nicht gehabt und würde der Fabrique gar zuträglich sein wenn man nunmehro an blaugemahlten ... einen Vorrath auf dem Lager zusammen bringen könne. So sollen auch voritzo Schüßeln und Teller zu gantzen Servicen, als welche bereits vorräthig und verglühet sind, mit einem feinen Blau zu bemahlen.«[24]

An anderer Stelle verweist man darauf, daß »... damit einmahl auch Schüßeln und Teller zu gantzen Servicen, als welche die Dreher gar wohl bereitet und dargestellt werden können wie auch andere große Stücke, durch die Blau-Mahlerey ein gutes Aussehen bekommen mögen, zumahl solche Geschirre, wenn sie nembl. (ich) ein feines Blau haben eben so gut, als die emaillierten Geschirre ihre Abnahme finden«.[25] Es spricht einiges dafür, daß auch diese Aktenhinweise zu den »gantzen Servicen« mit Blaudekor auf das Zwiebelmuster schließen lassen könnten.

Die Dreher verfügten ab 1728 auch über die Möglichkeit, daß »größere Schaalen oder Schüßeln oval gedreht werden können«.[26]

Die immer wiederkehrenden Probleme mit den Qualitätsunterschieden bei der kobaltblauen Unterglasurfarbe beschränkten von vornherein die Zahl möglicher Servicedekore, um die erforderliche Menge an Einzelteilen mit annähernd gleicher Farbqualität zusammenstellen zu können. Die Bestandteile eines blauen Teeservice um 1730 sind uns bekannt[27]:

»Ein Garnitur Blau und Weiß ordinair bemahlt«
6 Stck. Schälgen und Kopgen (oder 12)
1 Stck. Spühlcompen
1 Stck. Theepot
1 Stck. Zuckerdose
1 Stck. Thee-Büchse

Blaumalerei um 1730

Im Malercorps Höroldts waren insgesamt als Mitarbeiter tätig: 1728 = 30, 1729 = 34, 1730 = 34, 1731 = 40 (30 Gesellen und 10 Lehrlinge, darunter sechs Blaumaler mit zwei Lehrlingen und drei Maler für Blau und Bunt). Von Rückert (1990) wurden in seinen umfangreichen »Biographischen Daten der Meißener Manufakturisten des 18. Jahrhunderts« auch die Personallisten ausführlich analysiert.

In einem Verzeichnis vom Juli 1729 sind als Blaumaler aktenkundig Johann Gottlieb Herrmann, Friedrich August Zimmermann und Peter Hohenhorst erwähnt[28]. Namentlich genannt, aber nicht als Blaumaler bezeichnet, werden darin Johann Heinrich Hoffmann, Johann David Kretzschmar und Johann Paul Krause. Deren Tätigkeit als Blaumaler ist aber in der Personalliste vom April 1731 belegt. Diese auf Seite 44 im Abschnitt über die möglichen Gestalter der ersten Zwiebelmustervariationen wiedergegebene Zusammenstellung enthält die Namen weiterer Blaumaler aus dieser Zeit. Im schon zitierten Rapport vom 14. März 1729 heißt es weiter im § 25 »... Nun wäre wohl zu wünschen, wenn das Porcellain bald wieder ein gutes und beständiges Blau bekommen wollte. Inmaßen dieses bishero an denen Geschirren noch immer sehr variiret, daß also in einigen Bränden die Geschirre zum Theil recht fein in Blau gerathen, zum öfteren aber auch solche Stücke dabey mit vorkommen, an welchen das Blau theils sehr blaß, theils aber gantz dunkel und wie Ascherfarben anzusehen gewesen. Was nun die Hauptursache oder vielmehr der Fehler sey, daß das Blau an dem Porcellain zu ungleich ausfället davon wird H. (Höroldt) der Hofmahler so wohl, als auch der Obermeister Stöltzel die beste Nachricht geben können, und ob dieser von der schlechten Mahlerey, oder aber von denen Glasuren herrühre. Gleichwohl hat man bereits vor einigen Jahren ein recht angenehmes und beständiges Blau an denen Porcellain-Geschirren gehabt und umb deswillen sind auch diese als courrenten waaren zu solcher Zeit weit stärker als vorietzo geschieht, von denen Liebhabern gesuchet und abgenommen worden, ... und möchte ... wohl nöthig seyn, wenn die Fabriquanten oder so genannten Arcanisten dazu angehalten würden, daß sie die Ursache und worinnen es eigentlich bestehe, daß das Blau an den Porcellain in einigen Bränden einmal beßer, als andersmahl geraten ... gründlich anzeigen müßten«.[25] Diese ausführlicheren Aktenauszüge sollen zum Verständnis der Entwicklungsgeschichte der Blaumalerei in Meissen und der möglichen Zuordnung von Hinweisen auf die verschiedenen Dekorprobleme jener Zeit beitragen. Auch Höroldt beschrieb 1731 in seinen »Präpositionen« im Zusammenhang mit Vorschlägen zu Veränderungen der Arbeitsabläufe in der Manufaktur auch diese immer wiederkehrenden Schwierigkeiten mit der Kobaltfarbe.[29]

Der Traum des Königs vom Porzellanschloß

August der Starke strebte nach vollendeter und überdimensionaler Präsentation seiner mit Sammelleidenschaft und hohem Kunstverstand zusammengetragenen Bestände, die viele tausend Stücke an ostasiatischen und Meissener Porzellanen umfaßten. Mit seiner Idee zur Errichtung eines ganzen »Porzellanschlosses« wollte er jene Herrscher der Zeit übertrumpfen, die sich ihre Porzellane in »Porzellankabinetten« aufstellen ließen. Dazu wurde 1717 eigens das ehemalige «Holländische Palais« aufgekauft und mit Hunderten von Porzellanen aus China und Japan sowie den Stücken der noch jungen Meissener Manufaktur ausgeschmückt. Aber es sollte noch Größeres entstehen. Unter der Leitung des Oberlandbaumeisters Pöppelmann sollte durch wesentlichen Umbau ein solches Porzellanschloß, das »Japanische Palais« errichtet werden, für dessen Ausstattung 1731 am Hofe nicht weniger als 35798 Porzellane vorhanden waren!

Diese Pläne, die der Direktor der Porzellansammlung, J. G. Th. Graesse, 1873 aus alten Akten ausführlich beschrieb, wurden aber nie in der ursprünglichen Form realisiert. Nach dem Tode Augusts des Starken – er starb am 1. Februar 1733 in Warschau – brachte dessen Sohn und Nachfolger August III. dem Porzellan kein solches Interesse mehr entgegnen. Für viele Jahrzehnte wurden die Porzellane später sogar in den Kellerräumen des Palais untergebracht, ehe sie erst 1875 in das Johanneum, die ehemalige Gemäldegalerie Augusts III. überführt wurden und so endlich einen repräsentativen Platz erhielten.[30]

Die manufaktursichere Beherrschung der Kobaltfarbe

Ab 1731 wurden in Meissen unter dem Einfluß neuer technisch-technologischer Erkenntnisse hinsichtlich des Zusammenwirkens von Masse, Glasur und Kobaltfarbe zunehmend Erfolge im »Blauen« erzielt. Dazu trug der Versatz der Ko-

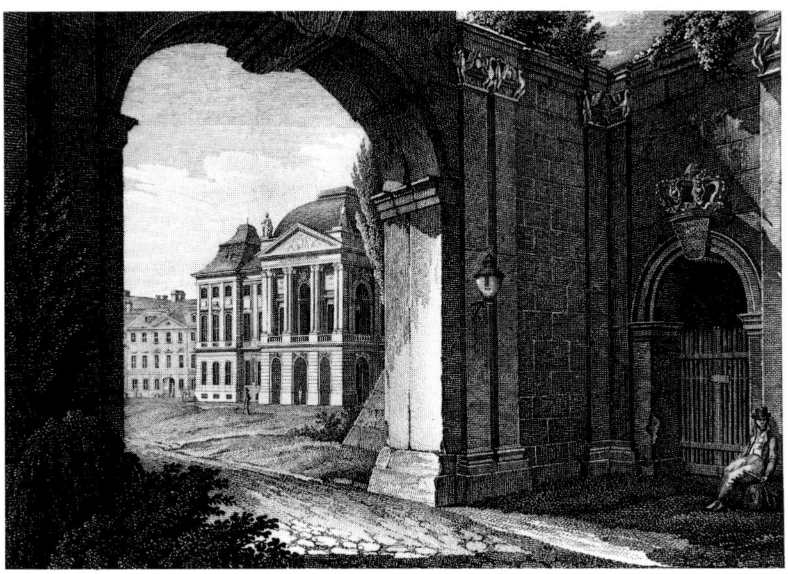

Japanisches Palais Dresden um 1800. Kupferstich von C. G. Hammer nach einer Zeichnung von Thormeyer, verlegt bei Heinrich Rittner, Dresden 1807/08, Privatbesitz

baltfarbe mit dem bildsamen »Colditzer Ton« ebenso bei wie der schon genannte Wechsel von Kalkporzellan zum Feldspatporzellan. Natürlich nahm auch die künstlerische Beherrschung des problematischen Farbauftrages auf den verglühten, noch saugfähigen Scherben zu.

Über den weiteren Fortgang der Bemühungen um das Gelingen der blauen Farbe in Meissen verdanken wir vor allem Zimmermann, Walcha und Arnold ausführliche Beschreibungen.[31] 1733 wurde nach Glasurverbesserungen das Blau an den Geschirren »schön und angenehm«. 1736 wird davon berichtet, daß Höroldt die Unterglasurmalerei als Gebiet der Lehrlinge betrachtet und angeordnet haben soll, daß die Lehrlinge ihr Signum auf der Unterseite der Stücke anzubringen hätten. Dieser Aussage ist allerdings entgegenzuhalten, daß eine Reihe erfahrener, von der Fayenceproduktion übernommener Blaumaler nachweislich in der »Blaustube« tätig waren. Walchas Vermutung, daß sie diesem Blaumalercorps nicht nur zum Anlernen, sondern auch zur Aufrechterhaltung der Disziplin angehörten, scheint einleuchtend zu sein.

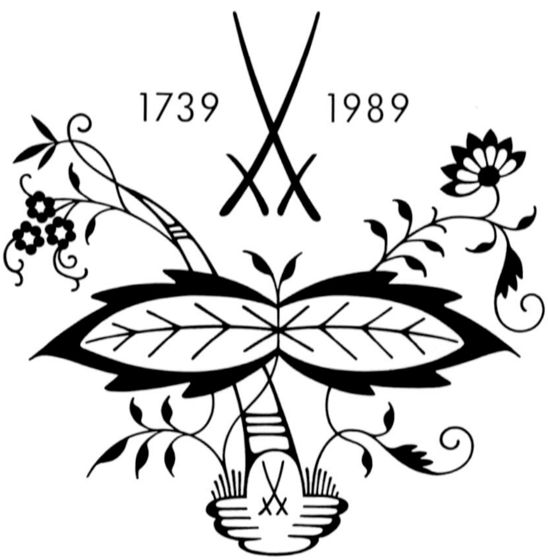

Jubiläumssignet der Staatlichen Porzellan-Manufaktur Meissen 1989

Der Anteil der Blauproduktion ist für das Jahr 1737 archivalisch belegt: 259 620 Weißporzellanen standen 178 351 Blauporzellane gegenüber. Eine schier unvorstellbare Zahl für diese Zeit der manufakturellen Produktionsweise mit all ihren technischen und organisatorischen Problemen. Bei den Blaudekoren war bereits in der Frühzeit zwischen 1720 und 1740 eine große Vielfalt kennzeichnend, wenngleich die Verwendung als Servicedekor nur für wenige und dafür geeignete Dekorkompositionen in Frage kam. Die Motivvielfalt dieser Blauproduktion beeindruckt noch heute ungemein, ob es nun die ostasiatischen Dekore oder deren Abwandlungen in den »Indianischen Blumen« sind. Sogar Chinoiserien gehörten dazu, die Höroldt zwar in der Anwendung der prächtigen Aufglasurfarben berühmt machten, aber von ihm und anderen Malern auch in Unterglasurblau gefertigt wurden.[32]

Das Jahr 1739 wird als wichtig für die Beherrschung der Kobaltfarbe angesehen, danach gilt sie als »manufaktursicher« in der Anwendung. Diese Jahreszahl war der Meissener Manufaktur hilfreich bei der Festsetzung des Zwiebelmusterjubiläums 1989, als man die 250jährige Produktion dieses Dekors in besonderem Maße würdigte. Mittlerweile ist unumstritten, daß dieser Dekor in Meissen bereits um 1730 entstand.

Zu den bedeutenden frühen Dekoren gehörte auch das »Strohmodell«, die spätere »Strohblume«, im 18. Jahrhundert noch der vorherrschende Blaudekor auch in Meissen. Diese Rolle übernahm dann im 19. Jahrhundert – und das bis heute – das Zwiebelmuster.

Zur Herstellung des Porzellans und der Fayence

Diese Thematik soll nur eine allgemeine Erläuterung erfahren. Eine gute Einführung in Geschichte und Technik der Porzellanherstellung findet man bei Sterba in seinem Buch über die Meissener Gebrauchsporzellane.[33]

Hauptbestandteil des Porzellans ist der tonartige Kaolin, auch als »Tonerde« bezeichnet, als der für die Formgebung ausschlaggebende Stoff. Als Flußmittel wird Feldspat zugesetzt, und mit dem Quarz als weiterem Zuschlagstoff wird eine Magerung des Gemisches erreicht sowie die Plastizität des Kaolins stabilisiert.

Die Bestandteile werden fein geschlämmt bzw. fein aufgemahlen und miteinander zu einer verarbeitungsfähigen Masse vermischt. Porzellane mit hohen Kaolinanteilen bezeichnet man als Hartporzellane, solche mit geringerem Anteil als Weichporzellane. Sie unterscheiden sich wesentlich durch die Höhe der notwendigen Temperaturen im Brennprozeß des Porzellans. In Meissen produzierte man bis etwa 1730 Kalkporzellan, wo anstelle des Feldspates als Flußmittel andere kalkhaltige Mineralien wie Alabaster zum Einsatz kamen. Für das Zermahlen von Quarz und Feldspat standen in der Frühzeit nur einfache technische Hilfsmittel zu Verfügung, mit den heutigen Trommelmühlen läßt sich der erforderliche Mahlgrad problemlos erreichen. In Filterpressen und Vakuumstrangpressen wird die aufgeschlämmte Mischung entwässert und entlüftet. Die so gewonnene homogene Masse ist nun für die Formgebung geeignet. Beim Zusammensetzen roher Formteile benötigt man noch den sogenannten »Gießschlicker«, dessen breiartige Konsistenz durch den Zusatz von Soda und Natronwasser zur Masse erreicht wird.

Einige Beispiele der Massenzusammensetzung (nach Sterba):

	Kaolin	Feldspat	Quarz	Glattbrandtemp. °C	Bemerk.
	Hartporzellane:				
Meissen	66	25	8	über 1400	z. Z. verwendeter Masseversatz
Berlin	50	24	26	ca. 1350	Mittelwerte
Kopenhagen	47	33	20	ca. 1350	Mittelwerte
	Weichporzellane:				
China	32	19	31	1250 bis 1300	Mittelwerte v. Jingdezhen
Japan	30	27	32	ca. 1300	Mittelwerte v. Arita
Sèvres (pâte nouvelle)	40	26	24	1250 bis 1300	Mittelwerte

Arbeitsplatz eines Unterglasur-Blaumalers. Staatliche Porzellan-Manufaktur Meissen

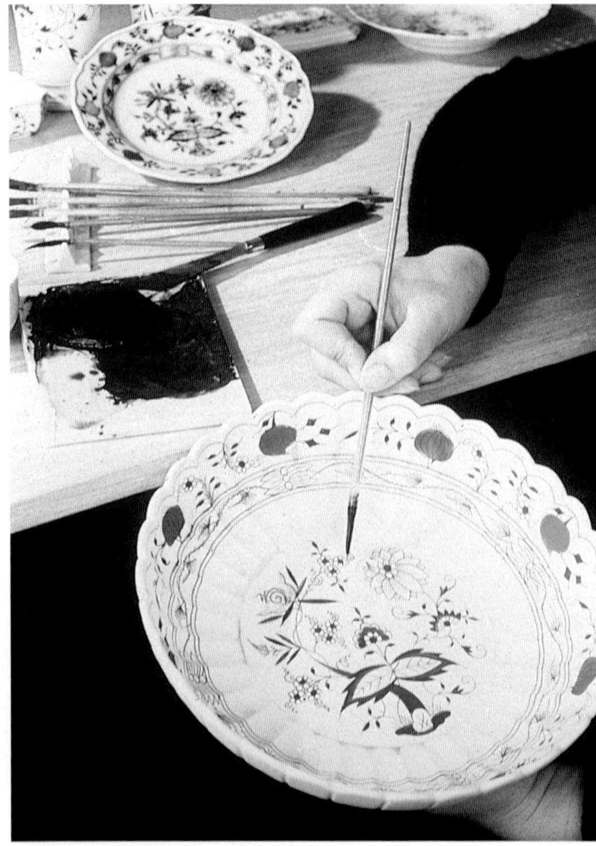

Die eigentliche Formgebung der Schalen, Tassen, Vasen und anderer Stücke erfolgt in den Porzellanfabriken teilweise noch heute auf der rotierenden Töpferscheibe, meist mit Hilfe formgebender Hilfsmittel. Beim Eindrücken der vorgeformten Stücke in entsprechend vorbereitete Gipsformen entstehen dann die Endform bzw. die gewünschten Reliefverzierungen. Die Vervollkommnung der Stücke bzw. das Zusammensetzen figürlicher Porzellane aus verschiedenen, gesondert ausgeformten Teilen erfolgt durch die Bossierer. Die lufttrockenen Gefäße und Figuren werden zum Schutz in Schamottekapseln gesetzt und bei etwa 900–1000 °C dem »Verglühbrand« unterzogen. In der Meissener Manufaktur verwendet man seit 1972 anstelle der früher üblichen Mehretagen-Rundöfen gasbeheizte Herdwagenöfen, bei denen die Schammottekapselung der Porzellane beim Brennprozeß auf Grund der sauberen Ofenatmosphäre entfallen kann. Wasserkraft und Holz waren im 18. Jahrhundert die einzigen Energiequellen bei der Porzellanherstellung, bevor später auch Kohle zum Einsatz kam.

Nach dem obengenannten Verglühbrand, der vor allem der Stabilisierung des trockenen Formlings dient, liegt bereits ein keramischer Scherben von relativer Festigkeit vor. Die abgekühlten, verglühten Stücke werden anschließend glasiert oder wie beim Zwiebelmuster zunächst mit Unterglasurfarben bemalt und nach dem Glasieren bei 1350–1450 °C dem Glattbrand unterzogen. Die Rohglasur, eine Aufschlämmung von verschiedenen fein vermahlenen Mineralien, wie Quarz, Kaolin, Feldspat und zusätzlichen Flußmitteln, wird entweder durch Spritztechnik oder durch Eintauchen der Stücke in das Glasurbad aufgebracht. Auch die für den Zwiebelmusterdekor charakteristische kobaltblaue Unterglasurfarbe wird auf den verglühten Scherben gemalt, dessen noch vorhandene Saugfähigkeit erklärt die besonderen Anforderungen an die Technik des Farbauftrages.

Bei der Fayenceherstellung waren die richtigen Mischungsverhältnisse der verwendeten Tone und der erforderlichen Zuschlagstoffe (Kalk, Sand), die sorgfältige Masseaufbereitung und die Formgebung der Gegenstände ebenso bedeutsam für das Gelingen des Scherbens, der allerdings nach dem Brand im Gegensatz zum Porzellan porös und damit wasserdurchlässig blieb. Um den Scherben wasserundurchlässig zu machen und ein porzellanähnliches Aussehen zu erzielen, wurde nicht nur eine deckende Glasur notwendig, sondern diese wurde noch mit einem weißen

Trübungsmittel (Zinnoxid) versetzt. Die Hauptbestandteile der Fayenceglasur waren die aus Zinn und Blei gewonnene Zinnasche sowie eine Schmelzmischung unterschiedlicher Zusammensetzung von Sand, Pottasche, Salz und Soda. Nach dem ersten Brand, dem Schrühbrand, und dem nachfolgenden Glasurauftrag wurde vor dem zweiten, dem Gar- oder Glattbrand, auf die getrocknete, noch rohe Glasur der malerische Dekor aufgebracht. Diese »Scharffeuerfarben« aus Metalloxiden, die dem Brennprozeß bei etwa 950 °C standhalten mußten, waren in ihrer Farbpalette demzufolge begrenzt; hervorzuheben sind Manganviolett, Kupfergrün, Kobaltblau, Antimongelb und Eisenrot.

Das Kobaltblau, welches auch bei den seltenen Fayencen mit Zwiebelmusterdekor Verwendung fand, trat in vielfältiger Nuancierung vom lichten Blauton bis zum Blauschwarz auf. Eine wichtige Voraussetzung für die Scharffeuermalerei auf Fayence bildete – wie beim Porzellan – eine sichere Pinselführung, da die Farbe vom porösen Malgrund, der rohen Glasur, sofort aufgesogen wird. Im Garbrand sinken die sich entwickelnden Farben in die Glasur ein und verschmelzen untrennbar mit ihr. Bei der Überglasurmalerei mit Muffelfarben auf Fayencen kennen wir eine analoge Vielfalt wie bei der Porzellanmalerei, die Farben wurden im Muffelbrand bei etwa 600 °C aufgeschmolzen.

TECHNIKEN DER UNTERGLASUR-BLAUEN MALEREI

Die besondere Herstellungsweise der Unterglasurmalerei und die damit verbundene Widerstandsfähigkeit der Dekore gegenüber mechanischen und chemischen Einflüssen hat schon frühzeitig die Eignung für Gebrauchsporzellane bestimmt. Die Schutzfunktion der Glasur für diese Art der Porzellandekoration war auch Anlaß für die Manufakturen, schon im 18. Jahrhundert, ihre Warenzeichen haltbar unter der Glasur anzubringen. Diese hatten hinsichtlich immer wiederkehrender Bestrebungen zur Nachahmung und Verfälschung beispielsweise auch für die Meissener Porzellane große Bedeutung.

Die Herstellung unterglasurblauer Dekore auf Hartporzellan bringt eine Reihe von Besonderheiten mit sich. Während bei den chinesischen Porzellanen die Kobaltfarbe auf den lufttrockenen Scherben aufgetragen wurde, der nach dem Glasurauftrag bei ca. 1250–1300 °C gebrannt wurde, erfordert das Hartporzellan in Meissen bis heute eine andere Herstellungsweise. Der Farbauftrag erfolgt hier erst nach dem ersten Brennprozeß, dem Verglühbrand. Unterschiede in der Qualität des Verglühscherbens beeinflussen dabei sehr stark dessen Eignung für die Unterglasurmalerei. Ist der Scherben zu hart geglüht, nimmt er wenig Farbkörper auf und die Farbe kann auslaufen, ist er zu weich geglüht, dringt die Farbe zu tief ein und kann bei dünnem Scherben durchschlagen. Nach dem Verglühbrand werden ungeeignete Stücke (rissig, eisenfleckig, deformiert) aussortiert. Bei der unterglasurblauen Malerei wird der aus Kobaltoxiden bestehende Farbkörper mit feuerbeständigen Stoffen – wie z. B. Kaolin, Zinnoxid oder Quarz – vermischt und gemahlen, anschließend mit Wasser und Zuckerstoffen (Sirup o. ä.) malfertig angerührt und mit dem Pinsel aufgetragen. Die von Natur aus grauschwarzen Kobaltoxide werden im Brennprozeß durch Einflüsse der Glasur und durch Bildung von Kobaltsilikaten leuchtend blau. Die verschiedensten Techniken der Unterglasurmalerei auch in ihrer historischen Entwicklung sind im Standardwerk von Mields/Lauschke ausführlich erläutert.

Beim Farbauftrag werden für die »Konturenmalerei« und das »Fadenziehen« spezielle Rindshaarpinsel verwendet, während für das Füllen der Flächen, das »Blässen«, und für das »Drukkern«, das Auftragen dunkler und kleinerer Flächen, besonders zugerichtete Fehhaarpinsel zur Anwendung kommen. Mit diesen verschiedenen Maltechniken wird auch der Zwiebelmusterdekor mit seinen charakteristischen Elementen auf den verglühten Scherben aufgetragen. Der Strich des Unterglasurmalers muß wegen der Saugfähigkeit des Scherbens flott, dabei sicher und gleichmäßig sein.

Die Muster der Unterglasurmalerei werden auf dem verglühten Scherben mit einem Bleistück oder Kohlestäbchen vorgezeichnet, oder es werden, wie heute beim Zwiebelmuster, Lochpausen aus Zinnfolie oder Pergament verwendet. Dabei

Blaumalersaal um 1900. Aus: Katalog zur Ausstellung der Königlichen Porzellanmanufaktur Meissen anläßlich der Weltausstellung Paris 1900, Privatbesitz

erfolgt die Auftragung der Dekorvorzeichnung mittels aufgestäubtem und eingeriebenem Holzkohlepulver. Nach dem Aufbringen dieser Hilfspunkte beginnt der eigentliche Malvorgang durch Fadenziehen, Konturieren, Stricheln, Blässen und Druckern. Anschließend erfolgt durch Eintauchen oder Überspritzen der Glasurauftrag und danach der Gutbrand. Im Brennprozeß reagiert die sich entwickelnde Blaufarbe mit der schmelzenden Glasur und dem sich zum Porzellan wandelnden Scherben. Diese Wechselwirkungen zeigen, daß die Steuerung des Brennprozesses, die Qualität des Verglühscherbens, die Art des Farbauftrages und die Zusammensetzung der Glasur wesentlichen Einfluß auf das unterglasurblaue Ergebnis des fertigen Porzellanstückes haben.

Bei Fayencen wurde, wie schon erläutert, die kobaltblaue Farbe nach dem ersten Brand noch vor dem Gar- bzw. Glattbrand mit ähnlichen Maltechniken auf die noch rohe Glasur aufgetragen. Im Feuer des Glattbrandes bei ca. 950 °C entwikkelte sich dann die kobaltblaue Farbe.

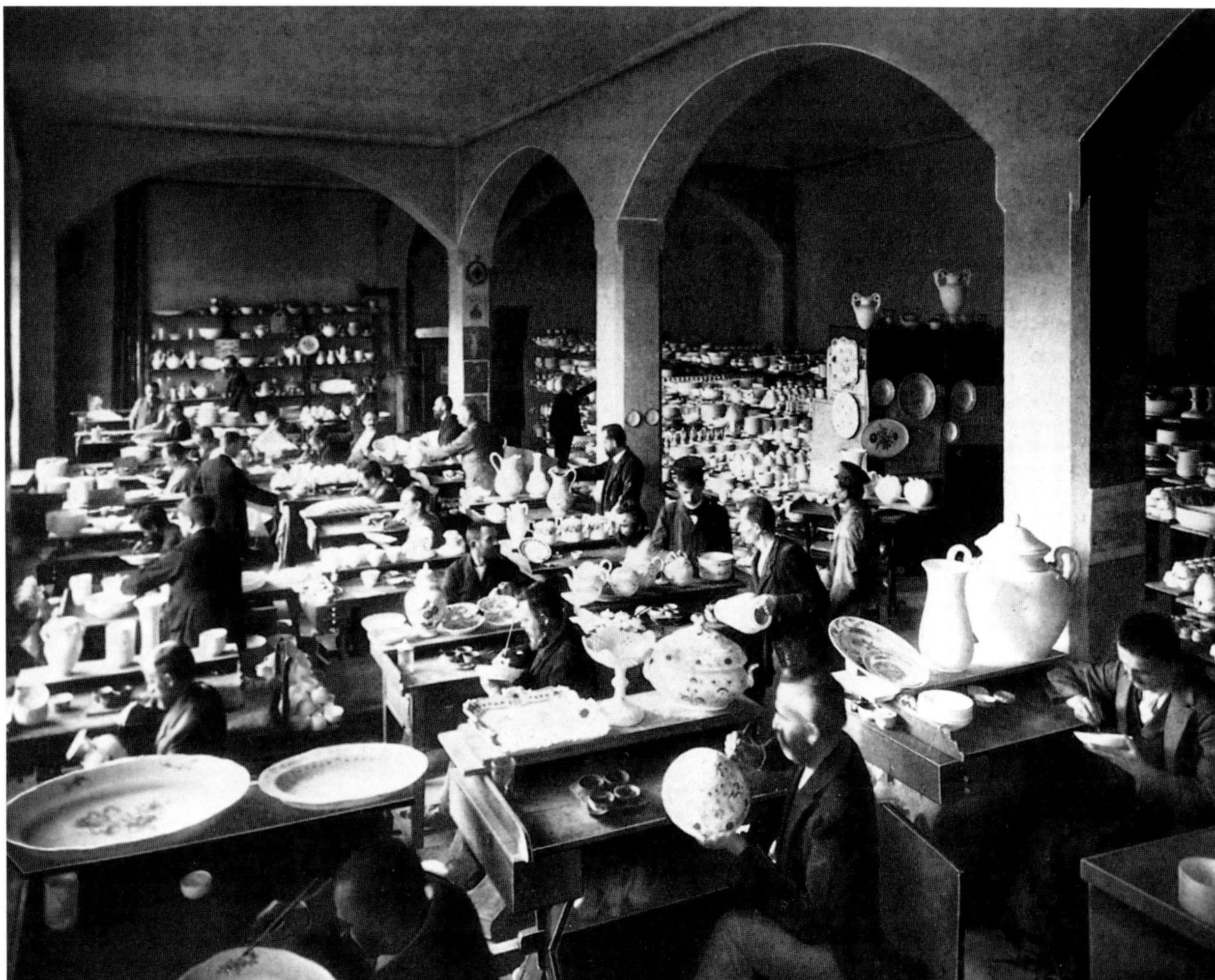

Die europäischen Porzellanmanufakturen im 18. Jahrhundert

Die farbige Aufglasurmalerei und die Unterglasurdekore waren in ihrer Vielfalt auch immer Ausdruck des jeweiligen Zeitgeschmackes. Der Zeitpunkt der Manufakturgründungen im 18. Jahrhundert hatte demnach auch Einfluß auf die Auswahl und die jeweils vorherrschende Stellung der verschiedenen Blaudekore. Dies erklärt auch, weshalb in der zweiten Hälfte des 18. Jahrhunderts ein Dekor wie das Zwiebelmuster, dessen Ursprung in der China-Mode zu Beginn des Jahrhunderts lag, in den neu gegründeten Manufakturen nur selten nachgeahmt wurde.

Bereits 1718 gelang es mit Hilfe des von Meissen geflohenen Samuel Stöltzel in Wien und zwei Jahre darauf durch C. C. Hunger in Venedig Hartporzellan zu erzeugen, aber es dauerte dann doch noch weitere 25 Jahre, bis sich die Porzellanproduktion in einer nun rasch vollziehenden Folge von Manufakturgründungen über den ganzen europäischen Kontinent verbreitete.

Unterstützt durch »Wanderarkanisten« wie Joseph Jakob Ringler und Nikolaus Paul entstanden die neuen Manufakturen durch vorwiegend höfischen Einfluß, aber auch infolge merkantiler Bestrebungen des aufsteigenden Bürgertums. Einige der Thüringer Manufakturgründungen fußten nicht auf der Kenntnis der Meissener Masse. Ihnen lagen eigene Porzellanerfindungen zugrunde, so durch Georg Heinrich Macheleid 1760 in Sitzendorf (die Manufaktur wurde 1762 nach Volkstedt verlegt), Johann Gotthelf und Johann Gottfried Greiner sowie Johann Wolfgang Hamann 1764 in Wallendorf (Johann Gotthelf Greiner richtete 1772 auch die Manufaktur in Limbach ein) und Christian Zacharias Gräbner 1777 in Ilmenau. Die anderen Thüringer Gründungen, wie in Gotha 1757 und in Closter Veilsdorf 1760, waren durch auswärtige Arkanisten beeinflußt. Die Porzellanherstellung war nun kein Geheimnis mehr, und es entstanden in Thüringen weitere Betriebe, so u. a. 1779 Gera, 1783 Rauenstein und 1797 Eisenberg. Der Zeitraum der Manufakturgründungen in Thüringen kann auch erklären, warum der Zwiebelmusterdekor dort vor 1800 keine Verbreitung fand: Er entsprach nicht dem Geschmack der Zeit. Die Geraer Platte mit dem Dekor um 1790 ist eine Ausnahme und das bisher einzige nachweisbare Thüringer Stück aus dieser Zeit.

Die häufigsten Blaudekore auf europäischem Porzellan

Die Verbreitung der Porzellanherstellung brachte auch die Kenntnis der Anwendung der unterglasurblauen Kobaltfarbe mit sich, zumal bereits aus der Fayencemalerei verschiedene Probleme des Farbauftrags durch zugewanderte Blaumaler bekannt waren. Die Meissener Vorbilder sowie die Fülle der ostasiatischen Dekore mit ihrer späteren Verflachung und Europäisierung, aber auch eigene Dekorschöpfungen nach europäischem

Gründungen wichtiger europäischer Porzellanmanufakturen im 18. Jahrhundert

Geschmack fanden sich in der Blaumalerei der neu gegründeten Porzellanmanufakturen in unterschiedlicher Wichtung wieder. Eine bedeutendere Blauproduktion war neben Meissen und den Thüringer Manufakturen besonders für Berlin, Fürstenberg und Kopenhagen kennzeichnend.

Die Blaudekore des 18. Jahrhunderts lassen sich etwa wie folgt systematisieren.

Ostasiatische Motive Diese Dekore standen in der Meissener Manufaktur vor 1740 in ihrer malerischen Ausführung noch in auffälligem Gegensatz zu der späterhin für fast alle Manufakturen typischen Monotonie und Flachheit. Unterglasurblaue Chinoiserien blieben im Gegensatz zur Aufglasurmalerei eher eine Ausnahme. Die kleinfigurigen Chinesenszenen eigneten sich nur bedingt für die Technik der Blaumalerei, da der verglühte Scherben mit seiner porösen Struktur und der Gefahr des Auslaufens der Farbe die dazu erforderlichen filigranen Zeichnungen erschwerte. Ein Service mit unterglasurblauen Chinoiserien aus der zweiten Hälfte des 18. Jahrhunderts blieb erhalten.[33,34] Der berühmte »Schulz-Codex« mit Musterblättern für die Höroldt-Chinoiserien[35] lieferte einige Vorlagen für dieses schöne Service. Blaue Chinoiserien wurden in der Meissener Frühzeit u. a. zur Dekoration von Kaminaufsatzvasen verwendet, hervorragende Beispiele befinden sich in der Dresdener Sammlung.[36]

Die Gruppe der »Indianischen Blumen« umfaßt oft sehr abstrakte florale Ornamente, die nur andeutungsweise die ostasiatische Herkunft erkennen lassen. Diese indianischen Blumen, die von Höroldt zunächst in der Aufglasurmalerei aus japanischen Arita- bzw. Kakiemon-Dekoren und chinesischen Kangxi-Porzellanen abgewandelt wurden, verkörpern in ihrem Ursprung Kom-

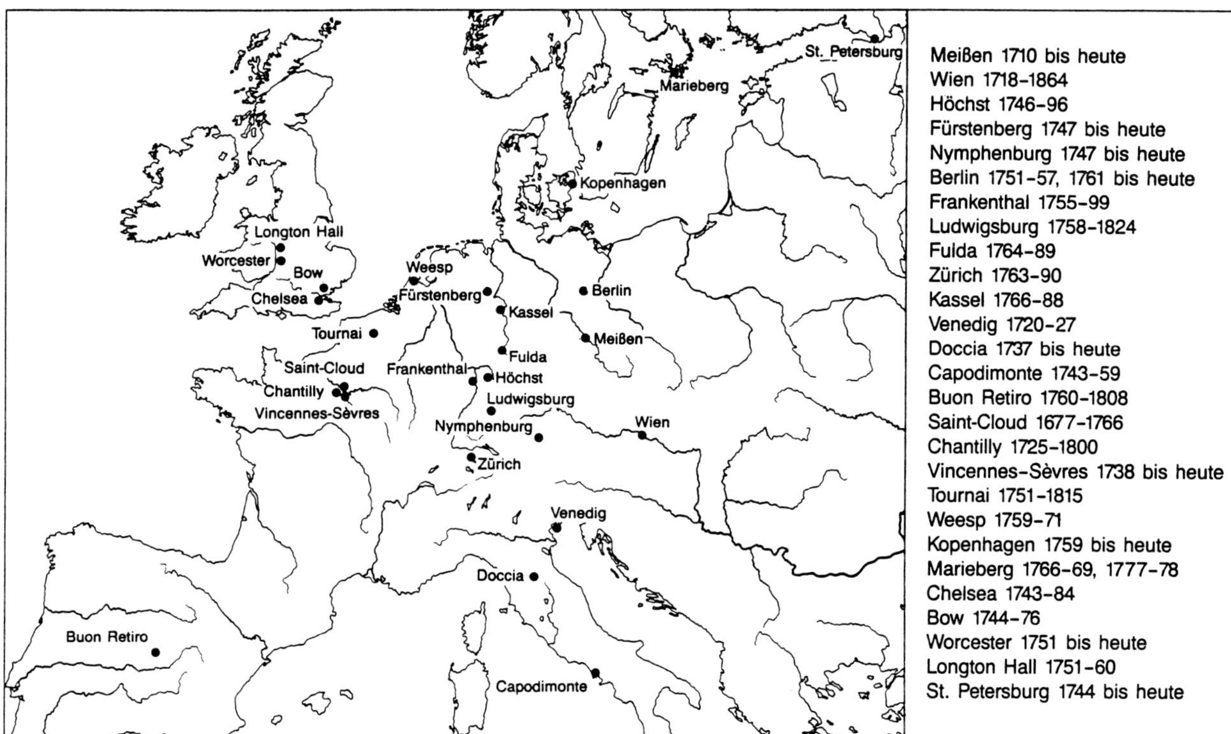
St. Petersburg
Marieberg
Kopenhagen
Longton Hall
Worcester
Bow
Chelsea
Weesp
Fürstenberg
Berlin
Kassel
Tournai
Meißen
Fulda
Saint-Cloud
Frankenthal
Höchst
Chantilly
Ludwigsburg
Vincennes-Sèvres
Nymphenburg
Wien
Zürich
Venedig
Doccia
Buon Retiro
Capodimonte
Meißen 1710 bis heute
Wien 1718-1864
Höchst 1746-96
Fürstenberg 1747 bis heute
Nymphenburg 1747 bis heute
Berlin 1751-57, 1761 bis heute
Frankenthal 1755-99
Ludwigsburg 1758-1824
Fulda 1764-89
Zürich 1763-90
Kassel 1766-88
Venedig 1720-27
Doccia 1737 bis heute
Capodimonte 1743-59
Buon Retiro 1760-1808
Saint-Cloud 1677-1766
Chantilly 1725-1800
Vincennes-Sèvres 1738 bis heute
Tournai 1751-1815
Weesp 1759-71
Kopenhagen 1759 bis heute
Marieberg 1766-69, 1777-78
Chelsea 1743-84
Bow 1744-76
Worcester 1751 bis heute
Longton Hall 1751-60
St. Petersburg 1744 bis heute

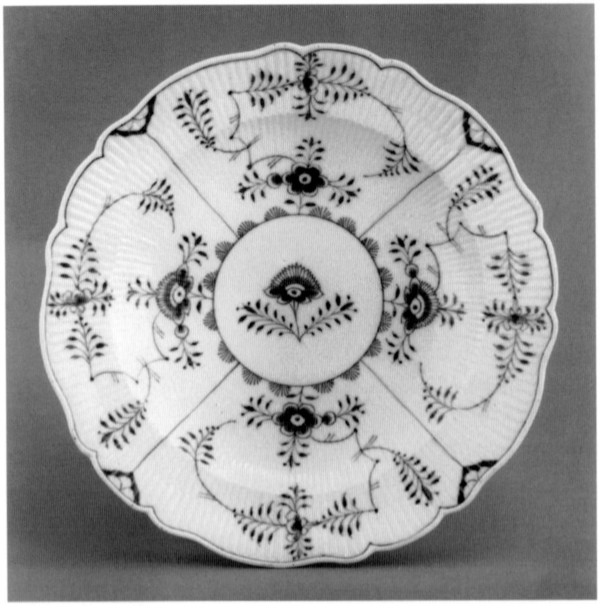

»Strohblumen«-Dekor in Unterglasurblau. Teller, Meissen, um 1780, Schwertermarke mit Stern, Preß-Nr. 31, Privatbesitz

positionen aus Päonien, Chrysanthemen, Lotos, Prunus, Bambus, Feldrose, Reisighecke, Omniaeshi-Staude und anderen. Eigentlich als Fülldekor und Beiwerk zur polychromen Chinoiserie Höroldts gedacht, wurden aus diesen indianischen Blumen auch in der Blaumalerei bald eigenständige Dekore. Sie wurden in den europäischen Manufakturen oft mit Früchten, Insekten und Vögeln kombiniert. Zu den bekanntesten indianischen Blumendekoren wurden der aus dem Blaublümchenmuster entwickelte Strohblumendekor, aber auch das Zwiebelmuster.

Der Strohblumendekor, im 18. Jahrhundert auch als »Strohmodell« bezeichnet, entstand in Meissen zwischen 1735 und 1740. Er enthält indianische Dekorelemente, die man auch beim Zwiebelmuster, beim Fels- und -Vogel-Muster oder bei Fülldekoren der Chinoiserien und in der unterglasurblauen Landschaftsmalerei wiederfindet. Als ein ausgesprochenes »Massenmuster« beherrschte dieser Dekor die Blauproduktion in der zweiten Hälfte des 18. Jahrhunderts. Vor allem die Thüringer Manufakturen und Kopenhagen überschwemmten den Markt mit diesem meist auf geripptem Porzellan (dem Reliefdekor »Gebrochener Stab«) aufgemalten sehr einfachen Blaudekor, welcher mitunter in der Dekorbezeichnung mit dem Zwiebelmuster verwechselt wird. Elemente der Chrysantheme und der Päonie – verbunden mit eigenartigen Verästelungen – eignen sich bei der Strohblume sehr gut zur Dekoration der verschiedensten Geschirrformen und Flächenaufteilungen. Starke Vereinfachungen in der Dekorzeichnung sind für viele Nachahmungen dieses Dekors nach 1850 ebenso wie beim Zwiebelmuster typisch geworden. Frühe Stücke in der ursprünglichen Dekorzeichnung sind dagegen heute reizvolle Bestandteile jeder Blausammlung.

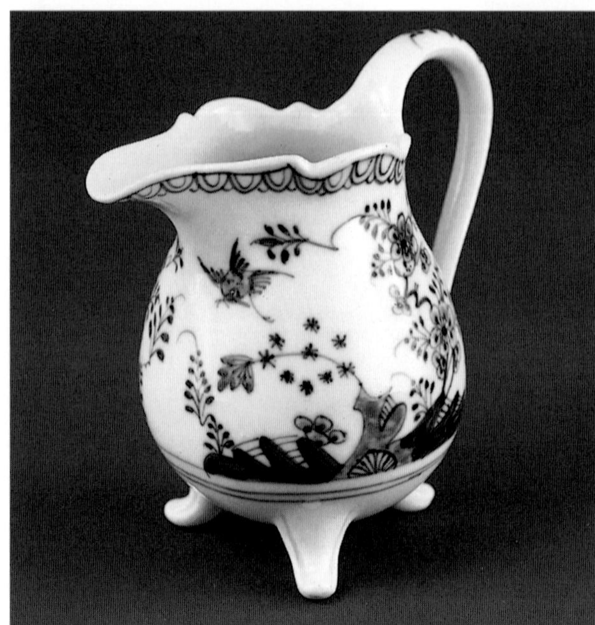

»Fels-und-Vogel«-Dekor in Unterglasurblau. Milchkännchen, Meissen um 1780, Schwertermarke mit Stern, Blauzeichen »H« mit drei Punkten, H. 11,3 cm, Privatbesitz

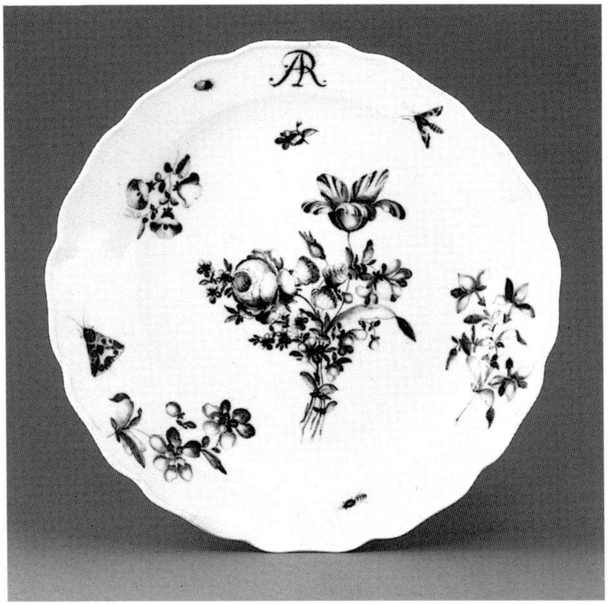

»Blaue deutsche Blume«-Dekor in Unterglasurblau, Platte, Meissen, um 1745–1750, Schwertermarke mit Blauzeichen »o« und »K. H. C. W.«, Dm. 38,0 cm, Stück aus dem Service für die Königliche Hofkonditorei in Warschau, Privatbesitz

Im Gegensatz zum Zwiebelmuster fand die Strohblume bereits im 18. Jahrhundert große Verbreitung, in vielen Manufakturen bildete sie das Standardmotiv in der Blauproduktion.[37] Die unterglasurblaue Fels-und-Vogel-Malerei, die ebenfalls auf japanischen Ursprung zurückgeht, kam in Meissen etwa 1725 auf. Auch dieser Dekor hat sich in verschiedenen Abwandlungen bis heute erhalten. Ostasiatische Dekore wie der Blaublümchendekor der Frühzeit wurden bei Kaffee- und Teegeschirren oft mit einem kapuzinerbraunen oder strohgelben (»paille«) Fonds kombiniert.

Auf ostasiatischen Ursprung lassen sich auch weitere Blaudekore zurückführen, wie das Motiv »Angler mit Zaun«, verschiedene Päonien- und Chrysanthemendekore, Verbindungen von Päonie mit Lotos oder Bambus und immer wiederkehrend ein stilisierter Gartenzaun als Kompositionselement im Dekoraufbau. Aber auch ausgesprochene Kakiemon-Dekore in Kombination Unterglasur-/Aufglasurmalerei gehören dazu. Beispiele für überdekorierte Blaumalereien werden beim Zwiebelmuster näher betrachtet.

Europäische Blaumotive In den 40er Jahren des 18. Jahrhunderts wurden die sogenannten »Holzschnittblumen« in der Aufglasurmalerei von einer naturalistischen Blumenmalerei abgelöst, in deren Folge um 1745 in Meissen auch das Dessin »Blaue deutsche Blume« erstmalig auftaucht. Kombiniert mit Insektenmalerei wurde dieser Dekor später von vielen europäischen Manufakturen als Servicedekor verwendet.

Einen guten Überblick zu den Blaudekoren des 18. Jahrhunderts geben die schon genannten Veröffentlichungen von Sterba und zur Sammlung Barsewisch in München, wo auch weitere Blaumalereien wie Lambrequin-, Festonen-, Blätterkanten-, Blütengirlanden- und Vogel-/Blumenmuster (Thüringen) vorgestellt werden. Eine Besonderheit in der Blaumalerei des 18. Jahrhunderts sind die im Meissener Preiscourant von 1765 als »Kinder à la Raphael« bezeichneten Putten- und Kinderdarstellungen, die zu den schönsten und qualitativ wertvollsten Blaumalereien gezählt werden.

DIE ROLLE DER BLAUDEKORE IN DEN FAYENCEMANUFAKTUREN

Die zunehmende Porzellanproduktion und die vielfältige Konkurrenz der Fayencefabriken untereinander machten es im Laufe des 18. Jahrhunderts immer schwieriger, die Produkte über die jeweiligen Landesgrenzen hinaus abzusetzen, obwohl Fayencen in der bürgerlichen Eß- und Wohnkultur noch längere Zeit bestimmend waren. Dabei gelang es beispielsweise den Delfter Fayence-Schöpfern nicht nur, den ostasiatischen Vorbildern in der Blaumalerei und in den Gefäßformen sehr nahe zu kommen. Delfter Fayencen wurden auch dem von Meissen kommenden Porzellanstil angepaßt. Die Erfolge Delfts beflügelten die deutschen Fayencehersteller in ihren Bemühungen um größere Marktanteile, waren doch durch Fayenceproduktion im eigenen Land Mittel einzusparen, die sonst durch den Import anderer keramischer Produkte abflossen. Im Laufe des 18. Jahrhunderts wurden immerhin noch über 80 Gründungen deutscher Fayencemanufakturen registriert, die sich bis etwa 1750 in der Regel selbst als »Porzellanfabriken« bezeichneten.

Bei den unterglasurblauen Dekorationen ist neben der ostasiatischen Blumenwelt, darunter vereinzelt auch dem Zwiebelmuster, die häufig verwendete Blaue deutsche Blume Grundlage der Blauproduktion auf Fayence. Es bildeten sich aber auch typische unterglasurblaue Fayencedekore heraus, wie das bekannte »Vögele-Motiv«. Mit dem ausgehenden 18. Jahrhundert und der einsetzenden Massenproduktion preiswerter Porzellane – besonders im Thüringer Raum – war der Niedergang der meisten Fayencemanufakturen infolge dieser Konkurrenz unabwendbar.

MEISSEN UND DAS ERSTE EUROPÄISCHE ZWIEBELMUSTERPORZELLAN

So erstaunlich es sein mag, die Entstehungsgeschichte des berühmten Zwiebelmusterdekors in der Meissener Manufaktur ist und bleibt weiterhin umstritten. Nur eine Aussage darf als unwidersprochen gelten – auf europäischem Hartporzellan waren es die Meissener Porzellanschöpfer, die diesen Dekor erstmalig verwendeten. Für die Frage aber, welche Dekorkompositionen bei den ersten Stücken kennzeichnend waren und was wohl den Blaumalern dabei als Vorlage diente, sind auch heute weder exakte archivalische Nachweise noch zweifelsfreie Belegstücke vorzuweisen. Mit der in den letzten Jahren zunehmenden Zahl an Veröffentlichungen zur Blaumalerei wurden auch verschiedene Theorien zur Deutung der einzelnen Dekorelemente und zur Entstehungsgeschichte des Zwiebelmusters verbreitet.

Offene Fragen zu den Ursprüngen des Dekors haben dessen enorme Verbreitung allerdings nie beeinträchtigt, mit klangvollen Namen wird er heute den Keramikkäufern in aller Welt angeboten – ob als »Zwiebelmuster«, »Blue Onion«, »Oignon bleu«, »Onion Pattern« oder ganz phantasievoll mit »Vienna Woods« (Wiener Wald), »Ming Tree« (Ming-Baum), mit »Blue Danube« (Blaue Donau) oder auch »Blue Nordic« (Nordisch Blau).

Sowohl auf den frühen Porzellanen und Fayencen des 18. Jahrhunderts, aber auch auf heutigen Gebrauchsgeschirren, immer wieder fasziniert dieser Dekor mit seinen vortrefflichen Möglichkeiten einer wirkungsvollen Dekoration der verschiedensten Gefäßformen.

Theorien zur Entstehung des Dekors

Seit dem Beginn unseres Jahrhunderts, als Berling und Zimmermann ihre grundsätzlichen Arbeiten zur Geschichte des Meissener Porzellans und zur Blaumalerei veröffentlichten[38], galt für viele Jahre unwidersprochen die These, daß das Zwiebelmuster zurückzuführen sei auf jenen Dekor, den Berling auf zwei frühen Meissener Tellern abbildete, die besonders gekennzeichnet sind durch drei nach innen gerichtete Früchte auf der Tellerfahne. Diesen Stücken stellte er eine chinesische Platte aus der Dresdener Porzellansammlung mit unterglasurblauer Malerei gegenüber, deren Fahne drei ähnliche Früchte zieren. Da man dieses ungemarkte Stück der Kangxi-Periode (1662–1722) zuordnete, war die »Vorbildtheorie« scheinbar ausreichend begründet. Durch Wandlungen und Vereinfachungen im Dekoraufbau und in der Fahnenzeichnung mit später nur noch zwei wechselnd nach innen bzw. außen gerichteten Früchten wäre dann nach Berling die weitere Dekorentwicklung gekennzeichnet. Die von ihm erwähnte chinesische Platte befindet sich noch heute in der Dresdener Porzellansammlung und wurde bereits mehrfach publiziert. Sie gehört aber nicht zum Altbestand der Sammlung, sondern wurde erst 1879 aus Baden-Baden angekauft.[39]

Berlings Entstehungstheorie, die bis in die jüngste Zeit unbestritten galt, wurde in der Festschrift zur 200-Jahr-Feier der Meissener Manufaktur (Leipzig 1911, S. 53) ausführlicher erläutert.

»Als Vermutung möchte ich nun aussprechen, daß um 1745 ... Kretzschmar zum ersten Male diesen oder einen sehr ähnlichen Teller in Meißen kopiert hat. Fig. 104 zeigt das Muster aus etwa dieser Zeit. Es ist gegen das chinesische Vorbild etwas vereinfacht, weniger schattiert, keineswegs wörtlich übertragen. So zeigen sich z. B. dreimal auf dem Rande vorkommende akanthusartige

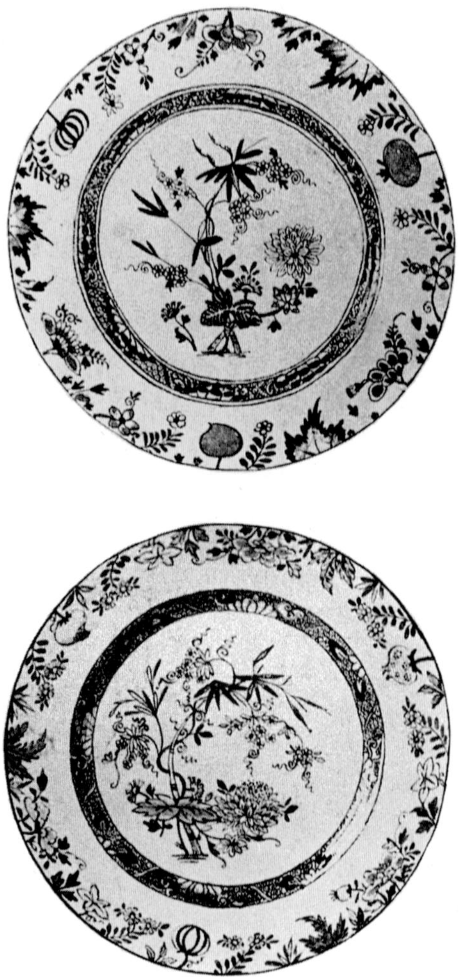

Zwei Teller mit »3-Früchte-Variante«. Meissen, um 1735–1740. Aus: Berling, K., Das Meißner Porzellan und seine Geschichte, Leipzig 1900, Fig. 177 u. 178

Blätter schmaler, spitziger und weniger umgebogen. Mit der Zeit hat sich nun dieses Muster starke, ihm nicht zum Vorteil gereichende Abänderungen gefallen lassen müssen. Die Früchte auf dem Rande, die früher nur nach innen zeigten, sind jetzt nach innen und nach außen gerichtet, die Zeichnung ist bezüglich des Schattengebens noch mehr vereinfacht und verflacht.«

In das Jahr 1739 wurde die Entstehungszeit des Zwiebelmusters dann von Zimmermann (1926, S. 160) präzisiert, der im Zusammenhang mit Untersuchungen zur unterglasurblauen Farbe schrieb: »So fand man nach weiteren Versuchen 1739 wiederum eine neue Glasur, durch die sich die Farbe noch besser entwickelte. In künstlerischer Beziehung jedoch verzichtete man auf jeden Ehrgeiz. Fast nur ganz einfache, linear durchzuführende Muster wurden verwandt. Sie wurden sämtlich noch, wie schon fast alle vordem, wohl weil man hier noch keine rein europäischen zu erfinden wußte, im ostasiatischen Stile durchgeführt... Vor allem jedoch kam jetzt das bekannteste und später am meisten nachgeahmte Muster der Meißner Manufaktur, das zugleich das am meisten verwandte des ganzen europäischen Porzellans ward, auf, das sogenannte ›Zwiebelmuster‹ ... Es war aber gleichfalls nur, in wenig umgearbeiteter Form, dem chinesischen Porzellan entnommen. Anfangs hat man es anscheinend bedeutend zierlicher auf die Flächen gesetzt. Auch wandten sich zuerst alle Pfirsiche zur Mitte... Bald gestaltete man es größer und kehrte letztere abwechselnd zur Mitte wie nach außen«.

Weder Berling noch Zimmermann gaben für ihre Thesen konkrete Archivalien an, nachfolgende Autoren, wie auch Rückert (1966, S. 123), vertraten diese Theorie: »1739 gelang erneut eine Verbesserung der Glasur, von da ab hörten die Klagen über die Blaumalerei auf. Im gleichen Jahr wird erstmals das ›Zwiebelmuster‹ erwähnt.« Diese Aussage hat Arnold (1989, S. 46) richtiggestellt, denn er hebt hervor, daß »die recht häufig zu findende Angabe, 1739 sei das Entstehungsjahr des Zwiebelmusters, sich nicht belegen läßt«. Letztendlich war es aber diese eingebürgerte Jahreszahl 1739, die der Meissener Manufaktur den Anlaß gab, 1989 ein 250jähriges Jubiläum des Dekors mit der Einschränkung zu begehen, daß der Dekor etwa 1730 entstanden sei, aber ab 1739 manufaktursicher beherrscht wurde. So war der Kompromiß gefunden zu einer deutlich früher anzusetzenden Entstehungszeit des Zwiebelmusters in Meissen, da mittlerweile mehrere Porzellane aus der Zeit um 1730 bis 1739 als Belegstücke vorlagen.

Auf eine wesentlich frühere Entstehung, um 1728, verwies als erster Walcha (1973, S.104) in seinem Standardwerk über das Meissener Porzellan, ohne dazu eine Archivalie zu benennen oder ein Belegstück zu publizieren. Der auf Bild 23 gezeigte Teller dürfte Walcha als Grundlage für diese Aussage gedient haben, da er über dieses, aus der ehemaligen Sammlung Just, Prag, stammende Stück bereits 1967 in der Werkszeitung der Meissener Manufaktur berichtet hatte. In diesem bisher wenig beachteten Aufsatz sprach er von einer »entschiedenen Identität der China- und Meißenware« beim Zwiebelmusterdekor und erwähnte, daß er im Depot der Dresdener Porzellansammlung »eine ganze Reihe chinesischer Vorbilder mit dem gleichen Dekor« gefunden habe und daß auch die frühe Zwiebelmustervariation mit den zwei wechselnden Früchten, die man im wesentlichen bis heute verwendet, ebenfalls auf »identische ostasiatische Vorbilder zurückgeht ...[40]. Leider konnte diese Aussage zu möglichen Beständen der Porzellansammlung nach Anfrage in Dresden nicht bestätigt werden.

Betrachtet man den chinesischen »Vorbild«-Teller auf Bild 2 mit tatsächlich nur zwei Früchten (Granatapfel, Pfirsich?) auf der Fahne und mit den auch bei frühen Meissener Stücken erkennbaren langen Fruchtstielen (Bild 4, 5, 20), so ist es denkbar, daß Walcha ein ähnliches Stück bekannt war. Bei diesem Fahnendekor befindet sich anstelle der dritten Frucht eine Blüte.

Eine sehr frühe Meissener Muschelschale aus den Beständen des Kunstgewerbemuseums der Staatlichen Museen Preußischer Kulturbesitz Berlin, deren Form, Scherben, Marke und Formerzeichen für eine Datierung um 1730 sprechen (Bild 4), war dann für Bursche (1986, S. 20) der Ausgangspunkt für eine weitere These zur Entwicklungsgeschichte des Zwiebelmusters. Bursche fragte, »... ob die Chinesen nicht das bereits

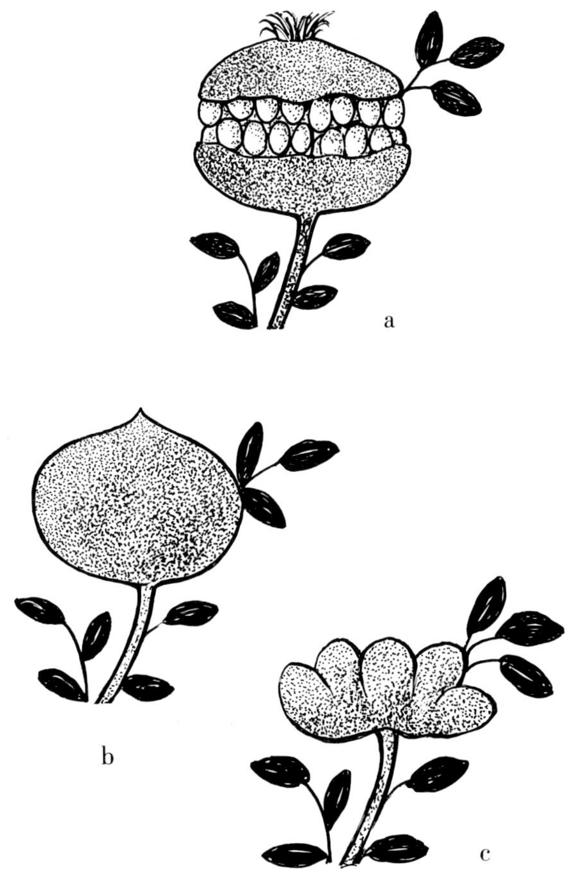

Granatapfel (a), Pfirsich (b) und Blüte (c) nach Bild 2 (Teller, China, um 1700–1730)

existierende Zwiebelmuster für ihr Exportporzellan übernommen und zum Teil nach eigenen Vorstellungen abgewandelt haben könnten ...« und ob es nicht »...von Meissen wiederum – vielleicht auf Grund eines speziellen Bestellerwunsches kopiert wurde ...«, waren doch solche wechselnden Einflüsse in der Dekorgestaltung zwischen Europa und den ostasiatischen Porzellanzentren in jener Zeit nicht ungewöhnlich.[41]

In den Presseveröffentlichungen der Meissener Manufaktur zum Jubiläum 1989 äußerte H. Sonntag die Vermutung, daß es für das Meissener Zwiebelmuster Vorbilder nicht nur im Porzellan, sondern auch anhand von Kupferstichen zur ostasiatischen Pflanzen- und Früchtewelt gegeben haben könnte, die dann von den Meissener Blaumalern abgewandelt und verändert wurden.

Welche Vorbilder letztendlich den Meissener Porzellanschöpfern als Vorbild dienten, darüber lassen sich nach wie vor nur Vermutungen anstellen, denn ein schlüssiger Beweis auf der Grundlage gesicherter Quellen wurde bisher nicht gefunden. Den Freunden des Zwiebelmusters sollen dennoch neue Erkenntnisse und die Möglichkeit einer umfassenderen Darstellung des Zwiebelmusterthemas nicht vorenthalten werden.

Die Dekorelemente und der Streit um Pfirsich, Granatapfel und »Zwiebel«

Beim Versuch, die Dekorelemente des Zwiebelmusters zu beschreiben, stößt man bei der genaueren Betrachtung der ostasiatischen Stücke – ebenso wie bei den frühen Dekorvarianten der Meissener Manufaktur – auf erhebliche Unterschiede in der Dekorzeichnung. Der Versuch, die einzelnen Bestandteile der Malerei botanisch exakt zu deuten, ist ohnehin nur bedingt möglich bzw. sinnvoll, da ostasiatische Export-Porzellane bereits gewollte Stilisierungen und Überzeichnungen enthielten, die Ausdruck asiatischen Stilempfindens und der Phantasie der Porzellanmaler, aber auch von europäischen Einflüssen sind. Ebenso führten Symmetrievorstellungen im Dekoraufbau für eine wirkungsvolle Gefäßdekoration gerade beim Zwiebelmuster zu Größenverhältnissen der Pflanzen und Früchte untereinander, die zunächst botanisch nicht mehr verständlich scheinen. Für das teilweise Kombinieren unterschiedlicher Blüten und Blätter an einem Zweig trifft dies ebenfalls zu. Zum anderen waren den Meissener Porzellanmalern die Früchte und Pflanzen auf den ostasiatischen Vorbildern in ihrer natürlichen Form nicht selten völlig unbekannt.

Sterba hat sich ausführlich mit den Möglichkeiten einer botanisch exakten Zuordnung der Dekorelemente beim Zwiebelmuster beschäftigt.[42] Seine Aussage zu den Wandlungen des Zwiebelmusters im 18. Jahrhundert anhand der Früchtezeichnungen auf der Tellerfahne gab den Anstoß zu den Betrachtungen über die Existenz mehrerer früher Dekorvarianten in Meissen. Als ein wichtiger Hinweis für die Entstehungszeit des Zwiebelmusters muß gelten, daß die Herausbildung der »indianischen Dekore«, zu denen diese Malerei zu zählen ist, in Meissen bis etwa 1730 als abgeschlossen gilt.

Der Zwiebelmusterdekor setzt sich aus drei Hauptelementen zusammen, die sich vorteilhafterweise an der Flächenaufteilung eines Tellers oder einer Platte erläutern lassen. Das Zentralmotiv im Spiegel zeigt rechts einen geschwungenen, aus einer Erdscholle aufsteigenden Chrysanthemenzweig, an dessen Spitze eine große, voll erschlossene Blüte sitzt. An deren Rand sind zumeist Staubgefäße angedeutet, die auch die Form einer gesonderten Punkteschar, wie auf Bild 5, annehmen können. Eine zweite, kleinere und in Seitenansicht dargestellte Blüte sollte man ebenfalls als Chrysantheme ansehen, obwohl sie genau wie andere Blüten und Pflanzenteile je nach Malerhandschrift unterschiedlich ausfällt und teilweise Lotosform hat (Bild 23). Gelegentlich fehlt diese zweite Blüte ganz.[41] Durchaus üblich sind unterschiedliche »fremde« Blüten an einem Zweig auf ostasiatischen Porzellanen, wie beispielsweise Chrysantheme oder Prunus am Päonienzweig (Shono, 1973, S. 50/51). Die Blätter am Chrysanthemenzweig nehmen durch übertriebene rankenförmige Blattenden oft sehr eigenartige Formen an (Bild 5).

Im Spiegel links steigt aus gleicher Erdscholle ein großer Bambuszweig auf, der von einem in seinem botanischen Ursprung umstrittenen rankenförmigen Blütenzweig umwunden wird. Während die Blüten am Zweig eindeutig prunusartig sind, sprechen die sich windende Zweigform und die Vielzahl einzelner Ranken eher für eine typische Rankenpflanze, besonders bei den chinesischen Stücken (Bild 1, 2, 3, 19). Barsewisch (1988, S. 26) deutet sie als Winde (morning glory). Auf Bild 3 nimmt dieser gewundene Zweig sogar die Form einer Weinrebe an. Die Blüten und Blätter an diesem Zweig bzw. am Bambus werden oft auch recht wahllos angesetzt (Bild 5, 27).

Im Mittelteil des Spiegelmotivs dominiert ein gezacktes Doppelblatt, welches bei einigen frühen Meissener Stücken noch von einem dritten, sehr ähnlichen Blatt ergänzt wird (Bild 23, 24). Bei fast allen frühen Meissener Zwiebelmusterporzellanen bis etwa 1740 und bei den chinesischen Stücken ist das Doppelblatt dunkel schattiert und trägt helle Blattrispen (Bild 1, 2, 4, 5, 19, 20, 21, 23, 24). Dieses Kennzeichen fehlt bei späteren Stücken. Das Doppelblatt wird mit der darüber sitzenden Blüte allgemein als Päonienstaude gedeutet, wobei die Päonienblüte verschiedentlich mit drei Knospen oder weiteren kleinen Blüten ergänzt ist (Bild 1, 2, 5, 21). Schon bei frühen Porzellanen wird diese Mittelblüte auch in Fächerform gezeichnet, was an einen japanischen Einfluß auf den Dekor denken läßt, denn eine solche Zeichnung finden wir bei der Ominaeshi-(Feinsliebchen-)Blüte wieder. Eine fächerartig gebildete Einzelblüte wächst zusätzlich bei verschiedenen frühen Dekorvarianten links aus der Erdscholle (Bild 1, 23, 24).

Sollte es einen wechselseitig wirkenden Einfluß (China–Japan) bei der Herausbildung des Dekors auf ostasiatischen Porzellanen gegeben haben, welcher auf die zahlreichen Handelskontakte zurückzuführen wäre und nicht selten ist, dann wirft dies natürlich weitere Fragen zur Dekorentstehung auf.[43]

Bei den chinesischen Stücken und allen Meissener Zwiebelmusterporzellanen bis etwa 1750 findet man kaum identische Malereien. Ein Ausdruck dafür, daß in dieser Zeit keine, wie bisher angenommen, bestimmte Dekorentwicklung verlaufen ist. Die noch zu untersuchenden mindestens drei frühen Meissener Dekorvarianten des Zwiebelmusters befanden sich bereits um 1730 bis nach 1740 nebeneinander im Produktionsprogramm der Manufaktur. Es gab im Verlauf der Jahre eine Vermischung verschiedener Varianten bzw. es setzten sich bestimmte Dekorzeichnungen, wie bei der »3-Früchte-Variante« auf der Tellerfahne (Bild 22), nicht durch.

Beim Spiegelmotiv, das auch mit dem Begriff »Schakiako« bezeichnet wird, sollte man sich auf die Elemente Bambus, Prunusblüte, Rankenpflanze, Chrysantheme und Päonie einigen.

Ebenso schwierig wie beim Zentralmotiv gestaltet sich die Deutung der Früchte, Blüten und Zweige auf der Tellerfahne, da wir es hier mit einer gleichen Vielfalt an Dekorunterschieden zu tun haben. Um die Zuordnung der Malereimotive auf der Fahne entbrannte in den letzten Jahren in der Literatur sogar ein regelrechter »Früchtestreit«[44]. Anhand der Früchtedarstellungen auf der Tellerfahne soll nachfolgend verdeutlicht werden, daß es wohl nur die unterschiedlichen »Malerhandschriften« in den Porzellanmanufakturen Chinas und Meissens waren, welche den Anlaß zu den verschiedenen Deutungen gaben. Solange die tatsächlich frühesten Meissener

Zwiebelmusterstücke und deren eigentliche Vorbilder nicht gefunden sind, haben alle Dekorvarianten aus der Zeit um 1730–1735 Anspruch auf eine eigenständige Bewertung in der Entwicklungsgeschichte des Zwiebelmusters.

Nachdem Barsewisch in seinem umfangreichen Blaukatalog erstmalig auf ein chinesisches polychromes Vorbild hingewiesen hatte (1988, S. 25), konnten mittlerweile drei dieser Porzellane der »famille rose« mit dem Zwiebelmusterdekor gefunden werden, von denen ein Teller auf Bild 3 gezeigt wird. Alle Stücke sind ungemarkt, entstammen aber wohl der Regierungsperiode Yongzheng (1723–1735). Sie ermöglichen es nun, einige weitere Unklarheiten in der Deutung verschiedener Dekorbestandteile aufzuklären.

Die erste Frucht: der »Pfirsich« Die wesentlichsten Varianten in der Früchtedarstellung des »Pfirsich« bei frühen Zwiebelmusterstücken sind hier wiedergegeben. Daß es sich bei dieser Frucht um einen Pfirsich handelt, ist vor allem am chinesischen, polychromen Vorbild (a, Bild 3) zu erkennen, Fruchtform und fast stielloser Ansatz am Fruchtholz als besondere botanische Merkmale sind auffällige Kennzeichen. In Publikationen der letzten Jahre führte die spitz auslaufende Form dieser Frucht auf einigen Porzellanen zu der Annahme, es könnte sich auch um eine Mango handeln. Die unterschiedlichen Fruchtdarstellungen mit botanisch durchaus widersprüchlichen Merkmalen zeigen erneut nur die Vielfalt der Malerhandschriften.

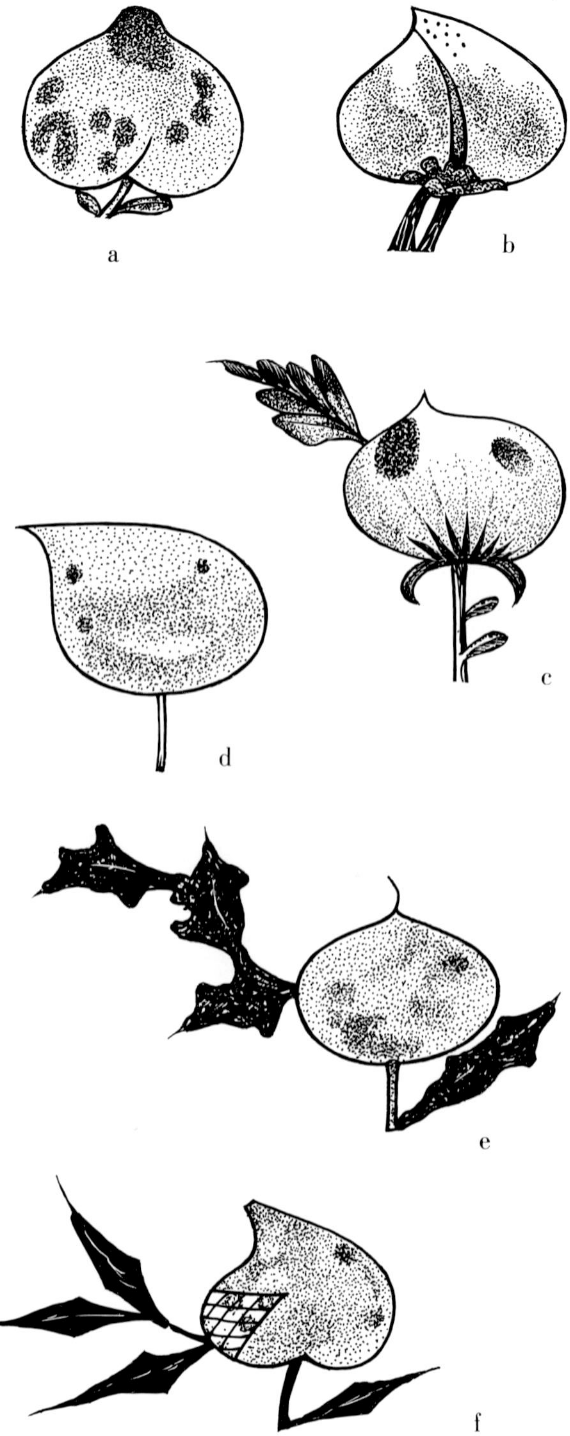

Der Pfirsich
a China um 1720–1730 (Bild 3)
b China um 1700–1730 (Bild 19)
c Meissen um 1730–1735 (Bild 5)
d Meissen um 1728–1730 (Bild 23)
e Meissen um 1730 (Bild 4)
f Meissen um 1745 (Bild 26)

Mehrere Autoren haben in jüngster Zeit zu den unterschiedlichen Früchtedeutungen beim Zwiebelmuster Stellung bezogen: Es ist sicher, daß die Meissener Blaumaler der Frühzeit und die Porzellanschöpfer Ostasiens diese »Rätsel« hinterlassen haben, weil sie ganz einfach Freiräume in der Dekorgestaltung hatten und demgegenüber vielmehr Mühen bei der sicheren Handhabung der unterglasurblauen Kobaltfarbe. Aus der schon erwähnten Vermischung verschiedener Früchtedarstellungen und der sich nach 1740 in Meissen beim Zwiebelmuster herauskristallisierenden stärkeren Vereinheitlichung des Dekors mit nur noch zwei Früchten auf der Tellerfahne entstanden solche Kennzeichen am Pfirsich, wie die vom Granatapfel herrührende »Aufplatzung« mit der deutlichen Kernstruktur (S. 36f). Diese nimmt später eine schachbrettartige Form an (Bild 10, 26) und findet noch im 19. und 20. Jahrhundert in Meissen vereinzelt als Dekorelement Verwendung (wie bei der heutigen Dekor-Nr. 800401 mit der Bezeichnung »Altes Zwiebelmuster – kobaltblau«). Anhand dieser »Aufplatzung« am Pfirsich läßt sich die schwierige Problematik einer nachträglichen Interpretation von Dekorentwicklungen erkennen, denn beim Meissener Zwiebelmuster vor 1760 finden sich sowohl Stücke mit, aber auch häufig ohne diese Besonderheit. Zu beachten ist bei den auf ostasiatischen Ursprung zurückgehenden Porzellandekorationen aber auf jeden Fall die Symbolik der einzelnen Dekorelemente und deren Bedeutung in den verschiedenen Dekorzusammenstellungen; verheißt doch der Pfirsich symbolhaft »langes Leben« und der Granatapfel »Kindersegen und viele Söhne«.

Der Pfirsich birgt vor allem für den Sammler noch eine interessante Besonderheit, die bei der Datierung von Meissener Stücken des 18. Jahrhunderts hilfreich sein kann. Bis etwa 1765–1770 haben die seitlich am Pfirsich befindlichen 3–4 Blätter (a, b) bei fast allen Stücken einen gemeinsamen Ansatz und wirken so als zu einem

a

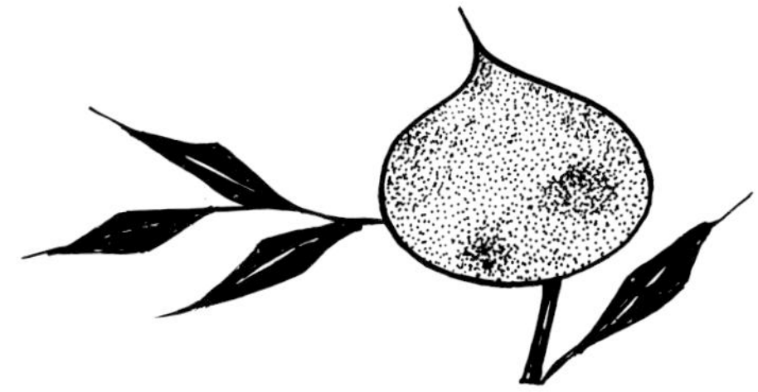

b

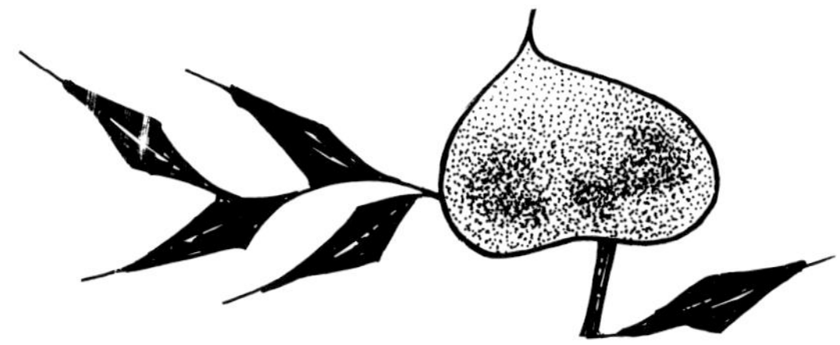

c

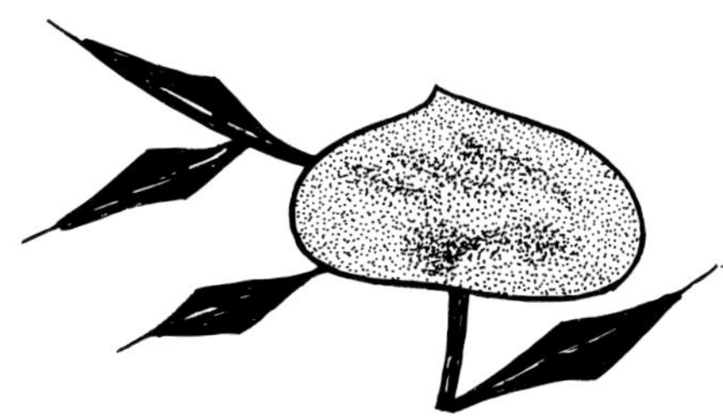

Blätter am Pfirsich
a Meissen um 1750 (Bild 32 rechts)
b Meissen um 1745–1750 (Bild 13)
c Meissen um 1765 (Bild 10)

Ast gehörig, während bei den späteren Stücken (bis heute) ein Blatt einzeln mit deutlichem Abstand angesetzt wird (c). Dieses Merkmal kann neben den wichtigen anderen Datierungsgrundlagen beim Erwerb älterer Stücke durchaus nützlich sein.

Die zweite Frucht: der »Granatapfel« Diese auch in der europäischen Kunst bereits seit dem Mittelalter als keramisches Dekorelement bekannte Frucht tritt auf Zwiebelmusterporzellanen in eindeutiger Zeichnung nur bei den chinesischen Stücken auf (Bild 1, 2, 3, a, b), während bei der 3-Früchte-Variante Meissens (Bild 21, 23, 24, c, d) der Granatapfel bereits eine sehr stilisierte Form annimmt. Andere, sehr frühe Meissener Zwiebelmusterstücke aus der Zeit zwischen 1730 und etwa 1740 enthalten keine Hinweise auf den Granatapfel (Bild 4, 20), und es erhebt sich so die Frage nach weiteren ostasiatischen Vorbildern mit nur zwei Früchten. Die Möglichkeit eines chinesischen «Vorbildes« mit zwei Früchten wäre genauso einleuchtend wie die bereits geäußerte Vermutung, daß die Meissener Blaumaler um 1730 Dekorvarianten nach eigenen Entwürfen gefertigt haben könnten. Fortschreitende Klärung ist hier nur im Ergebnis weiterer Untersuchungen zu erwarten.

Die auf der Frucht aufsitzenden Kelchreste und die Aufplatzungen mit der inneliegenden Körnerstruktur bleiben vom Granatapfel teilweise erhalten und werden bei der nach 1740 einsetzenden Dekorvereinheitlichung den verbleibenden zwei Früchten zugeordnet. Die Aufplatzung taucht, wie bereits oben geschildert, nun vereinzelt im Pfirsich auf (auch bei den Berliner Nachahmungen im späten 18. Jh.), während die Kelchreste als Wurzeln bei der als »Zwiebel« gezeichneten dritten, ursprünglich melonenartigen Frucht zu finden sind.

Die dritte Frucht: die »Melone« Ob nun als Melone oder als Mandarine gedeutet,[45] diese Frucht wird den Meissener Blaumalern um 1730 unbekannt gewesen sein. Der Versuch Barsewischs, abgeleitet aus den zusammengehörigen chinesischen Symbolen für die »Drei gesegneten Früchte« »Langes Leben« (Pfirsich) und »Kindersegen« (Granatapfel) die dritte Frucht für »Glück bzw. glückliches Leben« einer Zitrusfrucht »Fingerzitrone« als Buddhahand zuzuordnen, gelang nicht, obwohl Zitrusfrüchte in der die Porzellandekoration beeinflussenden chinesischen Symbo-

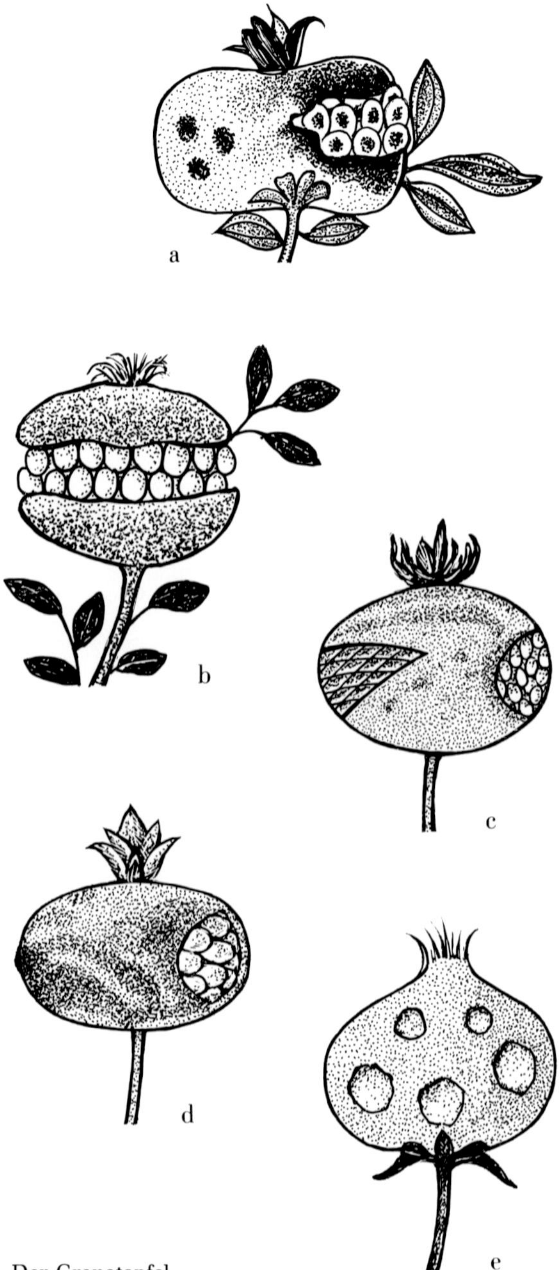

Der Granatapfel
a China um 1720–1730 (Bild 3)
b China um 1700–1730 (Bild 2)
c Meissen um 1735 (Bild 24)
d Meissen um 1728–1730 (Bild 23)
e Meissen vor 1740 (Berling 1900, Abb. 178)

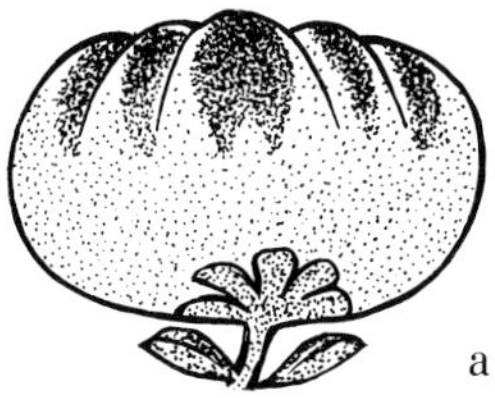

a

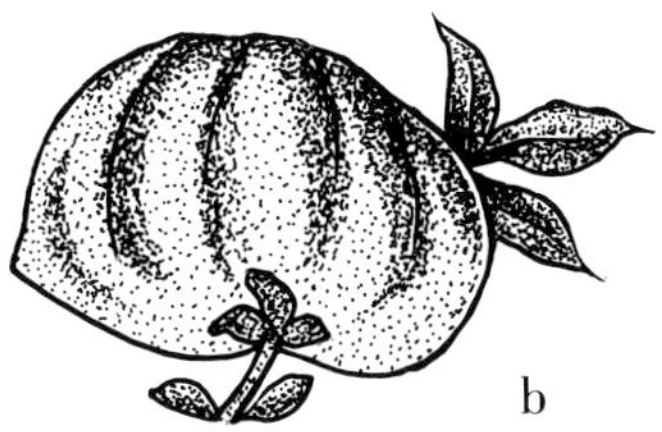

b

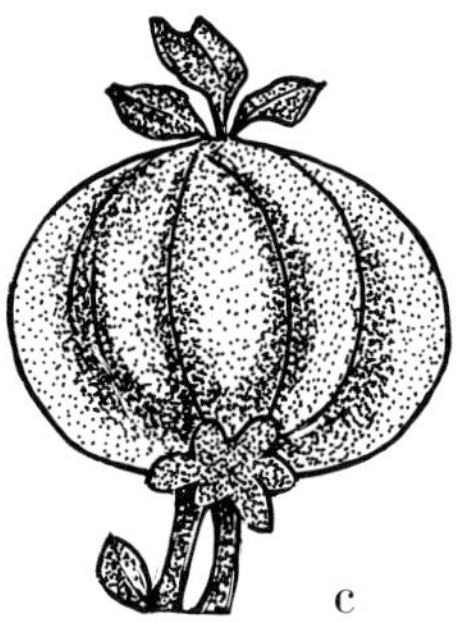

c

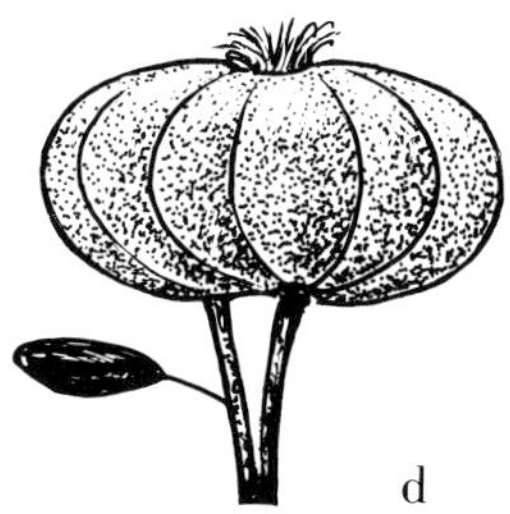

d

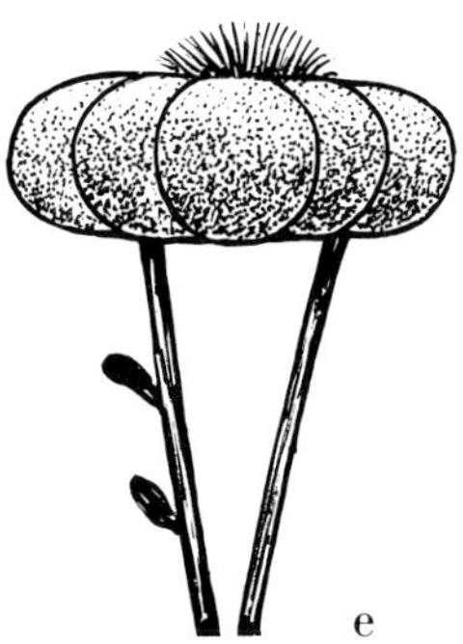

e

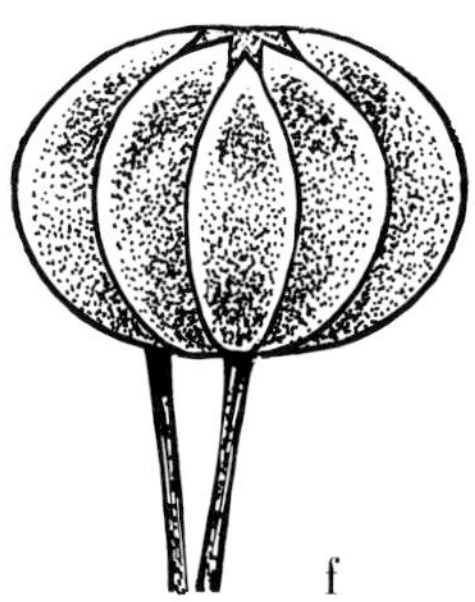

f

Die Melone oder Zwiebel
a China um 1720–1730 (Bild 3)
b China um 1700–1730 (Bild 1)
c China um 1700–1730 (Bild 19)
d Meissen um 1730–1735 (Bild 20)
e Meissen um 1730–1735 (Bild 5)
f Meissen um 1728–1730 (Bild 23)

lik und in der europäischen Kultur des 18. Jahrhunderts eine große Rolle spielten. Das vorgestellte polychrome chinesische Vorbild bringt hier etwas mehr Klarheit. Diese Frucht hat eine kürbisartige Form und könnte in ihrem ostasiatischen Ursprung eine Melone darstellen (Bild 1, 3, 19, a, b, c), die in dieser gerippten Form bei verschiedenen Arten, so u. a. der Honigmelone, vorkommt. Aus dieser Melone haben die Meissener Blaumaler bereits bei den ersten eigenen Dekorvarianten um 1730 eine Darstellung entwickelt, bei welcher die ursprüngliche Frucht sicher aus der genannten Unkenntnis heraus »zwiebelartige« Strukturen annimmt (Bild 4, 20, 23, 24, d, e, f). Diese ersten »Zwiebeln« unterscheiden sich untereinander vor allem hinsichtlich vorhandener Wurzelansätze. Es fällt auch auf, daß als Kennzeichen für die verschiedenen Blaumalerhandschriften erneut unterschiedliche Blattstrukturen neben der Frucht und der schon genannte Doppelstiel mehrfach vorkommen.

Die vergleichenden Untersuchungen zu den Früchten auf der Tellerfahne bestätigen zwei wichtige Erkenntnisse. In Meissen gab es um 1730–1735 eine 3-Früchte-Variante mit schon stilisierten Darstellungen von Pfirsich, Granatapfel und Melone in Anlehnung an chinesische Vorbilder. Darüber hinaus existierten um 1730–1735 mindestens zwei weitere frühe Meissener Varianten mit Pfirsichen und Zwiebeln auf der Fahne, bei denen der Pfirsich vereinzelt noch Elemente des Granatapfels (Aufplatzung) enthält. Inwieweit der chinesische Teller auf Bild 2 mit seiner ungewöhnlichen Fahnenzeichnung (nur zwei Früchte) erste Anhaltspunkte für eventuelle ostasiatische Vorbilder auch für die Meissener frühen Varianten mit jeweils wechselnd gezeichneten zwei Früchten gibt, kann hier nur vermutet werden.

Was die Meissener Maler bewogen haben kann, ihrer eigenen Dekorschöpfung eine »Zwiebel« beizufügen, ist heute nicht mehr nachzuvollziehen. Da Zwiebeln in der ostasiatischen Dekorgestaltung nicht vorkommen, gebührt den Blaumalern der Manufaktur so eine unbestrittene Urheberschaft an diesem Dekorelement. Erst rund 120 Jahre nach ihrer erstmaligen Verwendung sollten dann diese Zwiebeln auch der Namensgeber für die ursprünglich als »ordinaire Mahlerey« bezeichnete Blaudekoration werden. Mit der also durchaus auch zutreffenden Bezeichnung »Zwiebelmuster« wurde diese Malerei zum berühmtesten Blaudekor.

Auf der Tellerfahne befinden sich noch weitere auffällige Blüten und Blattgruppen. Bei den chinesischen Vorbildern (Bild 1, 2, 19) und bei verschiedenen Meissener Stücken (Bild 5, 23, 24) fällt ein großes »Dreiblatt« auf, das trotz unterschiedlicher Zeichnung ein sehr typisches Merkmal für frühe Stücke ist. Die ebenfalls dreimal wiederkehrenden großen päonienartigen Blütengruppen der chinesischen Vorbilder wurden von den Meissener Malern in sehr eigenwillige und botanisch nicht mehr zuordenbare Phantasieblüten verändert (Bild 22, 23, 24).

Neben Spiegel und Fahne ist als dritter und wichtiger Dekorbestandteil die Bordüre in der Kebe (Kehle) zu nennen, wo bereits bei den ersten Meissener Varianten drei völlig voneinander abweichende Formen zu unterscheiden sind. Bei den polychromen und den unterglasurblauen chinesischen Stücken sind die Bordüren ähnlich aufgebaut und tragen eine sehr auffällige Zeichnung. Als Hauptelemente sind Lotosblüten auf ornamentartigem Grund und eine umlaufende Rankenpflanze zu erkennen. Nur bei der Meissener 3-Früchte-Variante finden wir gleichsam als Bestätigung der Dekorverwandtschaft diese Bordürenzeichnung wieder (Bild 22, 23, 24). Eine völlig andere Bordüre ist kennzeichnend für die Kehle weiterer Zwiebelmuster-Varianten der Meissener Manufaktur um 1730 (Bild 4, 5, 20). Bei der Muschelschale der Berliner Sammlung als dabei vermutlich ältestem Stück sind aneinandergereihte Einzelblüten von einer girlandenartigen Ranke umschlossen. Aus dieser Zeichnung entwickelten die Blaumaler schon frühzeitig eine Bordüre, die mit der heute üblichen Bezeichnung »Büschelkante« treffend beschrieben ist. Die zunehmende Schematisierung dieser Bordüre bis in die heutige Zeit läßt sich anhand der abgebildeten Porzellane gut verfolgen.

DIE CHINESISCHEN VORBILDER

Eine überzeugende Beantwortung der »Vorbildfrage« für das Meissener Zwiebelmuster ist das Ziel jeglicher Beschäftigung mit der Entstehungsgeschichte dieses Dekors. Bereits besprochen wurden die bisher zu diesem Thema publizierten Theorien. Nur ein solch angestrebter »Nachweis« läßt es zu, den tatsächlichen schöpferischen Anteil der Meissener Blaumaler an der Dekorentstehung und bei der Weiterentwicklung richtig einordnen zu können. Lediglich bei der 3-Früchte-Variante Meissens (Bild 22, 23, 24) mit ihrer recht sicheren Entstehungszeit um 1730 haben wir den im Dekoraufbau sehr ähnlichen chinesischen Stücken bereits die Vorbildrolle zuerkannt.

Der schon von Berling beschriebenen Entwicklungstheorie von den drei Früchten auf der Tellerfahne hin zu den wechselnd angebrachten zwei Früchten kann durch die Existenz weiterer Meissener Varianten um 1730 zweifellos widersprochen werden. Auch für die interessante These von Bursche, daß die Chinesen ein bereits in Meissen vorhandenes Zwiebelmuster »für ihr eigenes Exportporzellan übernommen und zum Teil nach eigenen Vorstellungen abgewandelt haben könnten«,[46] läßt sich eine Beweisführung gegenwärtig nicht antreten.

Trotz verbleibender Unklarheiten sollte man angesichts der abgebildeten verschiedenartigen frühen Zwiebelmusterporzellane bedenken, daß noch vor wenigen Jahren die Direktorin der Wiener Porzellansammlung, W. Neuwirth, über die geringe Zahl an erhalten gebliebenen frühen Meissener Zwiebelmusterporzellanen klagte, aber auch eine Publizierung von chinesischen Stücken mit diesem Dekor vermißte.[47] Einige solcher »Vorbilder« wurden zwischenzeitlich bekannt, zum nachfolgenden Überblick können die Beschreibungen der Stücke bei Bedarf den jeweiligen Publikationen entnommen werden, da nur wenige dieser chinesischen Porzellane für vergleichende Betrachtungen direkt zur Verfügung standen.

Mehrfarbige (»polychrome«) chinesische »Zwiebelmuster«-Porzellane:

1. Teller (Bild 3)
   China, um 1720–30
   Dm. 23,2 cm, ungemarkt
   Famille rose, Aufglasurfarben in Blau, Gold, Grün, Braun, Gelb, Schwarz, Dunkelrosa, Violett
   München, Residenzmuseum, Inv.-Nr. K.v.b 424
   Publ.: Hinweis auf Existenz eines farbigen Vorbildes (o. Abb.) in Barsewisch 1988, S. 26
2. Teller
   China, um 1720–30
   Dm. 23,2 cm, ungemarkt
   Famille rose, Aufglasurfarben in Blau, Gold, Grün, Braun, Gelb, Schwarz, Dunkelrosa, Violett (analog Bild 3)
   München, Residenzmuseum, Inv.-Nr. K.v.b 425
3. Teller
   China, frühes 18. Jahrhundert
   Ungemarkt
   Famille rose

Publ.: In: Weltkunst 22/1981, S. 3568 zur 2642. Versteigerung des Kunst- und Auktionshauses Schlüter, Hamburg, v. 22. 11. 1981

Unterglasurblaue chinesische »Zwiebelmuster«-Porzellane:

1. Flache Schale
   China, Jingdezhen, etwa 1700–1730
   Dm. 25,3 cm, ungemarkt
   Dresden; Porzellansammlung im Zwinger, Inv.-Nr. P. O. 7220
   Herkunft: Ankauf Antiquitätenhandel Baden-Baden, 1879
   Publ.: Berling 1911, S. 53; Katalog Porzellansammlung Dresden 1982, S. 76; Meissener Blaumalerei 1989, S. 128

2. Teller
   China, Kangxi-Periode, Anfang 18. Jahrhundert
   Dm. 22,7 cm, ungemarkt
   Düsseldorf, Hetjens-Museum
   Publ.: Klein, Adalbert: Neue Technik zur Bestimmung von Porzellanen. In: Weltkunst 1/1980, S. 22

3. Platte (Bild 1)
   China, Kangxi-Periode 1662–1722
   Dm. 39 cm, ungemarkt
   Leuchtend kobaltblauer Dekor, gelbbrauner Randfaden, zart blaugrüne Glasur
   Publ.: Sterba, Günther: Gebrauchsporzellan aus Meissen, Leipzig 1988, S. 64; Sterba, Günther: Zur Entwicklung des Meissener Zwiebelmusters. In: Keramos 111/1986, S. 13

4. Teller (Bild 2)
   China, Kangxi-Periode
   Dm. 22,4 cm, ungemarkt
   Unterseite der Tellerfahne mit Ranke in Unterglasurblau
   Fulda, Sammlung E. Kramer

5. Teller (Bild 19)
   China, um 1700–1730
   Dm. 24,9 cm, ungemarkt
   Weiden in der Oberpfalz, Internationales Keramik-Museum (Slg. v. Barsewisch)
   Publ.: Barsewisch, Bernhard von: Unterglasurblaue Malerei. In: Keramos 121/1988, S. 26; v. Barsewisch/Stößel: Katalog Weiden (Slg. v. Barsewisch), München 1990, S. 41

In einer Münchener Privatsammlung befinden sich noch zwei weitere, dem vorgenannten Teller sehr ähnliche Stücke.

Für die mögliche Entstehungszeit der drei bekannt gewordenen Teller der »famille rose« (Bild 3) ist frühestens das Ende der Kangxi-Periode (um 1720) oder die nachfolgende Regierungsperiode Yongzheng (1723–1735) anzusetzen. Unter den Meissener Porzellanen des 18. Jahrhunderts konnte bisher noch kein polychromes Zwiebelmuster gefunden werden, man sollte sich deshalb bei der Diskussion um die Vorbildfrage auch weiterhin vorrangig auf die unterglasurblauen chinesischen Stücke beziehen.

Zu der von Bursche angeregten Problematik einer möglichen räumlichen und zeitlichen Umkehrung der Dekorentstehung muß besonders auf die jeweils malerische Ausführung der Pflanzen- und Früchtezeichnungen verwiesen werden. Die niveauvollere und botanisch exaktere Dekordarstellung ist eindeutig für die ostasiatischen Stücke kennzeichnend. Dies sollte Bestätigung sein für die Wandlung des Dekors von der komplizierteren, malerischen Gestaltung der chinesischen Stücke hin zu den bereits bei den ersten unterglasurblauen Porzellanen der 3-Früchte-Variante Meissens erkennbaren stilisierten, teilweise auch schon sehr vereinfachten Dekorkompositionen. Der von Walcha erstmalig vorgestellte Teller (Bild 23)[48] sowie die achteckige Platte (Bild 24) sind die bisher ältesten bekannt gewordenen Meissener Zwiebelmusterporzellane mit der 3-Früchte-Variante. Eine bislang unbekannte vierte Frucht ist bei der letztgenannten Platte trotz restauriertem Scherben nicht zu vermuten. Aus Symmetriegründen wurde sicher eine der drei Früchte zweifach gemalt. Zur Vorbilddiskussion lieferten auch diese beiden Stücke Argumente für die These von mehreren ab 1730–1739 nebeneinander produzierten »Varianten« des Dekors in Meissen.

Die aus verschiedener Zeit stammenden chinesischen Zwiebelmusterporzellane zeigen in der Dekorgestaltung untereinander erstaunliche Unterschiede, wobei besonders in der Zeichnung der Tellerfahne Grundtypen auffällig sind – mit entweder sehr großen und in der Dekorwirkung dominanten Früchte- und Blattgruppen (Bild 2, 3, 19 – Teller im Hetjens-Museum, Düsseldorf) oder mit filigraner Randzeichnung (Bild 1), welche das Mittelmotiv stärker hervorhebt.

Anhand der Fayencen des 18. Jahrhunderts, wo bereits um 1740 der Zwiebelmusterdekor nachweisbar ist, wird auch die mögliche Wanderung des Dekors von den Fayence zum Porzellan noch zu diskutieren sein.

Zur Entwicklung des Meissener Zwiebelmusters im 18. Jahrhundert

Die Meissener Manufakturakten hatten es belegt: Bereits 1725 wurden »ordinaires blaues Geschirr« sowie »blau gemahlte Teller und Schüßeln von einerley Mahlerey« hergestellt. Was lag näher, als hier erste Hinweise auf den berühmten blauen Dekor zu vermuten. Aber der Versuch, für diese sehr frühe Zeit Belegstücke oder weitere Aktenhinweise zu finden, war nicht erfolgreich. Dennoch wurde dabei genügend Material zusammengetragen, um die verschiedenen Varianten des Meissener Zwiebelmusters aus der Entstehungszeit des Dekors vorstellen zu können.

Erste Varianten in Zwiebelmusterart

Neben der schon behandelten Vorbildfrage interessiert, welche Blaumaler, als deren Handschrift man die ersten Meissener Zwiebelmustervarianten ansehen kann, für die malerische Gestaltung dieser frühen Porzellane in Frage kommen. Auskünfte über die Rolle der Blaumaler finden sich neben den Meissener und Dresdener Originalakten besonders in den Schriften von Walcha, Seyffarth, Röntgen, Arnold und vor allem in den 1990 erschienenen hochinteressanten »Biographischen Daten der Meißner Manufakturisten des 18. Jahrhunderts« von R. Rückert. Dieser erste Band einer zur berühmten »Meissener Porzellan-Sammlung – Stiftung Ernst Schneider« in Schloß Lustheim bei München vorbereiteten mehrbändigen Ausgabe ermöglichte für die vorliegende Arbeit die Nutzung wesentlicher Daten bei der Zuschreibung von Porzellanen und Fayencen auf verschiedene Blaumaler.

Unter den bis 1731/32 in den Akten erwähnten Blaumalern sind anhand der von Rückert publizierten biographischen Angaben auch die möglichen Gestalter der frühen Zwiebelmustervarianten zu finden. Beachtet man darüber hinaus auch das zeitliche Auftreten dieser Malereien, so kommen dafür in erster Linie in Frage:

1. Johann Gottfried Mehlhorn (ab 1712 mit Unterbrechungen bis 1735 in Meissen tätig – zwischenzeitlich 1724 in Zerbst)
2. Johann Christoph Horn (ab 1720, 1731 »Im Blauen u. bunden Jappanischen Figuren u. Bluhmen-Werck«, bis 1760 tätig)
3. Johann Heinrich Hoffmann (ab 1725, 1731 »Im Blauen unter der Glassur«)
4. Adam Friedrich von Löwenfinck (ab 1727 Lehrling, 1731 »Im Blauen unter die Glassur«)
5. Johann George Spittler (ab 1729, 1731 »Im Blauen unter die Glassur«)
6. Christian Friedrich Engelmann (ab 1729, 1731 »Im Blauen unter d. Glassur auch in bunden Bluhmen«)
7. Johann David Kretzschmar (ab 1726/27, 1731 »In Bluhmen unter die Glassur«, bis 1752 in Meissen)
8. Johann Gottlieb Herrmann (ab 1727 – vorher in Zerbst, 1731 »In blauer Mahlerey unter der Glassur auch in bunden Japp. Figuren u. Bluhmen-Werck«)

9. Friedrich August Zimmermann (ab 1729 – davor seit 1723 in Zerbst –, 1731 »In blauer Mahlerey unter d. Glassur«, bis 1741 tätig)
10. Johann Paul Krause (ab 1729, 1731 »In Bluhmen unter d. Glassur«, bis 1748 tätig)
11. Johann Heinrich Ludewig von Bex (Blaumaler. 1731 bis etwa 1744, 1731 »Im Blauen unter der Glassur«)
12. Peter Kolmberger (ab 1732/33 Blaumaler, 1744 bis 1779 Vorsteher bei den Blaumalern)

Die persönliche Rolle Höroldts ist auch bei der Blaumalerei nicht zu unterschätzen, der Anteil der Unterglasurporzellane in den monatlichen »Spezifikationen« bis 1731 ist beträchtlich; immerhin arbeiten in diesem Jahr in Höroldts Malercorps neben sieben Blaumalern mit zwei Lehrlingen noch drei Maler in Blau und Bunt. Es ist denkbar, daß Höroldt auch beim frühen Zwiebelmuster als einer der vom Hofe begehrten »indianischen« Malereien Vorzeichnungen lieferte.

Die sprunghaft ansteigende Zahl der Blaumaler nach 1731 läßt eine Zuordnung von Stücken kaum noch zu, erklärt aber die Vielzahl der kleineren Dekorunterschiede bei den Zwiebelmusterstücken der darauffolgenden Jahre und die nach 1740 auftretende hohe Zahl an Blaumalerzeichen. Einschließlich der Lehrlinge arbeiten 1735 u. a. 47 Maler im Blauen, 1744 ist die Zahl auf 53 angestiegen, jenem Jahr, als Eggebrecht und Kolmberger Vorsteher der nun gebildeten Blaumalerstuben wurden.[49]

Im vorliegenden Bildteil werden Beispiele für alle drei frühen Zwiebelmustervarianten vorgestellt. Die 3-Früchte-Variante des Tellers auf Bild 23 aus der ehemaligen Sammlung Just ist etwa um 1728–1730 entstanden. Darauf weisen Glasur, Scherben, Marke mit flott geschwungenen Parierstangen sowie die Unterseitenbemalung der Tellerfahne hin. Die achteckige Platte (Bild 24) mit »K«-Marke, aber noch ohne Preßnummer, wird zwischen 1735 und 1739 entstanden sein. Die rankenförmige Bemalung auf der Fahnenunterseite der Platte finden wir auch beim chinesischen Teller aus der Sammlung Kramer (Bild 2) wieder.

Aus der Zeit nach 1739 bis etwa 1745 entstammen weitere Stücke der 3-Früchte-Variante mit »K«-Marke und einer einheitlichen Preß-Nr. »22«:

1. Teller, Dm. 26,0 cm
   Dresden, Porzellansammlung
   Inv.-Nr. P. E. 2270
   Ankauf 1890 aus der ehem. Sammlung Spitzner
2. Teller, Dm. 25,4 cm
   Washington, Sammlung H. Syz
3. Teller, Dm. ca. 22 cm (Bild 19)
   München, Sammlung v. Barsewisch

Vertreter der »zweiten« frühen Meissener Zwiebelmustervariante sind die Muschelschale auf Bild 4 sowie die Teller auf Bild 6 und 20. Die Muschelschale ist von außerordentlich frischer Malerei, aufgrund u. a. des dicken Scherbens, der Form und der Glasur sowie den geschwungenen Parierstangen wurde sie, ebenso wie der Teller auf Bild 20, von Bursche in eine Zeit zwischen 1730 und 1735 datiert.[50] Die weiteren Dekormerkmale dieser Stücke wurden bereits beschrieben. Der Teller auf Bild 6 mit einem vermutlich etwas später (vielleicht in Augsburg) aufgetragenem Überdekor in radiertem Gold ist ebenfalls in die Zeit um 1730 einzuordnen. Er trägt die Ritzmarke (»XII«) des Drehers Johann Christoph Leibnitz, der seit 1728 an der Manufaktur tätig war.[51] Ein ähnliches Exemplar dieser Dekorvariante mit den auffällig gezackten Blättern am Pfirsich und der aus Einzelblüten zusammengesetzten Bordüre in der Kehle wurde von Barsewisch publiziert.[52] Der mit einer Blaumalermarke »3« versehene Teller hat noch keine Preßnummer und dürfte noch vor 1739 entstanden sein, worauf auch das schon erwähnte dunkelschattierte Päonien-Doppelblatt hinweist.

Eine »dritte« Variante wird mit der ovalen Platte auf Bild 5 und den im Dekor und der Entstehungszeit zugehörigen Löffeln (Bild 21) vorgestellt. Auch hier sprechen Malerei, Scherben, Glasur und Schwertermarke mit geschwungenen Parierstangen für eine Zeit um 1730–1735. Die Platte trägt die Ritzmarke des seit 1726 an der Manufaktur tätigen Formers Andreas Schiefer.[53] Solche Ritzmarken, die für 44 Former bzw. Dreher archivalisch belegt sind, wurden ab 1739 durch Preßnummern ersetzt und geben so einen guten Anhaltspunkt bei der Datierung der Porzellane.[54] Ein Gewürztablett der Sammlung Barsewisch[55] mit ähnlicher Zeichnung aus der Zeit um 1740 zeigt ebenfalls die besonderen Merkmale dieser dritten Variante – ein auffälliges spitzes Dreiblatt auf der Fahne, eine ganz typische Früchtezeichnung mit Doppelstiel und die drei hagebuttenartigen Knospen im Spiegel über der Päonienblüte. Dieser Dekorvariante können noch weitere Stücke zugeordnet werden, so die beiden Kännchen der Dresdener Sammlung (Bild 25). Porzellane mit analogen Kennzeichen aus der Zeit vor 1739 sind in der Literatur häufiger zu finden.

Zu den bisher genannten und durch verschiedene Porzellane belegten drei frühen Varianten kommen noch Dekorzeichnungen aus der Zeit nach 1740 hinzu, die voneinander durch weitere Unterschiede in der »Handschrift« auffallen und dabei die Aussage bestätigen, daß in der Zeit bis etwa 1770 den Blaumalern ein besonderer Freiraum in der malerischen Gestaltung zugebilligt wurde, ganz im Gegensatz zu der mit Marcolini-Periode einsetzenden typisierten Zwiebelmustermalerei.

Die recht beträchtliche Zahl von Zwiebelmusterporzellan aus der Zeit von 1730 bis 1739 überrascht doch, da noch vor wenigen Jahren Stücke mit der »K«-Marke um 1740, wie die bereits mehrfach genannte Platte aus der Dresdener Sammlung[56] (mit Preß-Nr. 22), wiederholt als früheste Meissener Zwiebelmusterporzellane bezeichnet wurden. Im Abschnitt zu den Porzellanen mit Überdekorationen werden weitere Exemplare aus der Zeit vor 1739 vorgestellt.

Blaumalermarken

Mit dieser Problematik hatte sich bereits Berling 1911 (S. 53) beschäftigt, indem er die »K«-Marke der Meissener Porzellane dem Blaumaler Johann David Kretzschmar zuordnete. Aber bereits 1729 bzw. 1732 arbeiteten mit Johann Paul Krause und Peter Kolmberger zwei weitere Blaumaler mit dem Anfangsbuchstaben »K«. Da diese Marke noch nach 1760 in Meissen auf Blauporzellanen Verwendung findet und bis dahin nicht weniger als 24 Blaumaler für »K« in Frage kämen, werden die fast unlösbaren Probleme einer Zuordnung der Blaumarken bestehen bleiben, solange keine Archivalie gefunden wird, die genauere Hinweise zur Rolle dieser unterglasurblauen Beizeichen gibt.

Es sollen hier auch keine weiteren Spekulationen hinzugefügt werden, da bisherige Forschungen noch keine befriedigenden Ergebnisse brachten. Allerdings spricht doch einiges für die Theorie, daß die meist der Schwertermarke beigefügten oder am Standring zu findenden unterglasurblauen Buchstaben, Zahlen und Zeichen aus der Zeit vor 1780 mit bestimmten Blaumalern in Verbindung stehen. Zwischen etwa 1735 und 1780 sind diese »Malermarken« auf Meissener Blauporzellanen (aber auch vereinzelt auf Stükken mit mehrfarbigen Aufglasurmalereien) zu finden; danach dienen Blauzeichen eher technischen Angaben zur Porzellanherstellung oder im 19. und 20. Jahrhundert u. a. als Hinweis auf die Dekornummern.[57]

Nachfolgende Blaumalerzeichen auf Meissener Zwiebelmusterporzellanen des 18. Jahrhunderts konnten bisher ermittelt werden. Neben den abgebildeten Stücken wurden als Quellen benutzt:

(1) Meissener Blaumalerei 1989
(2) Barsewisch 1988
(3) Syz 1979
(4) Manikowski 1977
(5) Beaucamp-Markowsky 1980

Die Jahreszahlen geben die früheste Verwendung des Blaumalerzeichens auf bisher dem Autor bekannt gewordenen Stücken wieder. Diese Angaben sind natürlich nur ein grober Anhaltspunkt für eine mögliche zeitliche Zuordnung von »Malerhandschriften« beim Zwiebelmuster.

I. *Buchstaben*

B	ca. 1750	(1)	193
E	ca. 1745	(1)	194
F	ca. 1750	(3)	153
G	ca. 1750	(2)	34ca
H	ca. 1775	(3)	155
K	ca. 1735		Bild 24
L	ca. 1740	(4)	45
M	ca. 1770		Bild 34
Mö	ca. 1765		Bild 12
O	ca. 1745		Bild 32 (»O« zw. den Klingen)
O	ca. 1765	(2)	31d (»O« zw. den Parierstangen)
P	ca. 1765		Bild 15(l)
R	ca. 1750		Bild 32
S	ca. 1755	(1)	180
St	ca. 1735		Bild 15(r)
Z	ca. 1765(?)	(2)	31a

II. *Zahlen*

3	ca. 1740–1745	(2)	33a
4	ca. 1750	(5)	77
6	ca. 1775	(2)	36a
7	ca. 1750	(1)	204
8	ca. 1765–1770		Bild 11
XI	ca. 1775	(2)	34cg

III. *Zeichen*

\.	ca. 1750		Bild 33(l)
∵	ca. 1745–1750		Bild 13
!	ca. 1775	(2)	36b
<	ca. 1775	(2)	34cf
·/	ca. 1730–1735		Bild 20
·/.	ca. 1765	(2)	31e

Welche Widersprüche hiermit verbunden sind, zeigt beispielsweise die Blaumalermarke »Z«, die bereits um 1730 (Friedrich August Zimmermann?) auf anderen Blauporzellanen vorkommt.

Röntgen erläutert in seinem ausführlichen Beitrag »Marken und Zeichen der Blaumalerei« in Meissener Blaumalerei 1989 die verschiedenen Theorien zur Deutung dieser Buchstaben, Zahlen und Zeichen.[57] Er faßt die auf Blauporzellanen des 18. Jahrhunderts bekannt gewordenen unterglasurblauen Beizeichen zusammen und schließt zumindest für die Zeit vor 1780 die Theorie von den Malersignaturen nicht aus. Nach seinen Angaben wurden zwischen 1790 und 1802 auch verschiedene Buchstaben und Zahlen auf Blaustükken verwendet, die nicht mit dem Maler des jeweiligen Dekors in Zusammenhang stehen und deren Bedeutung noch ungeklärt ist. Er nennt E, F, F.K., K, K.H., M, P.M. Für polychrome Porzellane des 18. Jahrhunderts ohne Unterglasurmalerei im Dekor sind ebenfalls unterglasurblaue Buchstaben bekannt, so B und F, B und W, B und 3, C, K.R., L, R, T, W, T.KR und T.KA.

Bei den Markierungen der frühen Zwiebelmusterporzellane spielt auch die Form der Kurschwerter eine nicht unwesentliche Rolle, denn diese wurden von den Blaumalern selbst angebracht und nehmen so je nach Pinselbeherrschung (Lehrlinge) oder »Handschrift« des Blaumalers vereinzelt Formen an, bei der man der Schwertermarke eine bestimmte Zwiebelmusterzeichnung zuordnen kann. So beispielsweise bei mehreren Stücken mit drei Punkten als Blaumalerzeichen, bei denen die Schwertermarke ganz eigentümlich ausfällt (eine halbe Parierstange ist weggelassen) und im Zwiebelmusterdekor jeweils typische Elemente wiederkehren (Teller auf Bild 33 links mit M 25).

Überdekorationen

Bereits in der Zeit um 1730 werden Meissener Blauporzellane und darunter auch das Zwiebelmuster mit graviertem Gold überdekoriert und wenig später – etwa 1738 – sind die ersten mehrfarbigen Überdekorationen nach ostasiatischem Vorbild auch bei diesem Dekor nachweisbar. Vergoldete Porzellane entsprachen ganz dem Zeitgeschmack und waren schon in der Böttgerzeit begehrte Sammelobjekte. Aus der Fülle der Golddekore aus der Zeit nach 1725 auf Meissener Porzellanen sollen hier nur die berühmten auch außerhalb der Manufaktur in den Augsburger Werkstätten von Seuter und Auffenwerth gemalten »Gold-Chinesen« als Beispiel genannt sein.[58]

Die Bestimmung der Entstehungszeit von Überdekorationen auf den Blauporzellanen ist schwierig und mit Unsicherheiten verbunden, da zwischen der Herstellung der unterglasurblauen Malerei und der Überdekoration mehrere Jahre oder Jahrzehnte liegen können.

Überdekorationen mit radiertem Gold, wie bei dem Zwiebelmusterteller auf Bild 6 aus der Zeit etwa 1730–1735, sind wahrscheinlich in Augsburg entstanden (Seuter-Werkstatt?), wofür auch die typische »C-Schnörkel-Kante« spricht. Es wurden auch Blauporzellane (kein Zwiebelmuster) bekannt, wo der gesamte Fonds in Augsburg mit radiertem Gold »zudekoriert« wurde. Bei den Schwierigkeiten, die man in Meissen bei der Beherrschung der unterglasurblauen Farbe hatte, erscheint dagegen eine nachträgliche völlige Überdeckung des Blaudekors mit radiertem Gold in der Manufaktur wenig wahrscheinlich.

Für die Untersuchungen zur Geschichte des Zwiebelmusters sind überdekorierte Stücke sehr bedeutsam, da sich diese sehr frühen Beispiele der Zwiebelmusterproduktion Meissens vielleicht nur aufgrund des höheren Schauwertes der Golddekoration erhalten haben. 12 weitere Teller dieser »Variante« befinden sich in einer Münchener Privatsammlung. Sie tragen ebenfalls die Ritzmarke des Drehers Johann Christoph Leibnitz. Röntgen (1984, Bild 367) bildet einen solchen Teller aus der Hans Syz Collection ab. Auch in Köln[59] und in Schloß Lustheim bei München[60] befinden sich Exemplare mit Überdekorationen in radiertem Gold. Auf einer Sotheby-Auktion am 27. 11. 1979 wurde ebenfalls ein überdekorierter Teller mit der Leibnitz-Ritzmarke (»XII«) aus der Seuterwerkstatt angeboten. Die dort genannte Entstehungszeit um 1725 ist unkorrekt, da diese Ritzmarke erst ab 1728 zur Anwendung kam.

Neben der Überdekoration der Blaumalerei wurden bei Zwiebelmusterstücken auch Goldfonds verwendet, bei denen die Blaumalerei sichtbar blieb und die übrigen Flächen völlig vergoldet wurden. Erst in jüngster Zeit wurden dafür drei Teller aus dem Hamburger Kunsthandel bekannt, die hier auf Bild 29 vorgestellt werden. Sie wurden von verschiedenen Blaumalern bemalt und entstammen einer Zeit um 1745–1750.

Im Februar 1991 wurde im gleichen Auktionshaus ein Creme-Kännchen (um 1740) mit ähnlichem Goldfonds versteigert.

Für die bereits in der Mitte des 18. Jahrhunderts angewendete Technik »goldschattierter« Blaumalereien, wie sie für den unterglasurblauen Fels- und -Vogel-Dekor aus der Zeit um 1740–1745 publiziert wurden,[61] fehlen noch Belegstücke für das Zwiebelmuster. Für in dieser Technik gefertigte Porzellane um 1750 liegt bisher nur ein Hinweis zu einer Lepke-Auktion aus dem Jahre 1904 vor.[62] Den Überdekorationen beim Zwiebelmuster des 19. und 20. Jahrhunderts sowie den farbigen Varianten wird ein gesonderter Abschnitt gewidmet.

Die wohl prächtigste farbige Überdekoration von Meissener Blaumalereien entspringt der Ostasien-Mode des frühen 18. Jahrhunderts. Angelehnt an chinesische »Fünffarbenmalerei« bzw. die mehrfarbigen japanischen Imari-Porzellane entstand in Meissen die auf Bild 8 abgebildete Sauciere aus der Gothaer Porzellansammlung. Die Formermarke des Stückes aus der ehemaligen Slg. Darmstädter weist auf Johann Georg Schlicke[63]. Es trägt eine »K«-Marke und ist etwa 1738 entstanden, wobei die Form dem »Sulkowski-Service« entlehnt ist. Im Aufglasurdekor sind vereinzelt auch Insekten enthalten. Eine ähnliche Überdekoration in Gold, Purpur, Eisenrot, Gelb, Blau und Grün trägt die um 1760 produzierte Deckelschüssel (Bild 9), deren Überdekoration wahrscheinlich im 19. Jahrhundert außerhalb der Manufaktur entstanden ist. Überdekorierte Blaumalereien – vorwiegend nach japanischem Imari-Vorbild – wurden in Meissen bereits ab etwa 1724 hergestellt.[64] Zwiebelmusterstücke mit der vorgenannten mehrfarbigen Überdekoration aus der Zeit um 1740–1750 befinden sich unter den Exponaten der Porzellansammlung in Schloß Lustheim bei München. Die Sammlung Barsewisch, München, enthält einen Meissener Zwiebelmusterteller aus der Zeit um 1765, dessen Überdekoration wie bei der Deckelschüssel (Bild 9) ebenfalls eine Verfälschung des 19. oder 20. Jahrhunderts sein dürfte.[65, 66]

Zwiebelmuster auf Fayence im 18. Jahrhundert

Der Wunsch, den Meissener Porzellanen in der malerischen Gestaltung und der vollendeten Formgebung nahezukommen, war für die neugegründeten Porzellanmanufakturen und die Fayencefabriken des 18. Jahrhunderts ein verständliches Ziel. In der Blütezeit der Meissener Manufaktur bis etwa 1750–1760 wurden verschiedene Geschirrdekorationen in Aufglasur und Unterglasur von anderen Manufakturen kopiert oder zum Ausgangspunkt eigener Dekorschöpfungen genommen, darunter auch mehrere Blaumalereien. Erstaunlicherweise fertigte vor 1765 außerhalb Meissens keine andere Porzellanmanufaktur den schon seit etwa 1730 bekannten Zwiebelmusterdekor, was natürlich auch ein Maß für die nur geringe Anziehungskraft dieses Dekors im 18. Jahrhundert darstellt, im Vergleich etwa zum bereits frühzeitig nachgeahmten Strohblumendekor. Lediglich auf einigen Fayencen finden wir diesen Dekor bereits in dieser Zeit, wobei ehemalige Meissener Blaumaler wohl eine ganz entscheidende Rolle bei seiner Verbreitung in den verschiedenen Fayencemanufakturen gespielt haben werden.

In der Keramikliteratur sind nur selten Zwiebelmusterfayencen zu entdecken. Erste Hinweise wurden von Stieda (1905), Riesebieter (1910) und Stöhr (1920) publiziert. Auch die von Ducret (1967) noch unter Berliner Fayence um 1730 abgebildete Zerbster Deckelvase (Bild 18) aus dem Depot des Dresdener Museums für Kunsthandwerk im Pillnitzer Schloß gehört mit zu diesen seltenen Stücken.

Im Ergebnis weiterer Museums- und Literaturrecherchen ist es möglich, Zwiebelmusterfayencen des 18. Jahrhunderts aus den Manufakturen Zerbst, Göggingen, Kiel und Stockelsdorf mit entsprechenden Belegstücken vorzustellen.

Zerbst

Die Zerbster Fayencemanufaktur wurde 1721 von Johann Caspar Ripp und Daniel van Krayck im Auftrag des Fürsten Johann August von Anhalt-Zerbst gegründet. Ripp, der nach seiner eigenen Aussage seine Kunst in Delft gelernt hatte und als Wandermaler in Manufakturen wie Frankfurt, Hanau, Ansbach, Nürnberg und Bayreuth gearbeitet haben soll, wird dann bis 1723 mehrfach in den Meissener Akten genannt, bevor er im gleichen Jahr nach Zerbst zurückkehrt, um dann im Jahr 1724 vermutlich nach Plaue/Havel zu wechseln.[67]

Nach Rückert (1990) waren von den Meissener Blaumalern um 1730 vorher in Zerbst Johann Gottfried Mehlhorn (1724), Johann Gottlob Herrmann (1727) und Friedrich August Zimmermann (1723–1729) tätig. Zerbster Zwiebelmusterfayencen mit den Marken »MZ« bzw. »M« wurden bei Stöhr (1920, S. 407) und Stieda (1905, S. 224–228) genannt, darunter drei Teller, zwei Terrinen und eine ovale Platte aus dem Besitz des ehemaligen Städtischen Museums in Zerbst, die leider zu den Kriegsverlusten zählen.[68] Stöhr erwähnte auch zwei Helmkannen mit dem Dekor, darunter eine aus der Sammlung Riesebieter.[69] Entstanden sind diese Stücke aufgrund der Formen wohl erst nach 1750.

Erhalten hat sich von den Zerbster Fayencen nur die große Deckelvase (Bild 18) aus der Dresdener Sammlung. Sie trägt nur im Mittelteil die typische Zwiebelmustermalerei ergänzt mit kleinen unterglasurblauen Insekten, während Schulter und Fuß dieser Vase mit für Zerbst typischen Mustern, darunter chinesischen Glückssymbolen, verziert sind.[70] Die Form der Deckelvase hat ihren Ursprung in der Berliner Fayencemanufaktur von Cornelius Funcke[71], aus deren Beständen 1721 eine große Zahl von »Erdformen« nach Zerbst geliefert wurde.[72] Eine ähnliche Deckelvase nach Funcke-Formen mit Zerbster Zwiebelmuster aus der ehemaligen Sammlung Heiland ist bei Harksen erwähnt (Nr. 40).[70] Die Bestimmung der Entstehungszeit der abgebildeten Deckelvase ist problematisch. Stieda erwähnt in seinem Zerbster Formenverzeichnis aus den 30er Jahren des 18. Jahrhunderts große Aufsatzvasen; eine Zeit zwischen 1730 und 1740 ist deshalb möglich.

Welche Wechselbeziehungen zwischen den Meissener und Zerbster Blaumalereien bestanden, muß noch weiter untersucht werden, wobei interessant ist, daß Insekten im Zwiebelmusterdekor in Meissen nur bei der mehrfarbig überdekorierten Sauciere um 1738 auftauchen (Bild 8). Die Annahme, daß vielleicht Friedrich August Zimmermann bei seinem Wechsel 1729 von Zerbst nach Meissen ein bereits in Zerbst bekanntes Zwiebelmuster mitgebracht haben könnte, bleibt vorerst reine Spekulation.

Göggingen

Die Fayencemanufaktur Göggingen (bei Augsburg) bestand nur wenige Jahre zwischen 1748 und 1752. Nachweislich wurden auch Zwiebelmusterfayencen hergestellt.

Während die bei Stöhr[73] abgebildete große Platte (Dm. 43,8 cm) zu den Kriegsverlusten des Mainfränkischen Museums in Würzburg gehört und davon nur noch Angaben in der Inventarkartei erhalten sind,[74] befindet sich im Bestand der Kunstsammlungen der Stadt Augsburg eine weitere Gögginger Fayence-Platte (Bild 40), die den Zwiebelmusterdekor ebenfalls in einer vom Meissener Vorbild abweichenden Binnenzeichnung (Blattstrukturen) zeigt. Beide Stücke stammen aufgrund der übereinstimmenden Dekormerkmale vom gleichen Blaumaler.

Auch in Göggingen ist 1750 mit Christian Daniel Busch ein ehemaliger Meissener Blaumaler erwähnt,[75] dem man davor in Meißen ein »liederliches Leben« nachgesagt hatte. Bei der Nähe Göggingens zu den Augsburger Werkstätten von Seuter und Auffenwerth, wo Meissener Zwiebelmusterporzellane bekanntlich einige Jahre zuvor vergoldet wurden, ist auch von daher ein Einfluß denkbar.

Kiel

Die gemarkte Platte der Kieler Manufaktur (Bild 41) aus der Zeit um 1764 bis 1768 ist in Form und Dekor fast identisch mit Meissener Stücken aus dieser Zeit.

1763 war Johann Samuel Tännich nach Kiel gekommen, der von 1741 bis 1755 in Meissen als Porzellanmaler tätig war und zwischenzeitlich in Frankenthal (1757) erwähnt wird. Auch hier kann von einer direkten »Wanderung« des Dekors durch den Wechsel eines Meissener Manufakturisten ausgegangen werden. Tännich leitete die Manufaktur in Kiel von 1763 bis 1768.

Die abgebildete Platte kann durch die Auflösung der Marke »K/T/C« – Kiel/Tännich/Christophersen – dem in der Entstehungszeit des Stükkes in Kiel tätigen Blaumaler Christoph Christophersen zugeordnet werden.[76]

Stockelsdorf

Von der Stockelsdorfer Manufaktur wurde bisher nur dieser eine, um 1772 entstandene Teller bekannt, der sich heute im Besitz des Flensburger Städtischen Museums befindet (Bild 42). Diese Fayencemanufaktur zeichnete sich in ihrem Herstellungsprogramm durch eine reiche Palette an Blaumalereien aus.[77] Für das abgebildete Stück kommt Johann Gottfried Sachse in Frage, der ab 1745 in Meissen als Blaumaler tätig war und die Manufaktur am 11. 7. 1772 verließ.[78] Für wenige Wochen ist er dann als Blaumaler im nahe Kiel gelegenen Stockelsdorf erwähnt, so daß ihm dieser Zwiebelmusterteller durchaus zugesprochen werden kann.[79]

Zwiebelmusterporzellane vor 1800 außerhalb Meissens

Während der Dekor auf Fayencen bereits um 1740 gefertigt wurde, sind bisher Zwiebelmusterporzellane außerhalb Meissens erst aus der Zeit ab etwa 1770 bekannt geworden. Obwohl Keramikautoren immer wieder betonten, wie häufig der Dekor im 18. Jahrhundert nachgeahmt worden sei, blieben die Berliner Zwiebelmusterporzellane aus der Zeit vor 1800, von denen schon Lenz einige Stücke vorstellte[80], für viele Jahre die einzigen publizierten Belege für eine solche These. Erst in jüngster Zeit wurden vereinzelt Nachahmungen anderer Manufakturen vorgestellt, so von Barsewisch (1988) für Ludwigsburg und Kopenhagen. Neben den zahlreichen Meissener Stücken des 18. Jahrhunderts und den ebenfalls recht häufigen Porzellanen der Königlichen Porzellanmanufaktur Berlin gehören Zwiebelmusterporzellane anderer Manufakturen aus der Zeit vor 1800 zu den großen Raritäten der Blaumalerei. Von den vorgestellten Manufakturen Ludwigsburg, Fürstenberg, Kopenhagen und Gera konnte meist nur ein einzelnes Stück nachgewiesen werden. Anhand des bei Rückert angegebenen Wechsels Meissener Maler an andere Manufakturen wäre es denkbar, daß auch von Ansbach, Frankenthal und Höchst noch Porzellane mit diesem Dekor gefunden werden.

Berlin

Kolbe schilderte in seiner 1863 erschienenen »Geschichte der Königlichen Porzellanmanufaktur zu Berlin« bei der Beschreibung der Manufakturperiode unter dem Direktor Grieninger (1763–1786) den »Geschmack ... besonders in der Blumenmalerei unter Glasur nach Meissner Typus«.[81] Bereits etwa 1768–1770 wird der Zwiebelmusterdekor in Berlin als Dekor »im indianischen Geschmack« verwendet, ehe er analog der Meissener Bezeichnung bis etwa 1875 als »ordinairblaue Malerei« angeboten wurde. Neben Lenz (1913) haben vor allem Barsewisch (1988) und Röntgen (1984) verschiedene ältere Berliner Zwiebelmusterstücke publiziert.

Die abgebildeten Porzellane (Bild 17, 36, 37, 39) geben einen guten Überblick von der malerischen Ausführung, beginnend mit der Zeit vor 1800 hin zum bereits sehr stark stilisierten Dekor nach 1870 (Bild 65), der aber ebenfalls in Handmalerei aufgetragen ist.

Im Zweiten Schlesischen Krieg 1744/45 und im Siebenjährigen Krieg 1756–1763 erlitt die Meissener Manufaktur durch preußische Besetzung nicht nur hohe materielle Verluste, sondern es wechselten 1761–1763 und später auch einige Maler mehr oder weniger »freiwillig« nach Berlin an die Manufaktur von Gotzkowski, die 1763 Königliche Porzellanmanufaktur wurde. Die Rolle dieser Meissener Maler in Berlin, darunter Carl Wilhelm Böhme (ab 1762), Johann Balthasar Borrmann (ab 1761)[82] sowie die Blaumaler David Büttner[83] (ab 1762), Johann August Horn, Gottfried Christian Emanuel Schickert, bei der Gestaltung des Berliner Zwiebelmusters um 1770 ist noch nicht geklärt.

Der Dekoraufbau bei den Berliner Zwiebelmusterporzellanen entspricht im wesentlichen dem Meissener Vorbild, einzelne Dekorelemente wie die seitlichen Blätter am Pfirsich (Bild 37) wurden recht eigenwillig gestaltet.

Fürstenberg

In der 1747 gegründeten Herzoglich Braunschweigischen Porzellanmanufaktur Fürstenberg (Weser) wurden bereits frühzeitig unterglasurblaue Porzellane nach Meissener Vorbild gefertigt. Aus dem Jahre 1756 ist neben anderen Blauporzellanen ein »Fels-und-Vogel-Service« bekannt.[84] Auch der Strohblumendekor und das Zwiebelmuster waren ab etwa 1770 im Blauprogramm.

Ein Einfluß auf die Zwiebelmustermalerei ist u. a. dem von Meissen über Berlin nach Fürstenberg gewechselten Blaumaler David Büttner zuzuschreiben, der 1767–1769 hier tätig war. Die beiden abgebildeten Stücke (Schüssel und Kanne, Bild 28) wurden um 1770 gefertigt und sind mit einem Malerzeichen »G« versehen. Dafür kommen Georg Friedrich Geißler (1754–1782 tätig) oder August Gronau (1767–1776 tätig) in Frage, die beide ihre Stücke mit dem Anfangsbuchstaben signierten.[85] 1772 wechselte der Meissener Blaumaler Christian Friedrich Geißler nach Fürstenberg.[86] Die Marke »F über G« könnte auch ihn als Maler des Stückes ausweisen.

Ludwigsburg

Mit dem Teller aus der Sammlung Barsewisch, München,[87] wird ein ebenfalls seltenes Zwiebelmusterstück der von 1758 bis 1824 bestehenden Ludwigsburger Manufaktur vorgestellt (Bild 35 links). Auch hier ist beim Dekoraufbau der Meissener Einfluß deutlich erkennbar, obwohl die Zeichnung der großen Chrysantheme und der Pfirsiche sehr eigenwillig ausfällt. Der Teller ist vermutlich zwischen 1770 und 1780 entstanden, wobei auch für diese Manufaktur ein Wechsel ehemaliger Meissener Maler nachweisbar ist. Samuel Gottlob Hennig (ab 1752 in Meissen, 1769–1796 als Blumenmaler in Ludwigsburg)[88] oder der als Blaumaler von Meissen »entlaufene« Johann Benjamin Großmann (ab 1770 tätig) kommen hierfür in Frage.[89] Bei den Geschirrporzellanen hatte die Blaumalerei in Ludwigsburg im Gegensatz zu Fürstenberg eine nur untergeordnete Rolle.

Kopenhagen

Die auf Meissen zurückgehende »Strohblume« ist seit über 200 Jahren das Aushängeschild für die Kopenhagener Blauporzellane. Noch heute in Handmalerei aufgetragen, wird dieser Dekor weltweit als »Royal Denmark« gehandelt.

Bisher ist nur ein einziger Kopenhagener Zwiebelmusterteller aus der Zeit um 1790 bekannt geworden (Bild 35 rechts), der im Internationalen Keramik-Museum in Schloß Weiden (Oberpfalz) ausgestellt ist.[90] Die Verwendung des Meissener Dekors läßt sich auch für Kopenhagen auf ehemalige Meissener Maler zurückführen, von denen in den Akten Johann Gottlieb Mehlhorn (1754–1762 tätig), Georg Gylding (ab 1755 tätig) und Friedrich Abraham Schlegel (ab 1776 mit Unterbrechungen) belegt sind.

Gera

In den Thüringer Manufakturen dominierte am Ende des 18. Jahrhunderts wie in vielen anderen deutschen Manufakturen in der Blauproduktion eindeutig die Strohblume. Thüringer Zwiebelmusterstücke aus der Zeit vor 1800 waren bis vor kurzem noch unbekannt. Als ein großer Zufall muß nun gelten, daß Führ[91] bei seinen Forschungen zur Geschichte der 1779 gegründeten Geraer Manufaktur im Depot des Geschichtsmuseums den hier abgebildeten Geraer Teller (Bild 38) entdeckte, so daß nunmehr auch für den Thüringer Raum ein einzelnes Zwiebelmusterstück vorgestellt werden kann.

Der Scherben des Tellers ist von auffallend grauer Farbe, die Malerei zeigt als Besonderheit sehr kleine »Zwiebeln« auf der Tellerfahne und Pfirsiche mit sehr langen, für diese Frucht völlig untypische Spitzen. Ob es in Gera einen direkten Einfluß ehemaliger Meissener Maler gegeben hat, ist nicht konkret zu belegen. Scherf verwies auf eine von Stieda 1902 publizierte Archivalie, daß in Gera um 1785 viel »auf Meißnische Art« produziert wurde.[92] Der Teller ist etwa 1790 entstanden.

Meissener Zwiebelmuster im 19. und 20. Jahrhundert

Die weitere Geschichte des Zwiebelmusters war nun nicht mehr von Besonderheiten in der sich wandelnden Dekorgestaltung geprägt, sondern von den wirtschaftlichen Höhen und Tiefen der Manufaktur mit ihren Auswirkungen auf die Absatzzahlen in der Porzellanproduktion. Dabei blieb der Anteil der Blauporzellane natürlich auch immer ein Ausdruck des jeweiligen Zeitgeschmackes. Mit dem nach 1860 einsetzenden stürmischen Aufschwung der industriellen Entwicklung in Deutschland wurde der Besitz von Zwiebelmustergeschirren der Meissener Manufaktur für das aufstrebende Bürgertum als ein Zeichen des gewonnenen Wohlstandes zum regelrechten Statussymbol. »Zwiebelmuster« auf der bürgerlichen Tafel gehörte nun an zum »guten Ton«.

Mit dem Namen »Zwiebelmuster« zur Massenproduktion

Ebenso wie die Vorbildfrage oder die problematische Zuordnung der Blaumalermarken war in der Literatur die Herkunft des Namens »Zwiebelmuster« immer wieder in der Diskussion, was meist mit einer recht abfälligen Bewertung dieses volkstümlichen Namens verbunden wurde. Die aus dem heutigen Sprachgebrauch nicht mehr wegzudenkende Bezeichnung kam etwa um 1850 auf, als auch die Produktion von Porzellan- und Steingutgeschirren einen enormen Aufschung nahm.

Im Abschnitt über die Meissener Blaumalerei des 18. Jahrhunderts wurde bereits beschrieben, daß in der Entstehungszeit des Dekors um 1730 die Bezeichnung »ordinaire Mahlerey« für verschiedene unterglasurblaue Dekorationen, darunter auch für das Zwiebelmuster, Verwendung fand. Die Bezeichnung »ordinair« findet man in den Akten um 1730 sehr häufig, so u. a. für »ordinaire Brände«, »ordinaire Masse«, »ordinaire Porzellangeschirre«, »weißes ordinair emailliertes Porzellan«, »Blau und Weiß ordinair gemahlt«, »ordinair blau« und »ordinairer Ofen«. Eine Bezugnahme auf die Herstellung eines bestimmten Blaudekors war damit noch nicht verbunden. Bezeichnungen ohne den Zusatz »ordinair«, wie bei »blaugemahlten Geschirren« oder der »blauen Masse« waren ebenfalls gebräuchlich. Die mit der Aktenführung betrauten Mitarbeiter der Manufaktur waren damals natürlich auch keinen einheitlichen technologischen Begriffen verpflichtet, wie wir es heute kennen. Eine verläßliche Grundlage für die Bestimmung der gängigen Dekorbezeichnungen in der jeweiligen Manufakturperiode bilden die »Preiß-Courante« des 18. Jahrhunderts bzw. die späteren »Preis-Nota« oder Preisverzeichnisse. Sie geben auch Auskunft über die Anzahl und Vielfalt der Geschirrformen, welche für die verschiedenen Dekore im Angebot waren. In den Manufakturakten von 1731 findet man u.a. Terrinen, Suppenschalen, Kaffeekannen und Teller »in Blau und Weiß ordinair gemahlt«.[93] Darunter könnte man sich durchaus einen Hinweis auf den Zwiebelmusterdekor vorstellen. In den schon zitierten Personallisten des gleichen Jahres lassen sich keine Hinweise auf spezialisierte Blaudekormaler finden, man unterscheidet lediglich die Tätigkeiten »In blauer Mahlerey unter die Glassur«, »Im Blauen unter die Glassur« oder »In Bluhmen unter die Glassur«. Im »Preiß-Courante von Ordinairen Porcellainen« von 1765 wurde das Zwiebelmuster wohl unter der Bezeichnung »Blau-Glatt, ordinaire Mahlerey« angeboten. Andere Dekore wie »Blau gerippt« (Strohblume?), »Mit blauen teutschen Blumen« oder verschiedene Bezeichnungen in der Rubrik »Neue Mahlerey« lassen sich bereits konkreter zuordnen.[94]

Aus der Zeit um 1760–1770 stammen der Leuchter (Bild 11) sowie die gefußte Deckeldose (Bild 30). Beide tragen die Malermarke »8.«, die bei Zwiebelmusterstücken bis etwa 1780 häufiger zu finden ist. Auch in der nachfolgenden Marcolini-Periode stand der Zwiebelmusterdekor weiterhin im Schatten der Strohblume und der Dekore der »Neuen Mahlerey« wie Festonenmuster, Blätterkantenmuster oder der »Kinder à la Raphael«. In der Manufaktur waren 1776 von den über 200 Malern 28 als in drei Klassen eingeteilte Blaumaler tätig.[95]

Der dekorative Durchbruchteller mit seltenem Flechtrelief (Bild 16) aus der Zeit um 1780–1790 trägt bereits eine Malerei in dem Duktus, wie er sich mit wenigen späteren Vereinfachungen bis heute erhalten hat. Am Berliner Teller (Bild 17) ist die Dekorverwandtschaft zu Meissen gut erkennbar. Die Periode unter dem Direktor Graf Camillo Marcolini (1774–1813) wurde zu einer Ära »des katastrophalen Niederganges nach einer Zeit des Blühens der Meissener Manufaktur«.[96] Für die Blaumalerei traf dies im besonderen Maße zu. 1783 wurde der Handel mit blauem Geschirr zeitweise fast gänzlich eingestellt. Ab 1790 waren bis 1833 für den Betrieb der Manufaktur ständig Zuschüsse aus der Staatskasse erforderlich. Im »Preis-Courante« von 1797 ist unter den Dekoren der Kaffeegeschirre keine Bezeichnung zu finden, die auf den Zwiebelmusterdekor zutreffen könnte. Lediglich im beigefügten »Preis-Courante III« wird für »Diverse Porcellaine, welche unter kein Aßortiment gehören«, die »Glatt ordin.(aire) Mahlerey« bei Einzelstücken angeboten.[97] Der Zwiebelmusterdekor war in dieser Zeit fast völlig aus dem Angebot verschwunden.

Die Einfuhrbeschränkungen nach Rußland 1806 und die durch innere Verhältnisse in der Türkei ausfallenden dortigen Bestellungen verstärkten noch den rapiden Produktionsrückgang und damit verbundenen Einnahmeverfall. Auch die »100-Jahr-Feier« der Manufaktur 1810 brachte nur trübe Bilanzen. Die Verstrickungen Sachsens in die kriegerischen Ereignisse des Jahres 1813 verschlimmerten die Situation ebenfalls. Für einige Zeit kam in diesem Jahr die Produktion sogar völlig zum Erliegen.[98]

Zwiebelmusterporzellane aus der Zeit zwischen etwa 1790 und 1830 sind recht selten. Aus der Zeit um 1817–1824, als den Kurschwertern römische Zahlen (I bzw. II) in Unterglasurblau als Kennzeichen für bestimmte Masseversätze beigefügt worden waren, stammt die zu einem kleinen tiefen Teller gehörende Marke [M 26].

1817 hatte man mit technischen Veränderungen in der Manufaktur begonnen, darunter im Brennprozeß, in der Schablonen- und Ovaldreherei und im Maschinenbetrieb. Durch die neue Unterglasurfarbe Chromoxidgrün, u. a. für den bekannten »Weinlaubdekor«, wurde ein weiteres Zeichen für eine beginnende Wiederbelebung des Manufakturbetriebes gesetzt. Der eigentliche wirtschaftliche Aufschwung begann aber erst nach 1830. Jetzt nahm auch die Produktion der unterglasurblauen Dekore, darunter des Zwiebelmusters, wieder nennenswerte Größenordnungen an. Ab 1834 erzielte die Manufaktur endlich wieder Überschüsse. Die Qualität der Blaumalerei ließ in diesen Jahren oft sehr zu wünschen übrig. Erst nach 1840 erreichten auch die Maler des Zwiebelmusters zunehmend wieder jene flotte und sichere Pinselführung, wie sie für Stücke des 18. Jahrhunderts kennzeichnend ist.

In einer »Preis-Nota« aus der Zeit um etwa 1840 wird der Zwiebelmusterdekor unter der Bezeichnung »blaue ordinäre Malerei« bzw. nun auch in der Ausführung »blaue ordinäre Malerei mit Goldrand« genannt. 1848 sind bereits 238 verschiedene Einzelteile mit dem Zwiebelmusterdekor im Angebot der Manufaktur.

Eine interessante Übersicht zur Produktion von Geschirreinzelteilen mit dem Zwiebelmusterdekor wurde erst kürzlich durch Diefenbach publiziert[99] und soll hier wiedergegeben werden (nebenstehende Tabelle).

In die Zeit um 1850 fällt die Entstehung der Bezeichnung »Zwiebelmuster«. Dieser Name setzte sich nur sehr allmählich durch, mit »Blauer ordinairer Malerei« wurden beispielsweise noch 1873

PREIS-NOTA

der Königlich Sächsischen Porzellan-Manufactur in Meissen

und

deren Niederlagen zu Dresden und Leipzig,

über

Tafel-Service auf 12, 18 und 24 Personen,

in den gangbarsten Dessins.

Für 12 Personen.	Für 18 Personen.	Für 24 Personen.	Benennung der Geschirre.
36	60	72	Speiseteller № 1. $10\frac{1}{2}$ Zoll Diameter.
12	18	24	do. - 3. 9 - als Dessertteller.
12	18	24	Suppenteller - 1. $9\frac{1}{2}$ - Diameter.
1	1	2	Terrinen, rund № 1, einfache Form.
1	1	2	Unterschalen hierzu mit hohem Einlass.
—	—	2	Schüsseln, rund № 2. $16\frac{1}{2}$ Zoll Diameter.
1	2	2	do. - - 3. $14\frac{1}{2}$ - -
1	2	2	do. - - 4. $13\frac{1}{2}$ - -
2	—	—	do. - - 5. $11\frac{1}{2}$ - -
—	—	1	Bratenschale, oval № 1. $21\frac{1}{2}$ Zoll lang.
1	2	2	do. - - 2. 20 - -
1	2	—	do. - - 3. $16\frac{1}{4}$ - -
—	—	2	do. - - 4. $14\frac{1}{4}$ - -
—	2	4	Saladièren, rund № 1. $11\frac{3}{4}$ Zoll Diameter.
2	2	4	do. - - 2. $10\frac{1}{2}$ - -
2	2	4	do. - - 3. $8\frac{1}{2}$ - -
—	—	4	Compotièren, № 1. $8\frac{1}{4}$ Zoll Diameter.
—	—	4	do. - 2. $7\frac{1}{2}$ - -
—	—	4	do. - 3. 7 - -
—	2	2	Gemüsenäpfe, rund № 2. $11\frac{1}{4}$ Zoll Diameter.
2	—	2	do. - - 3. 9 - -
2	2	4	Saucièren, oval № 1 glatter Hkl. a. Schale fest.
2	4	6	Salzfässchen, oval, mit Füsschen.
1	2	2	Senf- und Zuckergefässe, auf Schale nebst Löffeln.
1	2	2	Butterbüchsen, rund № 1, auf Schale fest.

Benennung der Dessins.	Für 12 Personen.			Für 18 Personen.			Für 24 Personen.		
	Rℓ.	Ngr	₰	Rℓ	Ngr	₰	Rℓ	Ngr	₰
Weiss, Neuer Ausschnitt, in Mittelgut.	41	27	—	63	12	—	94	28	—
- glatt, in Mittelgut.	39	3	—	58	24	—	89	10	—
- mit $\frac{1}{4}$ Zoll Goldreifen, in Mittelgut.	58	19	—	89	5	—	131	12	—
Mit Blumenmalerei № 1.	45	25	—	69	21	—	102	27	—
- f. Blumenmalerei № 3. $\frac{1}{4}$ Zoll Goldreifen.	109	26	—	168	12	—	244	26	—
- grünem Weinblätterkranz, weissem Rand.	72	7	—	110	15	—	161	14	—
- do. $\frac{1}{8}$ Zoll Goldreifen.	81	29	—	124	28	—	181	26	—
- do. do., die Blätter goldschattirt.	108	—	—	164	15	—	238	23	—
- einfachem grünen Weinblätterkranz, weissem Rand.	58	13	—	89	9	—	130	11	—
- blauer ordinärer Malerei.	50	5	—	74	—	—	113	1	—
- blauer ordinärer Malerei und Goldrand.	89	10	—	137	2	—	199	6	—
- blauen Festonen und Blätterkante.	54	3	—	80	3	—	121	19	—
- blauen deutschen Blumen, weissem Rand.	67	10	—	102	12	—	151	12	—
- blauen deutschen Blumen und Goldrand.	102	8	—	162	4	—	235	23	—
- blauem oder grünem Rand und Goldfaden, Neuer Ausschnitt.	54	16	—	83	6	—	122	4	—

Druck von C. E. Klinkicht & Sohn in Meissen.

Geschirrteile

Jahr	gesamt	Tafel-geschirr	Kaffee-/Tee-geschirr	Diverses
1765	134	70	34	30
1797	351	207	84	60
1814	105	54	28	23
1828	173	91	65	17
1848	238	161	63	14
1875	476	242	133	101
1905	555	294	137	124
1916	533	311	123	99
1937	526	287	127	112
1988	770	296	231	243

die Zwiebelmustergeschirre von der Königlichen Porzellanmanufaktur Berlin angeboten. Schärer hat zu dieser Thematik die umfangreichen Meissener Akten ausgewertet und verschiedene Belege aus der Zeit zwischen 1842 und 1857 genannt, die mit dem Aufkommen der Bezeichnung »Zwiebelmuster« in Zusammenhang stehen[100]. Mitte des 19. Jahrhunderts hatten sich auch die ursprünglichen Synonyme der Frühzeit für »ordinair« wie »alltäglich« oder »allgemein bekannt« gewandelt. Nun wurde »ordinair« das Synonym für »gewöhnlich«, »niedrig« oder sogar »vulgär«, ganz im Gegensatz zu »extraordinair« als Ausdruck für »außergewöhnlich« und »besonders«. Dies machte den sicher umgangssprachlich entstandenen Wandel zum neuen Namen »Zwiebelmuster« leichter, wobei merkwürdigerweise ausgerechnet die Zwiebeln des Fahnendekors zum Namensgeber wurden.

Die Produktionssteigerungen in Meissen wurden auch möglich, da zwischen 1861 und 1865 neue Werkanlagen im Meissener Triebischtal errichtet wurden, wo sich auch heute noch der Sitz der Porzellanmanufaktur befindet. Zwischen 1863 und 1878 verzehnfachte sich die Blauproduktion in Meissen und erreichte 1878 einen respektablen Wert von 562000 Reichsmark, was etwa einem Drittel der Gesamtproduktion entsprach.[101] Eine Vielzahl von Tafel-, Tee- und Kaffeegeschirren sowie diverser Artikel, darunter Toilettengeschirre, Schreibservice, Vasen, Leuchter, Küchenartikel, Puppengeschirre, Bier- und Weinkrüge, Petroleumlampen, Gartentöpfe u. v. a. m. wurden mit dem Zwiebelmusterdekor angeboten.

Wir finden den Dekor seit seiner erstmaligen Verwendung im 18. Jahrhundert bis heute vorwiegend auf Geschirrformen mit glatten bzw. gemuschelten Flächen. Vor allem auf der Serviceform »Neuer Ausschnitt«, die Kaendler um 1745 entwickelte, wurde der Zwiebelmusterdekor

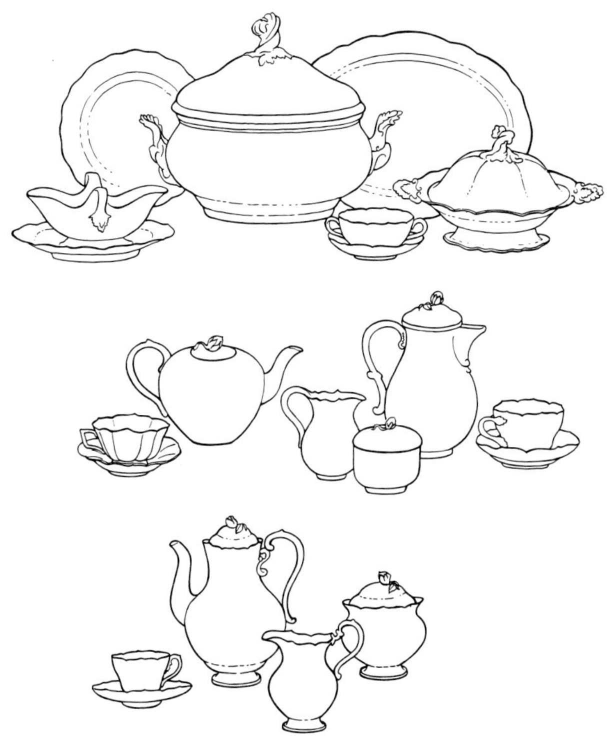

Preisnota Meissener Zwiebelmuster, um 1840

Meissener Service-Form »Neuer Ausschnitt«
(von J. J. Kaendler um 1745 entwickelt, nach Sterba 1988)

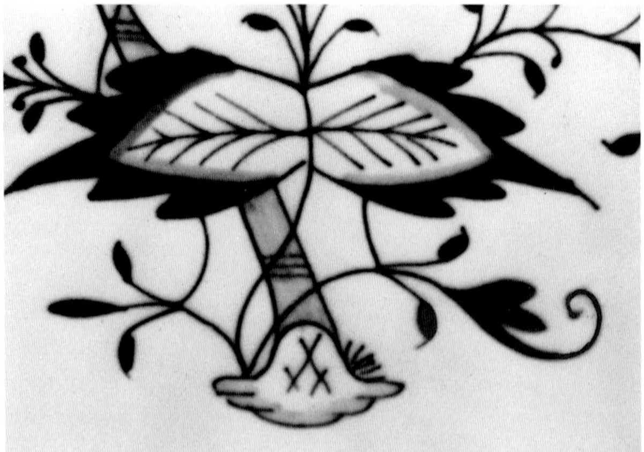

Ab 1888 wurde in der Manufaktur Meissen die Schwertermarke zusätzlich im Fuß des Bambusstabes angebracht

seitdem in enormen Stückzahlen hergestellt. Für viele ist die umgangssprachliche Bezeichnung »Sachsenform« gebräuchlicher (Bild 47 zeigt einige Stücke). Diese Geschirrform eignet sich im besonderen Maße zur Gefäßdekoration mit dem Dekor. Meissener Zwiebelmusterporzellane mit geripptem Dessin wurden im Gegensatz zur Strohblume nur in Ausnahmefällen gefertigt.[102] »Durchbruch«-Geschirre mit dem Dekor findet man dagegen häufiger (Bild 16, 43). Hier entsteht eine gewisse Eleganz der Zwiebelmustergeschirre durch eine ansprechende optische Wirkung der blaubemalten Flächen im Kontrast zu den Durchbruchelementen.

Dem Sammler bietet sich beim Meissener Zwiebelmuster eine beeindruckende Vielfalt an Geschirr- und Zierporzellanen. Wollte man alle in den letzten hundert Jahren verwendete Formen zusammentragen, so käme eine stattliche Kollektion von über 1000 Stücken zusammen.

Nachdem in der ersten Hälfte des 19. Jahrhunderts lediglich noch in der Königlichen Porzellanmanufaktur Berlin Zwiebelmusterporzellane gefertigt wurden, begann sich nach 1860 eine immer stärker werdende Konkurrenz für Meissen zu regen. Dieser Dekor, nun auch über die Grenzen Deutschlands hinaus bekannt, wurde in der nachfolgenden Zeit bis zur Jahrhundertwende von einer Vielzahl an Porzellan- und Steingutfabriken nachgeahmt. Zwiebelmustergeschirre wurden zum Massenartikel, oft zum Leidwesen der Meissener Manufaktur, die sich mit einigen Herstellern sogar gerichtlich auseinander setzen mußte, da diese den Nachahmungsdrang auch auf das Meissener Warenzeichen, die Schwerter, ausdehnten. Oder sie boten ihre Erzeugnisse unter Bezeichnungen an, die dem unkundigen Käufer den Eindruck vermitteln sollten, daß es sich bei den Nachahmungen um echtes Meissener Zwiebelmuster handeln würde.

Die Auseinandersetzungen mit der Fa. Ernst Teichert in Meissen, die ebenfalls Zwiebelmustergeschirre in Handmalerei fertigte, veranlaßte die Manufaktur 1888, dem Zwiebelmusterdekor noch zusätzlich die Kurschwerter im Bambusstamm beizufügen, um so die eigenen Geschirre noch deutlicher zu kennzeichnen.

Eine nicht unwesentliche Rolle spielten auch im 19. Jahrhundert die überdekorierten Zwiebelmusterporzellane, wobei neue Überdekorationen zur Anwendung kamen. Nachdem ab etwa 1840 der Dekor in »ordinärer Malerei« mit Goldrand im Angebot war, wurde »goldgehöhtes« (Bild 44) sowie »rot-gold gehöhtes« Zwiebelmuster (Bild 45) nach 1850 in das Angebot der Manufaktur aufgenommen.[103] Diese Dekorvarianten werden von Meissen noch heute angeboten (mit den Zusatzbezeichnungen »Goldrand«; »goldschattiert, Goldrand« und »rot-goldschattiert, Goldrand«). Bei den überdekorierten Zwiebelmusterporzellanen des 18. und 19. Jahrhunderts wird man immer wieder mit dem Gegensatz zwischen einer gewollten und durchaus zu akzeptierenden Bereicherung des Dekors und mit Dekorvarianten konfrontiert, bei denen die ursprüngliche Blau-Weiß-Wirkung der Malerei völlig verschwunden ist (Bild 29).

Hinsichtlich der Absatzerfolge blieben die überdekorierten Stücke stets hinter den ausschließlich in Unterglasurblau gefertigten Porzellanen zurück. Es gelang mit solchen angereicherten Varianten nicht, den gewohnten, oftmals bis zum Verdruß strapazierten Dekor zu verdrängen. Die Käufer blieben bei ihrem blau-weißen Meissener Zwiebelmuster trotz massenhafter Angebote anderer Porzellan- und Steingutfabriken, welche sich die Beliebtheit des Musters für die Förderung des eigenen Absatzes zunutze machten. Bis in die jüngste Zeit tauchten auf dem Markt auch Beispiele auf, wo in unzulässiger Weise mit dem deutlichen Ziel der Preissteigerung unterglasurblaues Meissener Zwiebelmuster außerhalb der Manufaktur mit mehrfarbigen Überdekorationen versehen wurde. Bild 46 zeigt eine solche Verfälschung von originalem Meissener unterglasurblauem Zwiebelmuster durch nachträgliche Überdekoration in Gold, Violett, Eisenrot, Grün und Gelb aus der Zeit nach 1973.

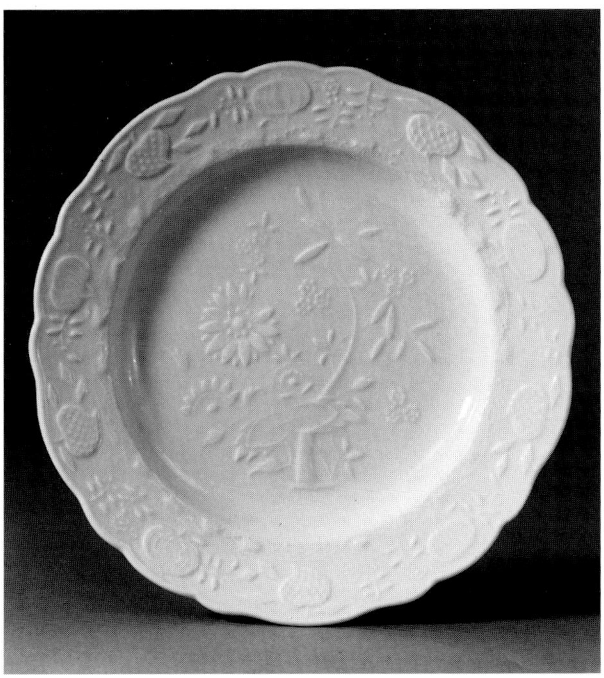

Neue Entwürfe und farbiges Zwiebelmuster

1878 hatte Prof. Graff das sogenannte »Fächermuster« in Anlehnung an Gestaltungsprinzipien des Zwiebelmusters entwickelt. Mit diesem Dekor konnten aber ebensowenig die erhofften Absatzerfolge erzielt werden, wie mit einer 1883 entstandenen Zwiebelmustervariante nach Entwürfen von Prof. Sturm, der von 1880 bis 1904 als Malereivorsteher in der Manufaktur Meissen tätig war (Bild 66 links). Auch die noch vor der Jahrhundertwende entwickelten farbigen Dekorvarianten in den Muffelfarben Grün (Bild 51 rechts), Ziegelrot und Rosa (Bild 50) brachten nur geringe Absatzerfolge bei den weiterhin am traditionellen Blaudekor orientierten Kunden der Manufaktur. Der kleine Teller auf Bild 50 zeigt eine seltene Rosa-Variante in Aufglasur der Firma Ernst Teichert aus der Zeit um 1905 mit der Fabrikmarke in Aufglasurblau [M 57]. Aber auch in Unterglasurgrün wurde der Dekor gefertigt (Bild 51 links), obwohl diese Variante in den Dekorverzeichnissen der Manufaktur nicht erwähnt wurde. Es ist zu vermuten, daß es sich hier um ein Versuchsstück handelt. Dies gilt sicher auch für den als Unikat in der Manufaktur unbemalt erhaltenen Teller mit spiegelverkehrtem Relief des Zwiebelmusters. Gegenwärtig werden die Überglasurdekore von Meissen in den Farben Purpur, Grün und Rot angeboten.

Weitere Entwürfe in »Zwiebelmusterart« aus der Zeit werden mit einem Teller (Bild 67) um 1890 und mit einer im typischen Jugendstil geformten, sehr dekorativen Kanne (Bild 68) um 1900 vorgestellt. Unter dem Einfluß der zeitgenössischen Kunstströmungen wurden in der Meissener Manufaktur nach der Jahrhundertwende

Teller mit spiegelverkehrtem Zwiebelmuster-Relief. Meissen um 1890. Dm. 23 cm. Staatliche Porzellan-Manufaktur Meissen, Schauhalle

Preisverzeichnis

der

Königlichen Porzellan-Manufaktur zu Meißen und deren Niederlagen in Dresden und Leipzig

über

ein Tafel- und Kaffeegedeck für 12 Personen.

Muster:

N. A. Rosa Zwiebelmuster.

Blatt 1				Weißer Rand Erste Wahl Stück		Goldrand Erste Wahl Stück	
Nr. 1	12	Suppenteller Nr. 1	23,5 cm Durchmesser	4,—	48,—	5,50	66,—
2	36	Speiseteller „ 1	25 „ „	4,—	144,—	5,50	198,—
3	12	Dessertteller „ 3	21,5 „ „	3,40	40,80	4,40	52,80
4	12	Kompotteller V 54	16 „ „	2,40	28,80	3,40	40,80
5	1	Terrine, oval, Nr. 1			33,—		42,—
6	1	Unterschale dazu			24,—		30,—
7	2	Bratenschalen, oval, Nr. 2	49 cm lang	18,—	36,—	23,—	46,—
7	2	dergl. „ „ 4	36 „ „	10,—	20,—	14,—	28,—
8	2	Saucièren, oval, mit 2 Henkeln		12,—	24,—	17,—	34,—
9	1	Sauce-Terrinchen B 176			17,—		21,—
10	3	Saucelöffel		3,40	10,20	4,40	13,20
11	2	Fleischschüsseln, rund, flach, Nr. 4	31 cm Durchmesser	7,50	15,—	11,—	22,—
13	2	Gemüsenäpfe Y 22, mit Deckel		20,—	40,—	26,—	52,—
12	1	Fischschale U 27b	55 cm lang		20,—		22,—
14	2	Salatnäpfe, viereckig, Nr. 9	22 „ Durchmesser	11,—	22,—	15,—	30,—
15	2	Saladièren, rund, flach, „ 2	25 „ „	5,50	11,—	8,50	17,—
16	2	dergl. viereckig, „ 3	20 „ „	7,—	14,—	9,—	18,—
17	2	dergl. oval „ 4	23 „ lang	6,—	12,—	7,50	15,—
18/19	1	Senfgefäß mit Löffel		6,— 1,80	7,80	8,50 2,40	10,90
20	4	Salzgefäße, doppelt, mit Ring		3,—	12,—	4,—	16,—
			ℳ		579,60		774,70
		Kaffee- und Teegeschirr für 12 Personen					
	1	Kaffeekanne Z 62 a			10,—		15,—
	1	Teekanne, alte Form 8			7,—		11,—
	1	Milchkanne, „ „ 0			4,—		6,—
Blatt	1	Milchkanne, „ „ 1			3,40		5,50
31	1	Zuckerdose, „ „ 1			3,40		4,80
	12	Kaffeetassen, godroniert, groß		4,20	50,40	6,—	72,—
	12	Teetassen, extragroß 4		4,20	50,40	5,50	66,—
	12	Kuchenteller 4		3,20	38,40	4,20	50,40
	1	Kuchenschale, rund 4, durchbrochen			20,—		23,—
			ℳ		187,—		253,70

C. E. Klinkicht & Sohn, Meissen.

auch eine Reihe neuer Blaudekore geschaffen. Aber weder die Dekorentwürfe von van de Velde (1904) und Riemerschmid (1905) oder von Hentschel (Arnika-Muster 1907) konnten die gewollte Ablösung des Zwiebelmusters bewirken.[104]

Das 1913 neu eingeführte Nummernsystem für Blaudekore enthielt die verschiedenen Ausführungen des Zwiebelmusters unter

0 gewöhnliches blaues Zwiebelmuster,
1 altes, blaues Zwiebelmuster,
3 Original blaues Zwiebelmuster (Dr. Spitzner),
5 Neues stilgerechtes blaues Zwiebelmuster.

Während die Nr. 1 auf die schon erwähnte Dekorbezeichnung mit den »Aufplatzungen« im Pfirsich verweist, wird unter Nr. 3 die 3-Früchte-Variante mit dem Bezug auf einen aus der Sammlung Spitzner 1890 für die Dresdener Porzellansammlung angekauften »Vorbild«-Teller bezeichnet. Nr. 5 nimmt Bezug auf den Entwurf von Prof. Sturm (Bild 66 links).

Eine detaillierte Übersicht des Zwiebelmusterangebotes enthielt das Verzeichnis der Malereimuster von 1930 mit ergänzenden Hinweisen des Generaldirektors der Staatlichen Manufaktur zum Anbringen der Dekornummern:

0 a	gewöhnliches blaues Zwiebelmuster	weißer Rand
0 b	gewöhnliches blaues Zwiebelmuster	Goldrand
0 c	gewöhnliches blaues Zwiebelmuster	goldschattiert, Goldrand
0 d	gewöhnliches blaues Zwiebelmuster	rot- und goldschattiert, Goldrand
1 a	altes blaues Zwiebelmuster	weißer Rand
1 b	altes blaues Zwiebelmuster	Goldrand
3 a	Original blaues Zwiebelmuster (Dr. Spitzner)	weißer Rand
3 b	Original blaues Zwiebelmuster (Dr. Spitzner)	Goldrand
5 a	Neues stilgerechtes blaues Zwiebelmuster	weißer Rand
5 b	Neues stilgerechtes blaues Zwiebelmuster	Goldrand
202 a	Zwiebelmuster in Muffelfarben, rosa	weißer Rand
202 b	Zwiebelmuster in Muffelfarben, rosa	Goldrand
202 c	Zwiebelmuster in Muffelfarben, rosa	Goldrand, Goldspiegelfaden
204 a	Zwiebelmuster in Muffelfarben, grün	weißer Rand
204 b	Zwiebelmuster in Muffelfarben, grün	Goldrand
204 c	Zwiebelmuster in Muffelfarben, grün	Goldrand, Goldspiegelfaden

Der Angebotskatalog der Manufaktur von 1939 für »Blaues Zwiebelmuster, weißer Rand 0 a« enthielt bereits 497 verschiedene Formen, darunter allein 32 verschiedene Tassen.

Preisverzeichnis »Rosa Zwiebelmuster«. Königliche Porzellanmanufaktur Meissen, 1905

Meissen und sein Dekor heute

Ungebrochen ist auch in der Gegenwart die Vorliebe der Käufer für das unterglasurblaue Meissener Zwiebelmuster. Man kann sogar von einer neuerlichen Renaissance dieses Dekors sprechen. In Ergänzung zu der bisher ohnehin von Meissen angebotenen großen Formenvielfalt wurden in den letzten Jahren weitere neugestaltete Porzellane auf den Markt gebracht.

Das 1982 von Ludwig Zepner entworfene »Japan-Geschirr« nutzt bewußt traditionelle Formelemente und gibt diesen speziell für den ostasiatischen Gebrauch gedachten Porzellanen eine besondere Note. Mit dem seit 1989 erweiterten Küchengeräteprogramm wird dem Sammler und Liebhaber ein weiterer Anreiz geboten. Einige Beispiele aus dieser über 40 Küchengeräte umfassenden Palette zeigt Bild 70. Im Angebot befinden sich Quirle mit Halter, Sand- und Küchenuhr, Zitronenpresse, Menage, Vorratsdosen, Trichtersieb, Gewürzstreuer, Teigrädel, Löffel, Spatel, Bowlengefäß, Messerschleifer, Kellen, Teigrolle, Fleischklopfer, Teesieb, Durchschlag, Käseglocke, Bestecke, Mörser mit Stössel, Partyteller und anderes.

Auch in der reichen Dekorpalette des Meissener Zwiebelmusters werden bewährte Traditionen ebenso deutlich wie die Bemühungen um eine weitere Entwicklung der Dekorvielfalt. Mit nachfolgenden Dekornummern werden diese unterschiedlichen Ausführungen gegenwärtig angeboten:

Dekor-Nr. neu / alt	Dekorbezeichnung	Golddekoration
	Unterglasurmalerei	
800101 / 0a	Zwiebelmuster, kobaltblau	weißer Rand
800110 / 0b	Zwiebelmuster, kobaltblau	Goldrand
800116 / 0c	Zwiebelmuster, kobaltblau	goldschattiert, Goldrand
800117 / 0d	Zwiebelmuster, kobaltblau	rot- und goldschattiert, Goldrand
800301 / 1c	Zwiebelmuster reich, schieferblau	weißer Rand
800401 / 1a	Altes Zwiebelmuster, kobaltblau	weißer Rand
800501 / 3a	Original Zwiebelmuster, nach Dr. Spitzner, kobaltblau	weißer Rand
800601 / 5a	Neues stilgerechtes Zwiebelmuster, kobaltblau	weißer Rand
800801 / –	Zwiebelmuster, reich, kobaltblau	weißer Rand
801001 / –	Zwiebelmuster mit Ziffern, kobaltblau	weißer Rand
	Aufglasurmalerei	
362301 / –	Zwiebelmuster, purpur	weißer Rand
362401 / –	Zwiebelmuster, grün	weißer Rand
362501 / –	Zwiebelmuster, rot	weißer Rand

Einzelne Dekorelemente des unterglasurblauen Zwiebelmusters werden ebenfalls für bestimmte Formen benutzt, wie die »Büschelkante« (801301), der Fahnendekor 801201 oder auch für spezielle Staffiermalereien. Bild 56 zeigt ein etwa 1985 geschaffenes Kännchen mit Koppchen nach alten Meissener Formen mit der ebenfalls auf die Zwiebelmustermalerei des 18. Jahrhunderts zurückzuführenden Dekorvariante »Zwiebelmuster, reich, schieferblau« (Dek.-Nr. 800301). Auf das schon erwähnte Jubiläum 1989 verweisen das aus diesem Anlaß hergestellte Koppchen und die Plakette auf Bild 71. Mit dem abgebildeten Jubiläumssignet auf der Rückseite der Plakette wurden auch mehrere nach alten Formen im gleichen Jahr von der Manufaktur wiederaufgelegte Blaustücke markiert. Auch auf Zwiebelmusterporzellanen wurde 1989 diese Marke verwendet [M 31].

Nachahmungen des Zwiebelmusters

Es kann nur ein Versuch sein, die große Zahl der Porzellan- und Steingutfabriken zumindest mit ihren Marken und Dekorbeispielen vorstellen zu wollen, die den Meissener Zwiebelmusterdekor im 19. und 20. Jahrhundert nachahmten bzw. noch heute in den unterschiedlichsten Dekorvariationen und Herstellungstechniken anbieten. Stets wollte man mit diesen Nachahmungen die große Beliebtheit des Meissener Zwiebelmusters zur Förderung des eigenen Absatzes ausnutzen.

Schon vor 200 Jahren mußte sich die Manufaktur Meissen auch mit Nachahmungen ihres Warenzeichens, der unterglasurblauen Schwerter auseinandersetzen. Aber auch die Verfälschung original bemalter und gemarkter Porzellane durch spätere Überdekorationen wie beispielsweise beim Zwiebelmuster oder durch Nachahmung von bestimmten Meissener Dekoren und Kennzeichnung derselben als Original veranlaßte die Manufaktur bis in die heutige Zeit zu oftmals langwierigen Rechtsstreitigkeiten. Zu den Problemen der Nachahmung des Zwiebelmusters haben Neuwirth und Röntgen mehrere Publikationen veröffentlicht und dabei auch einige dieser Gerichts-Prozesse geschildert.[105] Der Zwiebelmusterdekor Meissens war zwar nie urheberrechtlich geschützt, aber immer wieder mußte man gegen die Verwendung der Begriffe »Meissen« oder »Original Meissen« in Verbindung mit dem Dekor ebenso vorgehen, wie gegen die Nutzung der Schwertermarke durch andere.

Die wohl bekanntesten Nachahmungen des Zwiebelmusterdekors entstammen den Porzellanfabriken der ebenfalls in Meißen ansässigen Gebrüder Teichert. Deren Produkte, die auch unter den Begriffen »Bürgerlich Meißen« oder »Stadt Meissen« bekannt sind, werden noch heute von manch unkundigem Käufer mit Porzellanen der Meissener Manufaktur verwechselt. Immer wieder taucht auch die Behauptung auf, die Meissener Manufaktur habe »Lizenzen« für die Herstellung des Zwiebelmusters an andere Hersteller vergeben. Dies ist falsch: Zu keiner Zeit wurde von der Königlichen und später Staatlichen Porzellanmanufaktur eine solche Lizenzvergabe vorgenommen. Immer waren es letztendlich Nachahmungen ihres Originals, die uns, ob gekonnt oder in einfachster Drucktechnik, in großer Zahl begegnen.

Ob nun Porzellan, Fayence oder Steingut, zunächst wirkt auf den Betrachter neben der äußeren Form und der Glasur die Qualität des Blaudekors. Gelungene Beispiele mit dem Zwiebelmusterdekor auf Steingut belegen auch für dieses keramische Produkt die vielfältigen Anwendungsmöglichkeiten des Musters.

Steingut wird als bedeutendster Beitrag Englands zur europäischen Keramik angesehen. Um 1720 entstanden in Staffordshire fast zeitgleich mit der Erfindung des Hartporzellans die ersten Steingutgeschirre. Diese haben allerdings infolge der wesentlich niedrigeren Brenntemperaturen einen wasserdurchlässigen Scherben und wurden deshalb noch mit einer blei- oder zinnhaltigen schützenden Glasur überzogen. Steingut konnte sehr billig produziert werden. Mit der ebenfalls aus England stammenden Umdrucktechnik dekoriert, trug gerade das englische Steingut im ausgehenden 18. Jahrhundert wesentlich zum drastischen Rückgang der Fayenceproduktion bei. Das erste englische Steingut bestand aus einer Mischung von weißem Ton und kalziniertem, pulverisierten Feuerstein. Es wurde im ungebrannten Zustand zunächst mit einer Mischung von trockenen Bleierz in Pulverform (Bleiglanz) und gemahlenem Feuerstein bestäubt und danach nur ein einziges Mal gebrannt. Später wurden flüssige Glasuren und verschiedene Mal- bzw. Drucktechniken zum Aufbringen farbiger Dekore verwendet. Noch heute berühmt sind die Erzeugnisse aus Steingut der berühmten Wedgwood-Manufaktur, die bereits vor 1800 massenhaft den gesamten europäischen Markt belieferte.

Auf dem europäischen Festland wurde Steingut einschließlich der Dekorierung mit billiger Drucktechnik schnell nachgeahmt. Erste Stücke aus Steingut mit dem Zwiebelmusterdekor sind aus der Zeit um 1880 bekannt geworden. Sehr verbreitet – und in hohen Stückzahlen produziert – wurde Steingut mit Zwiebelmusterdekor von den verschiedenen Villeroy & Boch-Werken (Bild 69). Ein besonders dekoratives Stück aus englischem Steingut zeigt Bild 53.

In verschiedensten Techniken wurde und wird der Zwiebelmusterdekor weltweit nachgeahmt – von der dekorativen unterglasurblauen Handmalerei bis hin zu Schablonentechnik und Umdruckverfahren, wobei gelegentlich durch Hinzufügen kleinerer handgemalter Ergänzungen den Druckdekoren der Anstrich der Handmalerei verliehen werden soll. Diese verschiedenen Techniken sind nicht immer leicht zu unterscheiden, da die unterglasurblauen Konturen oft verschwommen wirken und Drucktechniken auch in guter Qualität ausgeführt sein können.

Obwohl das Zwiebelmustermotiv längst zum Allgemeingut geworden ist, behauptet sich die Manufaktur mit ihrem originalen handgemalten Zwiebelmuster mit einer Vielzahl von Formen und Dekorausführungen mit Erfolg am Markt.

Im Markenverzeichnis sind über 60 Hersteller von keramischen Produkten mit Zwiebelmusternachahmungen aufgeführt. Ein Anspruch auf Vollständigkeit kann damit nicht erhoben werden, da viele Fabriken diesen Dekor um die Jahrhundertwende nur eine kurze Zeit verwendeten, deren Erzeugnisse heute zur Rarität geworden sind bzw. eine Vielzahl an Stücken ungemarkt blieb. Die Nutzung der Veröffentlichungen von W. Neuwirth und R. E. Röntgen war für die nachfolgende Darstellung der Geschichte der Meißener Teichert-Firmen sehr hilfreich.[106]

»Teichert« und »Stadt Meissen«

1863 gründete Carl Teichert eine nach ihm benannte Fabrik, die ab 1871 nach dem Tode des Gründers als »Ofen-, Thon- und Chamottewaaren AG« und ab 1879 als »Meissener Ofen- und Chamottewaarenfabrik vorm. C. Teichert« firmierte. Hier fertigte man ab 1879 neben verschiedenen anderen keramischen Produkten auch Porzellane in Handmalerei mit dem unterglasurblauen Zwiebelmusterdekor.

Als Firmenmarke wurde zunächst nur der Name »MEISSEN« eingeprägt und ab 1882 zusätzlich der unterglasurblaue Schriftzug »MEISSEN« im Oval mit einem darunter befindlichen Stern hinzugefügt [M 42]. Der große Absatz der Porzellane war 1885 auch Anlaß für einen Namenswechsel, man nannte sich nun »Meißener Ofen- und Porzellanfabrik vorm. C. Teichert«. 1886 wurde die »Tschinkel'sche Porzellanfabrik« in Eichwald (Böhmen) hinzugekauft, die ebenfalls Zwiebelmuster mit der Marke »MEISSEN« im Oval mit Stern verwendete, was natürlich eine Unterscheidung dieser Erzeugnisse vor 1900 von den Teichert-Porzellanen aus Meißen sehr erschwert [M 43].

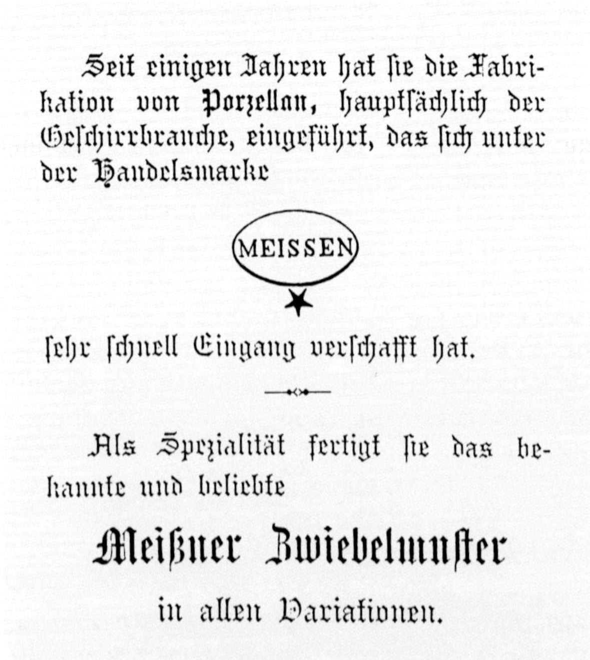
Seit einigen Jahren hat sie die Fabrikation von Porzellan, hauptsächlich der Geschirrbranche, eingeführt, das sich unter der Handelsmarke

MEISSEN

sehr schnell Eingang verschafft hat.

Als Spezialität fertigt sie das bekannte und beliebte

Meißner Zwiebelmuster

in allen Variationen.

Auszug aus einer Anzeige der Fa. Carl Teichert, 1884

Den auch in Drucktechnik gefertigten Teichert-Porzellanen wurde nach 1900 neben dem eingeprägten Wort »MEISSEN« noch der Zusatz »Made in Germany« oder »Germany« hinzugefügt, da man einen Großteil der Stücke im Export absetzen konnte [M 44, 45]. Diese Marken wurden bis 1930 verwendet.

Das Eichwalder Zweigwerk wurde bereits 1899 an »Bloch & Co« verkauft und ab 1920 »Eichwalder Porzellan und Ofenfabrik Bloch & Co« genannt. Von ihr wurden die Zwiebelmustergeschirre auch weiterhin mit der »MEISSEN«-Marke im Oval mit Stern angeboten, der Firma wurde dafür bis etwa 1935 der Markenschutz für Böhmen wiederholt erteilt. Für Lieferungen nach Deutschland mußte die Eichwalder Firma nach einer von der Meissener Manufaktur erreichten gerichtlichen Verfügung ihre Marke ab etwa 1931 ändern. Ob danach für die Lieferungen nach Deutschland bereits die Marke »EICHWALD« im Oval mit Stern [M 52] zur Anwendung kam, konnte bisher nicht belegt werden. Zwischen 1900 und 1940 wurden von den Eichwalder Bloch-Firmen weitere Marken in Unterglasurblau auch für Zwiebelmusterporzellane verwendet [M 46–51]. Der Besitz der Firma ging 1940 an die »Eichwalder Porzellan-, Ofen- und Wandplattenfabrik Dr. Widera & Co« über, die den Zwiebelmusterdekor mit veränderter Fabrikmarke weiterhin anbot [M 52, 53]. Diese Fabrik wurde im Jahre 1945 ebenso verstaatlicht wie die traditionsreiche »Gräflich Thun'sche Porzellanfabrik« in Klösterle [M 94–96]. Als Zweigwerke der Karlsbader Porzellanwerke fertigten die ehemals eigenständigen Fabriken weiterhin den Zwiebelmusterdekor [M 64, 65], darunter noch heute in Dubi/Eichwald.

Ernst Teichert gründete 1869 die »Saxonia Ofen- und Chamottewaarenfabrik Meißen-Cölln«, die 1872 in die »Sächsische Ofen- und Chamottewaarenfabrik vorm. Ernst Teichert AG« umgebildet wurde. Als Tochterfirma wurde 1884 die »Porzellanfabrik Ernst Teichert« gegründet, die in ihr Programm auch den Zwiebelmusterdekor aufnahm. In einem erhalten gebliebenen Briefkopf von 1889 preist sich die Firma unter »Porzellan-Manufaktur Ernst Teichert Cölln-Meissen« mit den Spezialitäten »Meissner Kaffee-, Thee-, Speise-, Wasch- und andere Gebrauchs-Geschirre mit Blaumalerei unter Glasur (Zwiebelmuster etc) ... sowie Luxus-Gegenstände in Meissner, Dresdner und Wiener Manier« an.

Als Firmenmarke wurde 1884 von Ernst Teichert ein ligiertes »ET« [M 54] und die eingepreßte Bezeichnung »CÖLLN-MEISSEN« [M 55] verwendet. 1885 bis 1888 folgte eine Marke [M 56], die den Kurschwertern der Meissener Porzellane sehr ähnlich sah und deshalb zu Auseinandersetzungen führte, in deren Ergebnis die

Briefkopf der Fa. Ernst Teichert, 1889

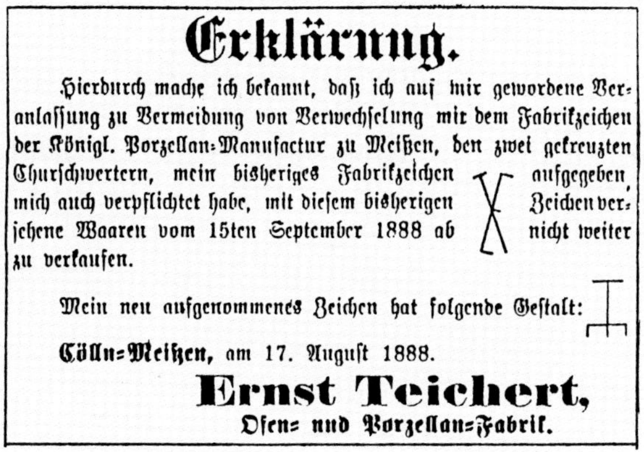

Erklärung.

Hierdurch mache ich bekannt, daß ich auf mir gewordene Veranlassung zu Vermeidung von Verwechselung mit dem Fabrikzeichen der Königl. Porzellan-Manufactur zu Meißen, den zwei gekreuzten Churschwertern, mein bisheriges Fabrikzeichen aufgegeben, mich auch verpflichtet habe, mit diesem bisherigen Zeichen versehene Waaren vom 15ten September 1888 ab nicht weiter zu verkaufen.

Mein neu aufgenommenes Zeichen hat folgende Gestalt:

Cölln-Meißen, am 17. August 1888.

Ernst Teichert,
Ofen- und Porzellan-Fabrik.

Anzeige der Fa. Ernst Teichert vom 17. 8. 1888 in der Zeitschrift »Thonwaaren-Industrie«

Firma Ernst Teichert diese Marke von ihren Restbeständen in Höhe von 54 599 Stück abschleifen lassen mußte. Dies wurde von der Königlichen Manufaktur im Teichert-Auftrag selbst durchgeführt, ein Zeichen, wie ernst es der Manufaktur mit dieser unliebsamen Konkurrenz war. In verschiedenen Zeitungen wurde dazu am 17. 8. 1888 von der »Porzellanfabrik Ernst Teichert« der nebenstehende Hinweis veröffentlicht (u. a. »Thonindustrie-Zeitung«, »Dresdener Anzeiger«, »Thonwaaren-Industrie«, »Dresdener Nachrichten«, »Leipziger Zeitung«).

Diese Auseinandersetzung veranlaßte die Königliche Manufaktur im gleichen Jahr, von nun ab ihrem Zwiebelmusterdekor im Bambusansatz des Mittelmotivs zur besseren Unterscheidung zur bereits beträchtlichen Zahl an Zwiebelmustermalereien anderer Hersteller noch zusätzlich die Kurschwerter beizufügen. Ab 1888 verwendete E. Teichert dann eine neue unterglasurblaue Marke [M 57, 58] in Form eines Pfeiles mit Querstrich, der ab 1900 der unterglasurblaue Zusatz »MEISSEN« im Bogen [M 59], ab 1907 in gerader Schrift [M 60] und ab 1913 in der Schreibweise »Meissen« [M 61]) hinzugefügt wurde. 1923 wurden die Teichert-Firmen zusammengeführt und produzierten noch bis 1930 Zwiebelmusterporzellane, bevor die Firma im Ergebnis wirtschaftlicher Mißerfolge während der Weltwirtschaftskrise vor allem im Exportgeschäft ihre Modelle und die Herstellungsrechte am Zwiebelmuster an Hutschenreuther verkaufte. Die verwendeten Formen der Teichert-Porzellane lehnten sich teilweise stark an die Form »Neuer Ausschnitt« der Meissener Manufaktur an. Ein sehr dekoratives Beispiel einer plastischen Gestaltung des Dekors zeigt Bild 48. Einzelne Dekorelemente wurden auch zur Staffage bei figürlichem Porzellan verwendet (Bild 53).

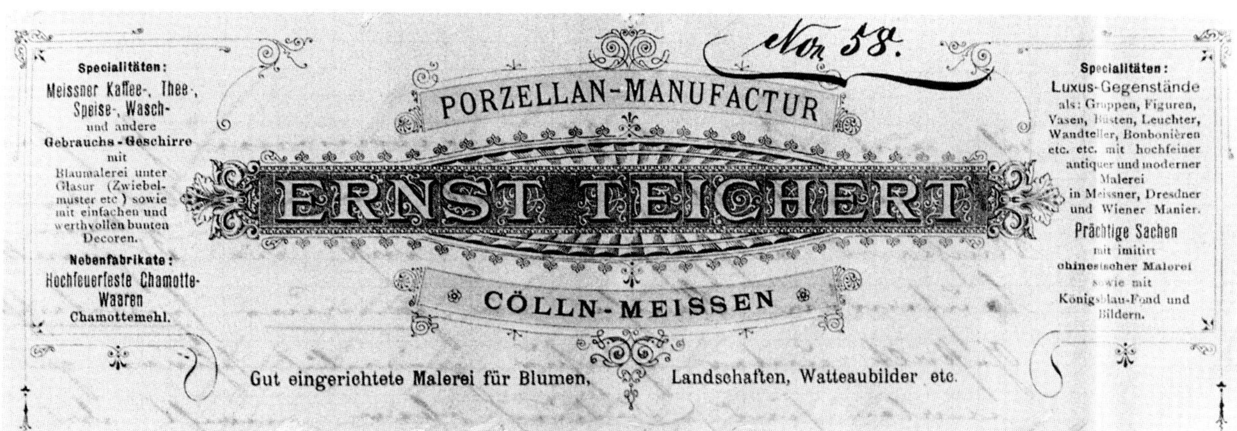

No. 58.
Specialitäten:
Meissner Kaffee-, Thee-, Speise-, Wasch- und andere Gebrauchs-Geschirre mit Blaumalerei unter Glasur (Zwiebelmuster etc.) sowie mit einfachen und werthvollen bunten Decoren.
Nebenfabrikate:
Hochfeuerfeste Chamotte-Waaren
Chamottemehl.
PORZELLAN-MANUFACTUR
ERNST TEICHERT
CÖLLN-MEISSEN
Specialitäten:
Luxus-Gegenstände als: Gruppen, Figuren, Vasen, Büsten, Leuchter, Wandteller, Bonbonièren etc. etc. mit hochfeiner antiquer und moderner Malerei in Meissner, Dresdner und Wiener Manier.
Prächtige Sachen mit imitirt chinesischer Malerei sowie mit Königsblau-Fond und Bildern.
Gut eingerichtete Malerei für Blumen, Landschaften, Watteaubilder etc.

Hutschenreuther – Zwiebelmusterporzellane

Die Porzellanfabrik »Lorenz Hutschenreuther« in Selb veröffentlichte am 14. Juni 1930 folgende Notiz in der Zeitschrift »Porzellan- und Glashandlung«: »Auf vielfach geäußerten Wunsch der Abnehmerschaft hat sich die Porzellanfabrik Lorenz Hutschenreuther AG entschlossen, von der Meißner Porzellanfabrik, vorm. C. Teichert, die Modelle für die Meißner Blau-Zwiebelmuster-Geschirre mit allen handelsüblichen Herstellungsrechten zu erwerben«.[107]

Hutschenreuther bot seine Porzellane zunächst mit der Bezeichnung »Dekor Meissner Zwiebelmuster« auf dem Markt an, was den Generaldirektor Pfeiffer der Meissener Manufaktur am 16. 6. 1930 zu der Forderung an Hutschenreuther veranlaßte, daß dieses Zwiebelmuster nicht mehr produziert werden solle, da Nachahmungen gemäß geltenden Verbrauchsgesetzen verboten wären, sofern sie nicht vor dem 1. 10. 1919 im Handel waren.[108] Hutschenreuther konnte daraufhin eigene Zwiebelmusterstücke aus der Produktion um 1890 vorlegen, so daß dieser Streit im September 1930 beigelegt werden konnte. Hutschenreuther bot jetzt den Dekor unter der Bezeichnung »Hutschenreuther Blau Zwiebelmuster« an [M 74, 75], mit welcher er auch heute noch in Verbindung mit der Marke »HUTSCHENREUTHER-GERMANY« auf über 130 dekorativen Formen, darunter auf feuerfesten Back- und Kochgeschirren, gefertigt wird [M 76].

Zwiebelmuster weltweit

Die Königliche Porzellanmanufaktur Berlin hatte als einzige den Zwiebelmusterdekor außerhalb Meissens auch Anfang des 19. Jahrhunderts im Programm. Ab etwa 1860 entstehen weitere Nachahmungen, darunter von der Firma »R. & E. Haidinger« in Elbogen/Böhmen, die den Dekor bereits vor 1865 in Handmalerei anbot [M 106]. In sehr ansprechender unterglasurblauer Dekoration fertigten auch die Hüttensteinacher Porzellanproduzenten ihre Zwiebelmustergeschirre (Bild 49, 60 [M 66–70]). Von den weiteren Thüringer Fabriken ist besonders die Porzellanfabrik »Fr. Chr. Greiner & Söhne« in Rauenstein hervorzuheben (Bild 58, 61 [M 72–73, 89]), die den Dekor nicht nur in großen Stückzahlen anbot, sondern auch goldgehöht und auf geripptem Dessin (Gebrochener Stab). Eine gute Übersicht anhand des »Adressbuch der Keramischen Industrie« von 1907 gibt Wendl auch für die Zwiebelmuster produzierenden Thüringer Fabriken.

Für Sammler bietet heute auch das umfangreiche Gebiet der Zwiebelmuster-Küchengeräte ein reizvolles Ziel beim Zusammentragen eigener Sammlungsbestände. Bild 54 zeigt einige dieser dekorativen Stücke verschiedener Porzellan- und Steingutproduzenten aus der Zeit vor 1930.

Heute wird außerhalb Meissens der Zwiebelmusterdekor fast ausschließlich in verschiedenen Drucktechniken und oft sehr abstrakten Dekorwandlungen angeboten. Auch verschiedene außereuropäische Hersteller sind im Markenverzeichnis angegeben, dessen Zusammenstellung zu einem wesentlichen Teil Robert E. Röntgen zu verdanken ist. Etwa 60 Hersteller keramischer Erzeugnisse werden darin mit 130 Marken vorgestellt. Anhand dieser Übersicht ist es für Sammler, Liebhaber und alle Interessenten leichter als bisher möglich, Zwiebelmusterstücke präziser zuzuordnen, wobei sicher noch manche Marke auftauchen wird, die bislang nicht erfaßt werden konnte.

Das Thema »Nachahmung des Zwiebelmusters« macht es erforderlich, auch auf die Verwendung des Dekors in weiteren Lebensbereichen hinzuweisen – vom Buchtitel bis zur Bühnendekoration –, deren Darstellung allerdings den hier vorgegebenen Rahmen sprengen würde. Von der

Blechbüchse bis zum Geschirrtuch: Zwiebelmuster ist als Ausdruck seiner immensen Verbreitung und großen Beliebtheit auch immer zur Dekoration der verschiedensten Gegenstände des Alltags benutzt worden, ohne das dies seine Rolle als Geschirrdekor beeinträchtigt hat.

Auf die vielen Zwiebelmusterfreunde übt der Dekor auch heute eine nicht nachlassende Anziehung aus. Die festlich gedeckte Tafel in »Blau-Weiß« und die mit unterglasurblauen Stücken gefüllte Vitrine bleiben für jeden Sammler und Liebhaber das erstrebenswerte Ziel.

1 P L A T T E. China, um 1700–1730.
Ungemarkt. Dm. 39,0 cm.
Privatbesitz Markkleeberg bei Leipzig

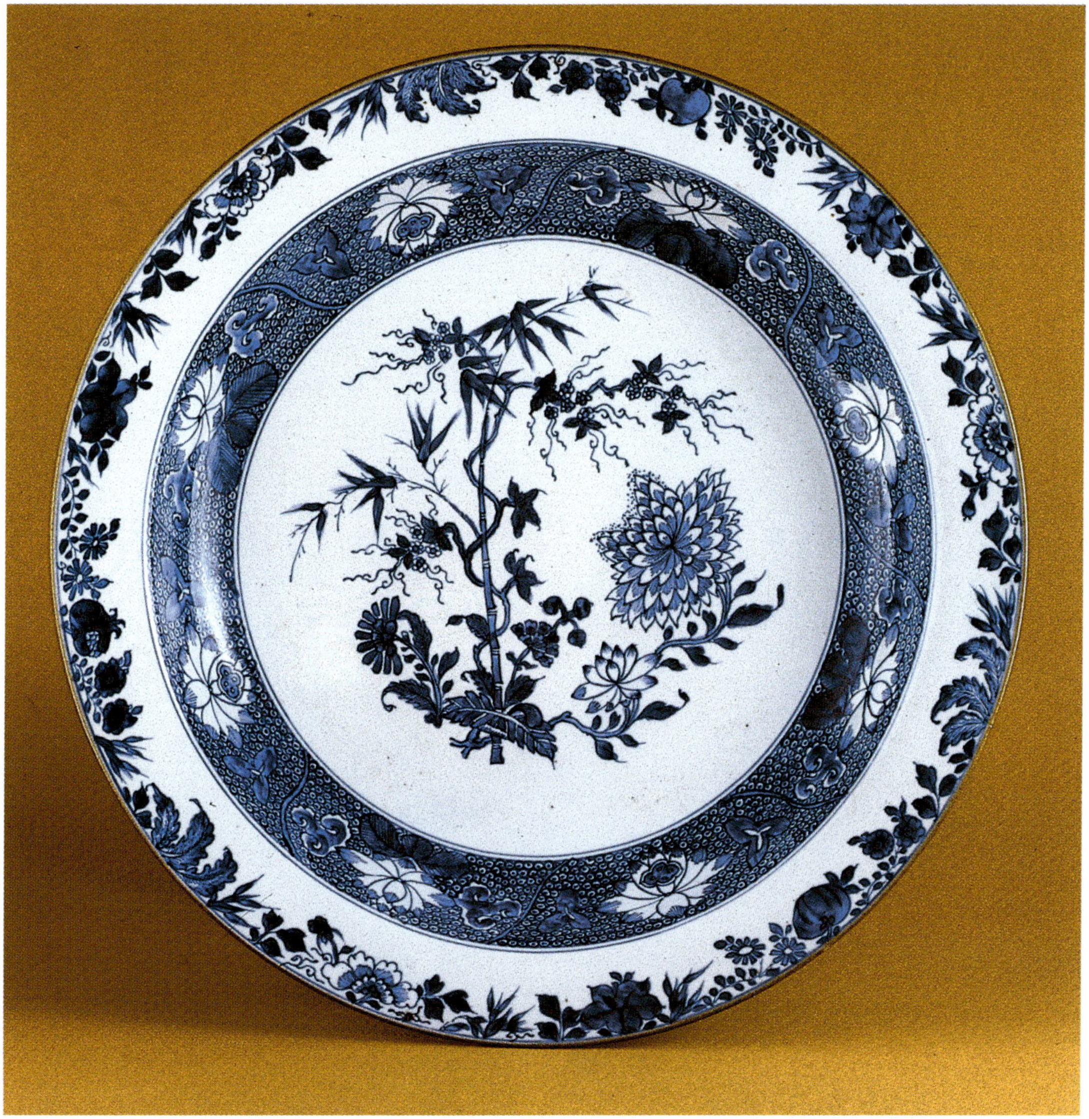

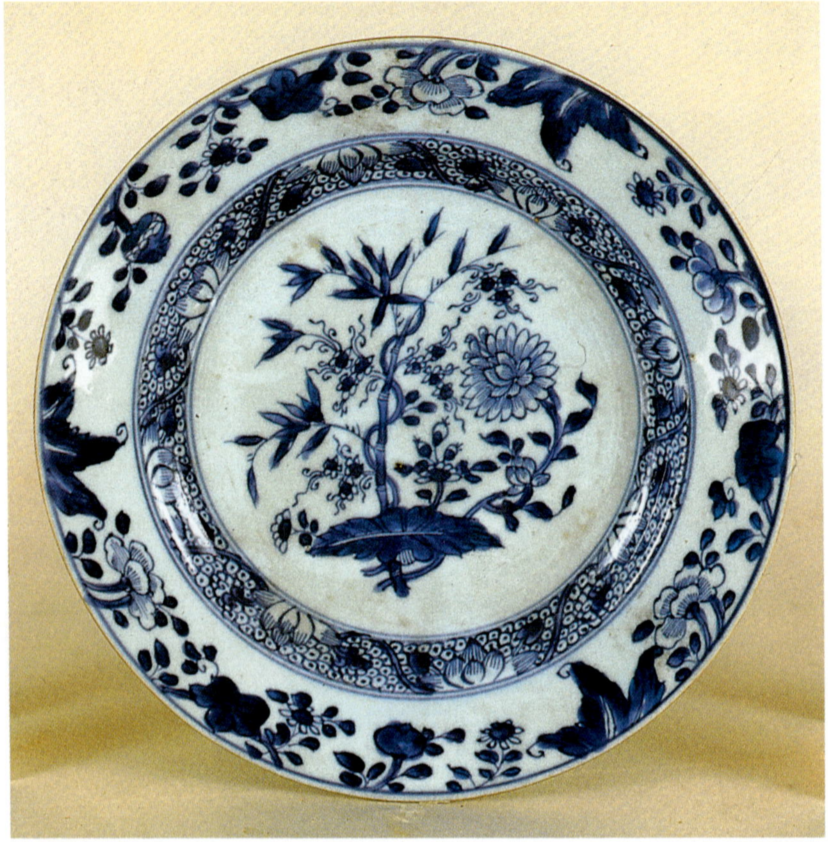

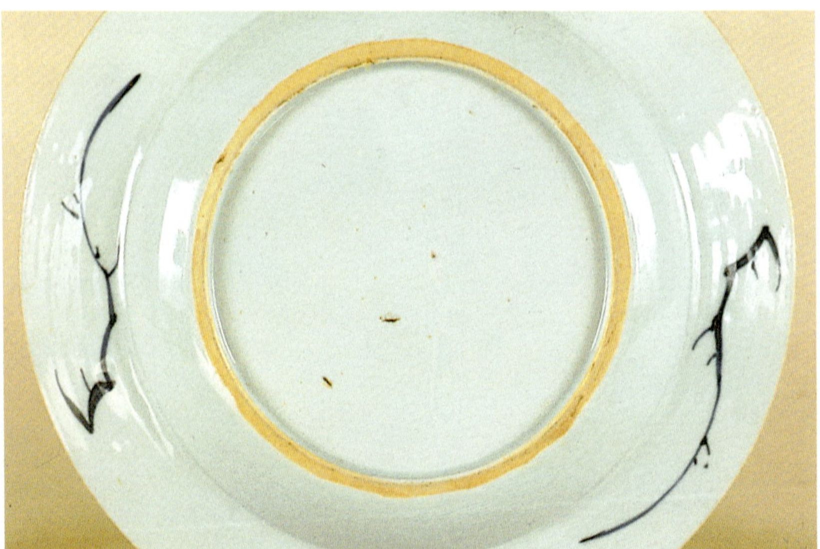

2 T E L L E R (unten Tellerrückseite). China, um 1700 – 1730. Ungemarkt. Dm. 22,0 cm. Slg. E. Kramer, Fulda

3 T E L L E R. China, um 1720 – 1730. Famille rose. Ungemarkt. Dm. 23,2 cm. Residenzmuseum München, Inv.-Nr. K. v. b. 424

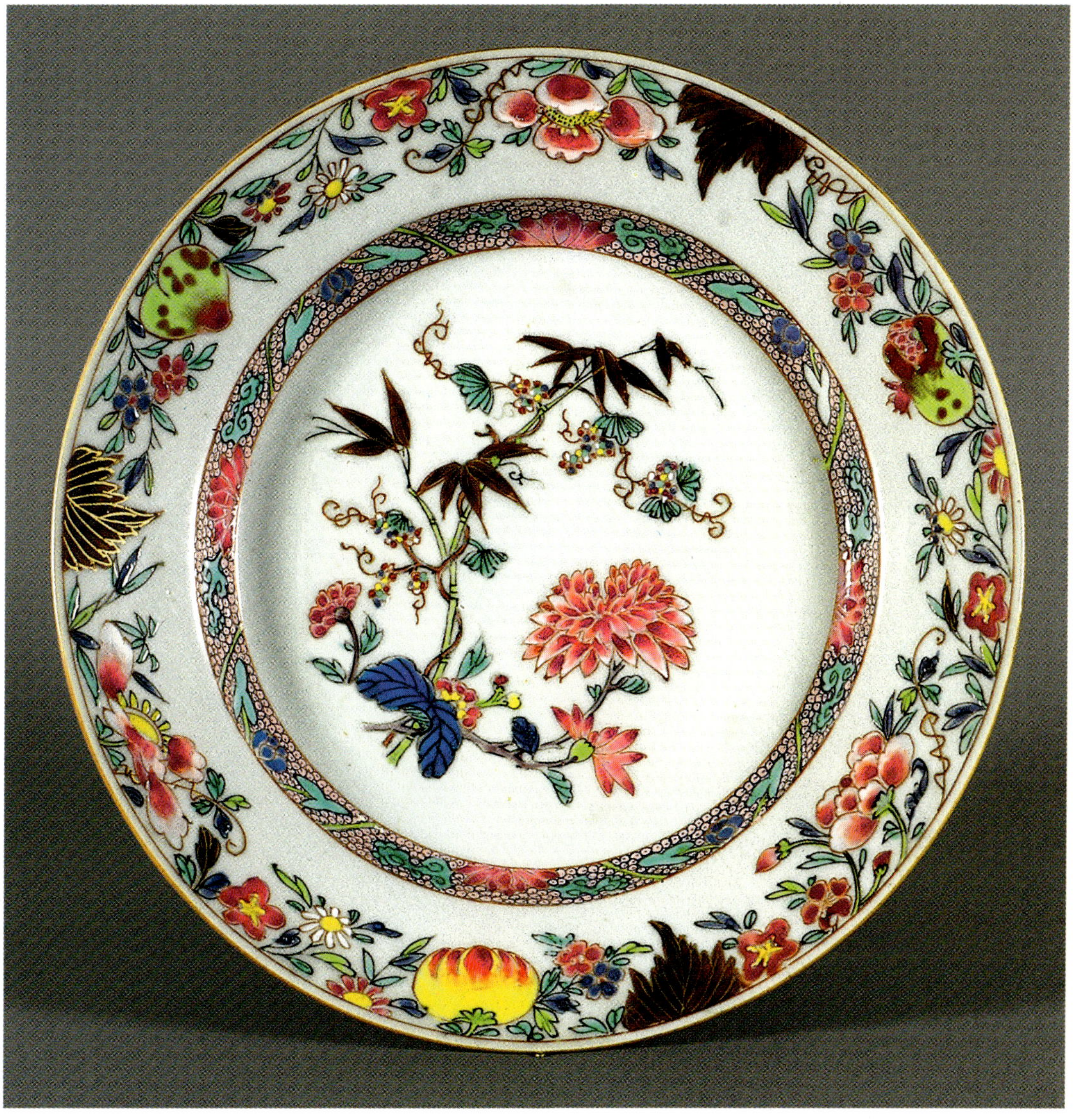

4 M U S C H E L S C H A L E . Meissen, um 1730.
Schwertermarke [M 1]. 19,7 × 23,1 cm. Staatliche Museen Preußischer Kulturbesitz,
Kunstgewerbemuseum Berlin, Inv.-Nr. 1984,75

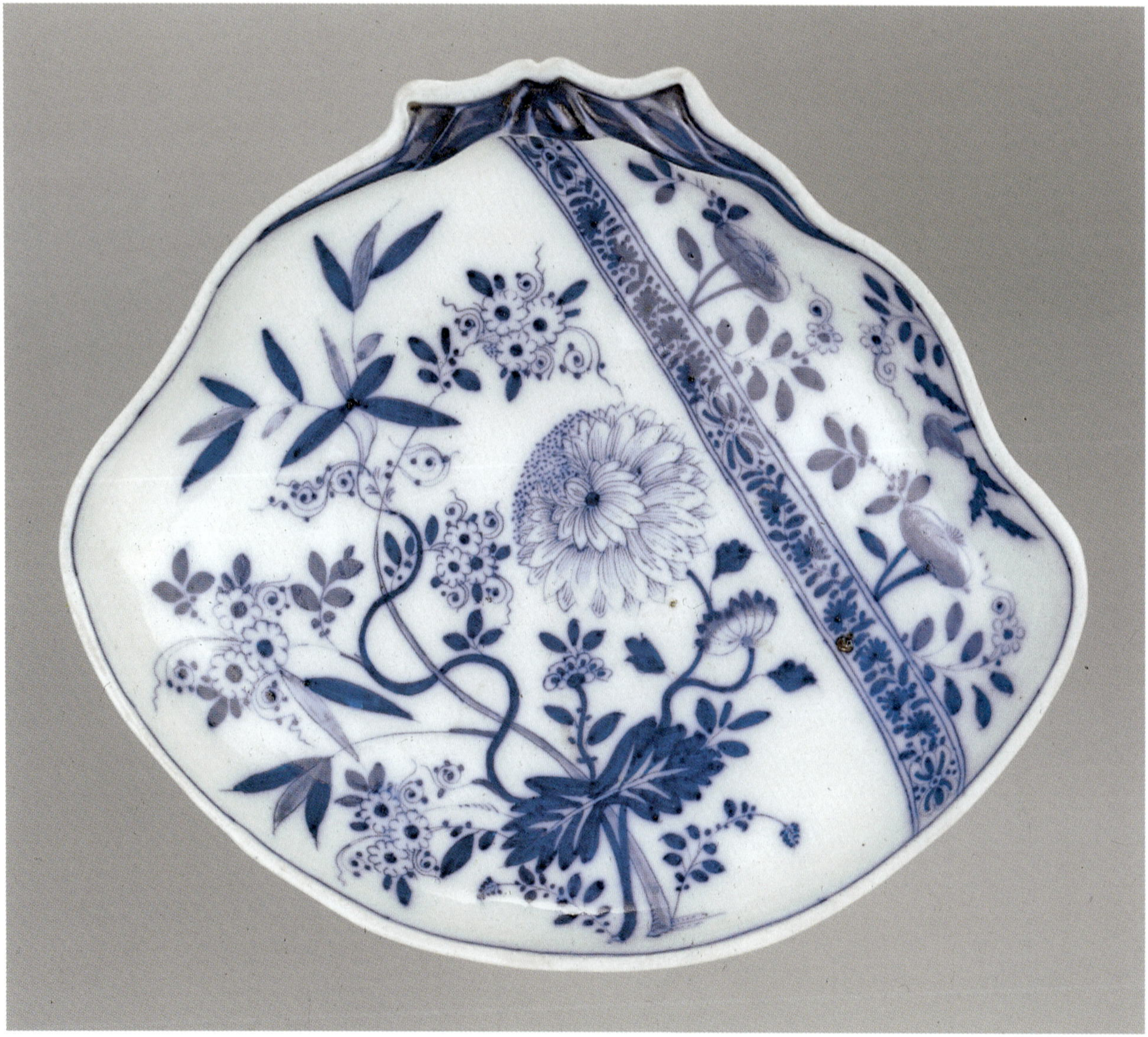

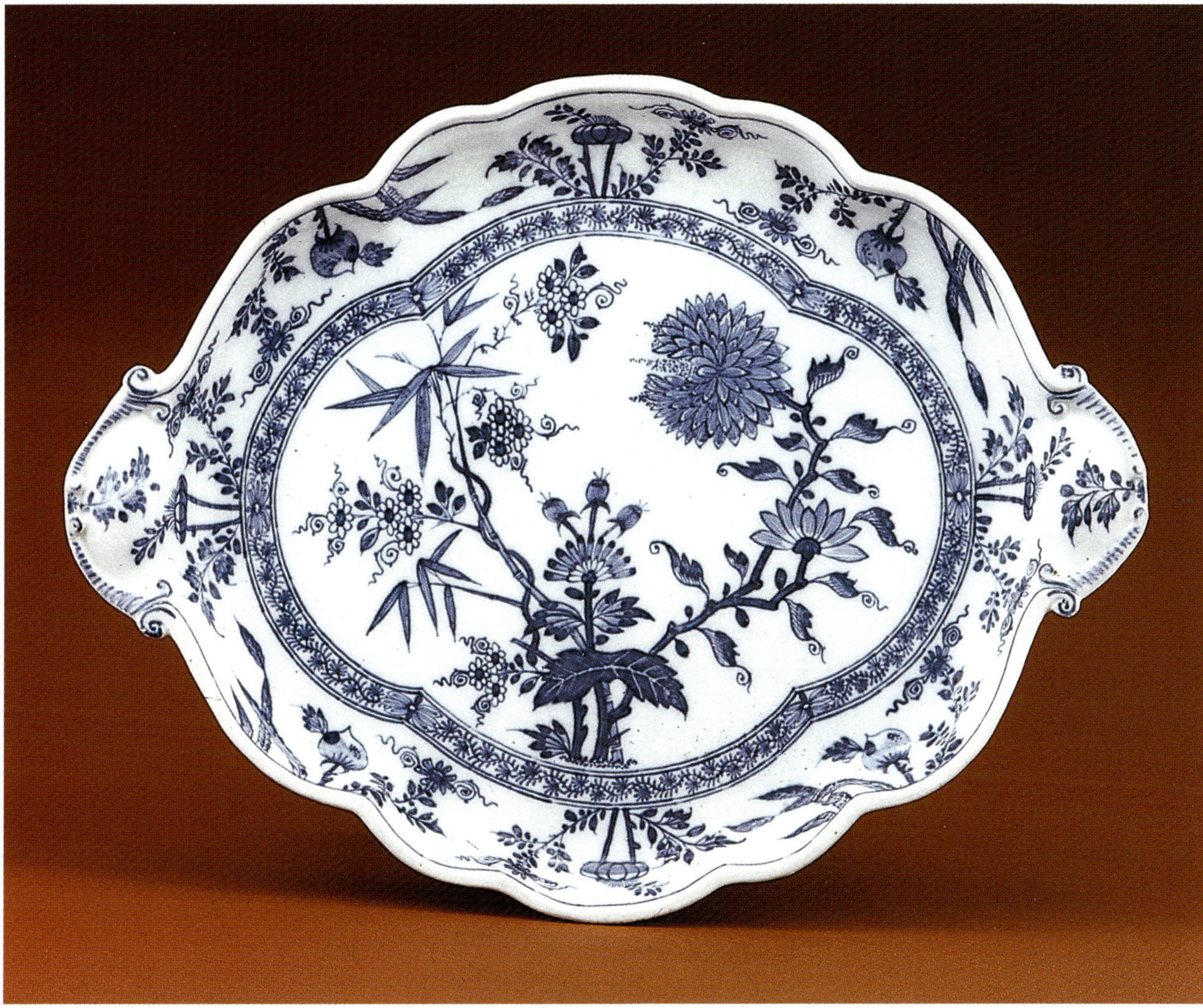

5 O V A L E P L A T T E. Meissen, um 1730–1735.
Schwertermarke [M 2], Ritzzeichen »⁑«. 38,1 × 27,0 cm. Privatbesitz Leipzig

6 T E L L E R. Meissen, um 1730.
Überdekoration Augsburg. Schwertermarke [M 3], drei blaue Striche und »XII« (geritzt) am Standring. Dm. 22,8 cm. Kunsthandel H. Reichert, München

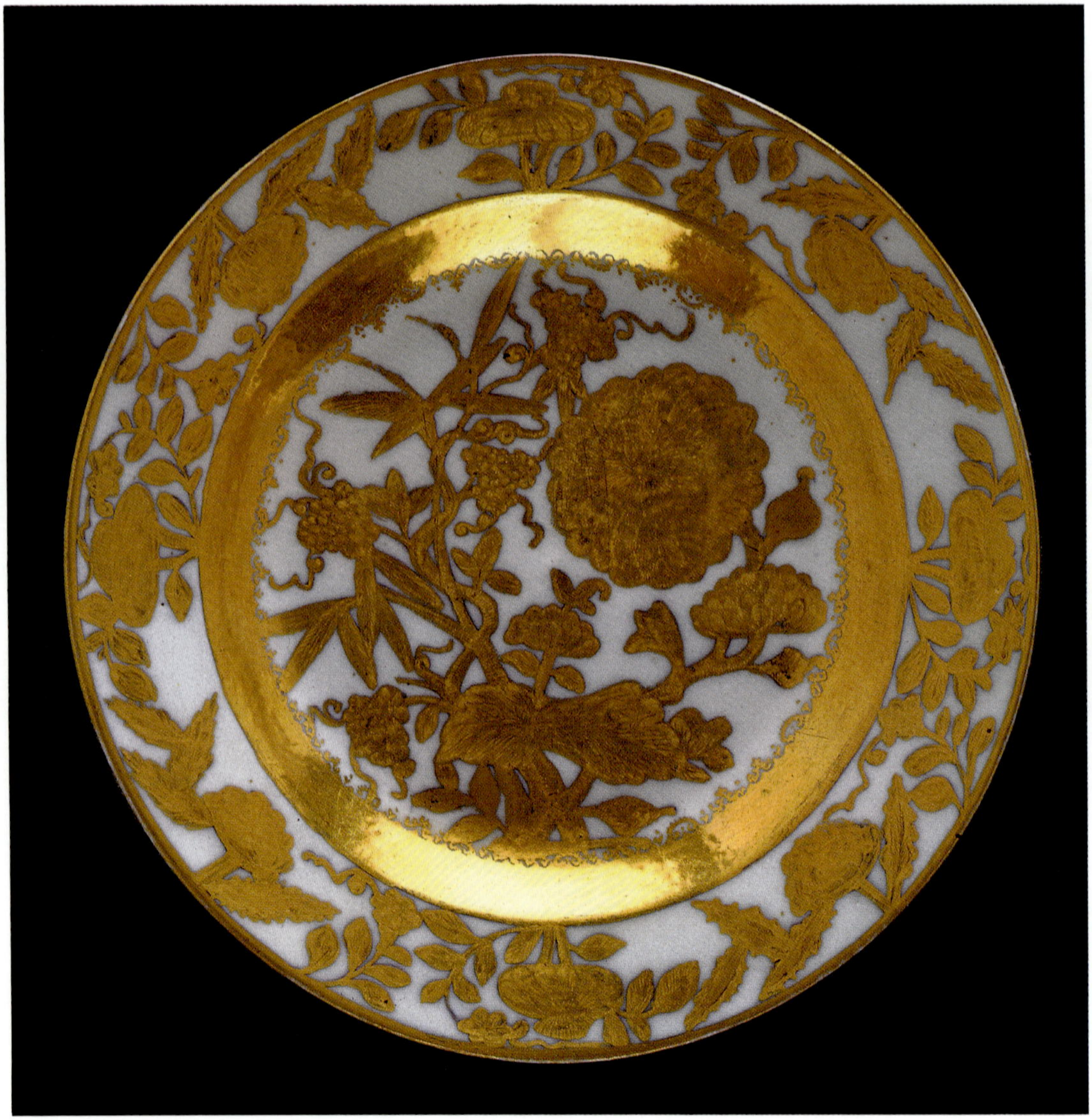

7 P U N S C H N A P F. Meissen, um 1745–1750.
Schwertermarke [M 4] mit Blauzeichen, drei Punkte. Preß-Nr. 20. H. 30,4 cm.
Privatbesitz Leipzig

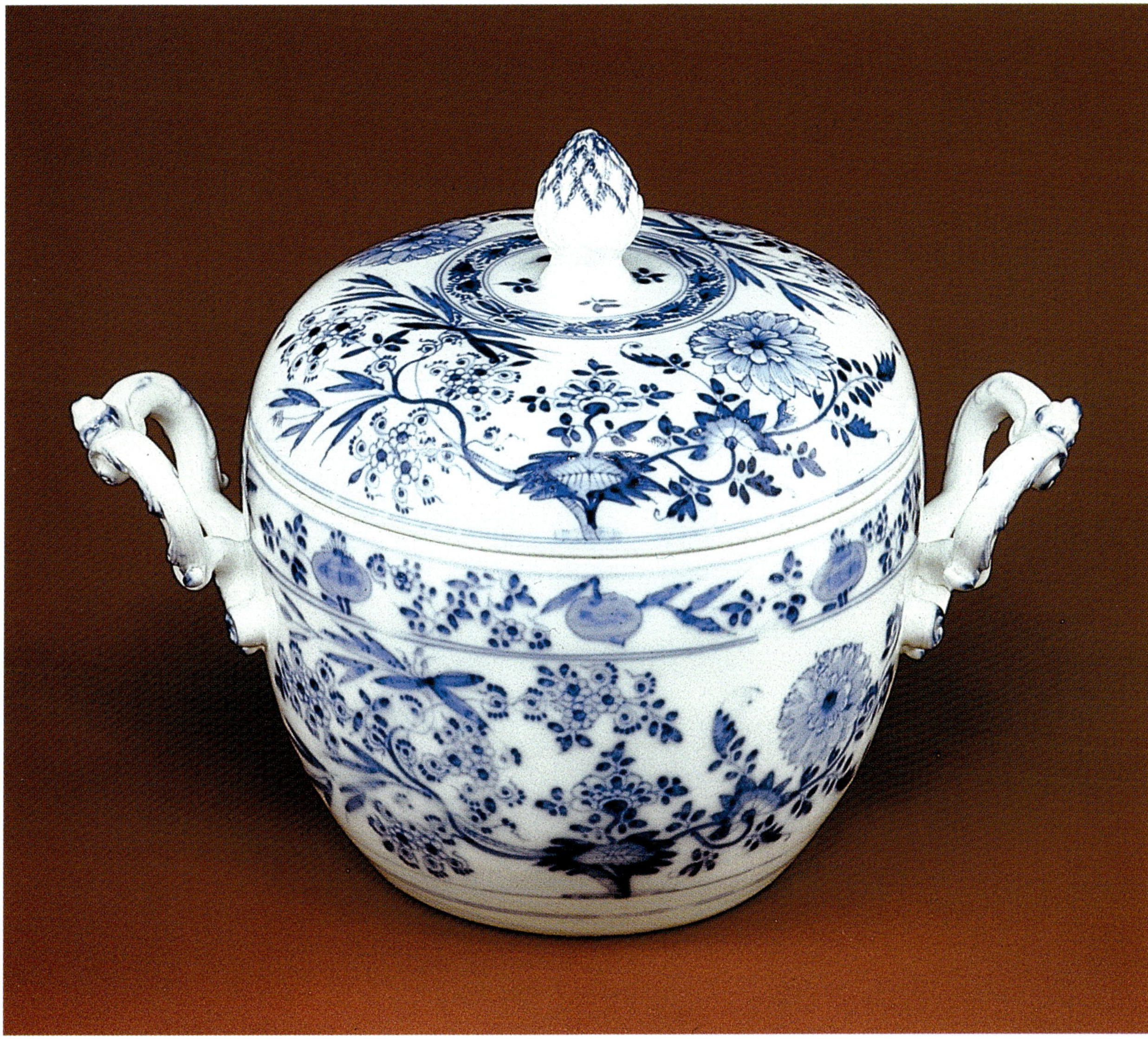

8 SAUCIERE. Meissen, um 1738.
Schwertermarke [M 5] mit Blauzeichen »K«, geritztes Formerzeichen (J. G. Schlicke).
H. 10,5 cm, L 25,1 cm.
Schloßmuseum Gotha, Inv.-Nr. P 320 I, (ehem. Slg. Darmstädter)

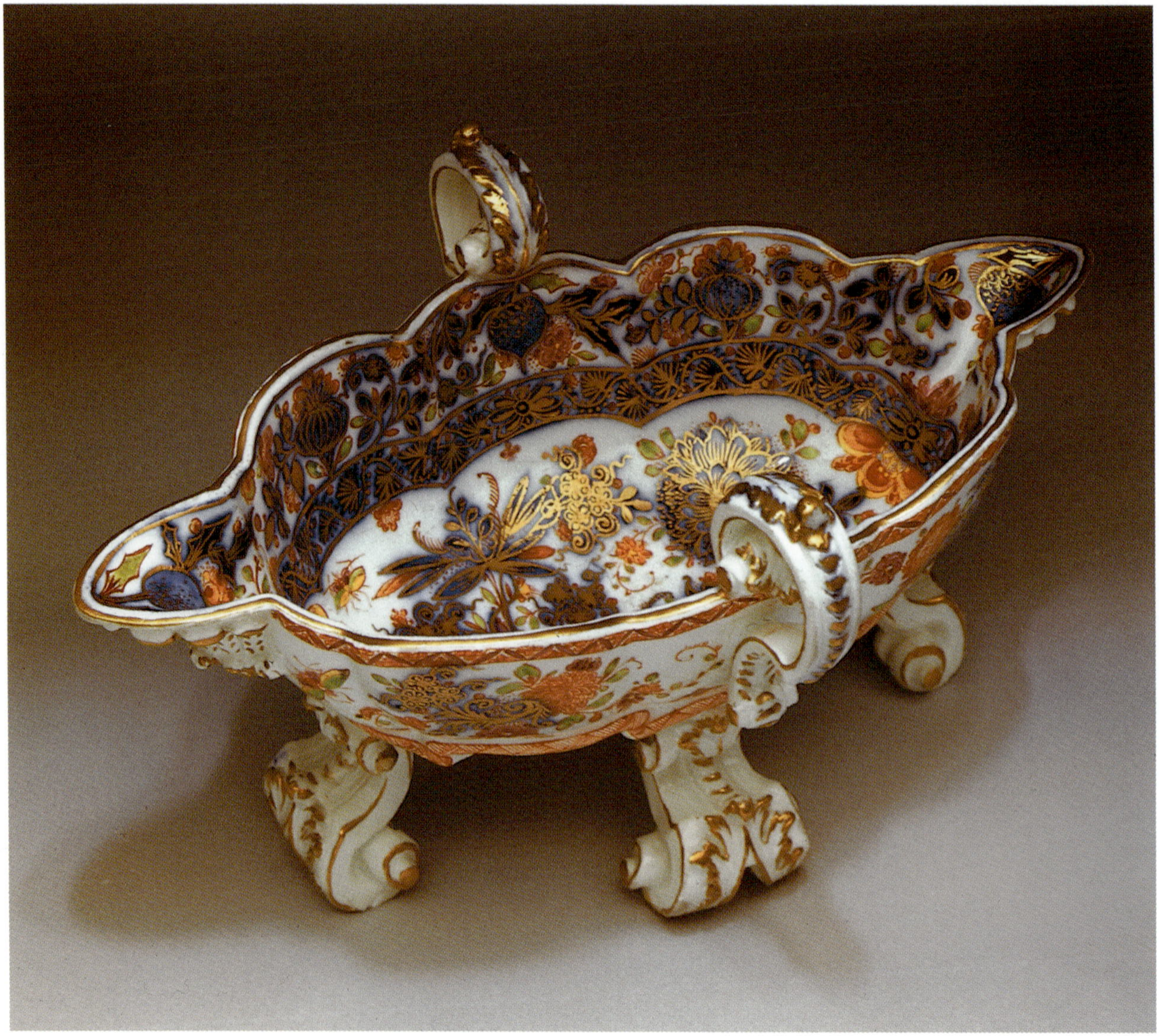

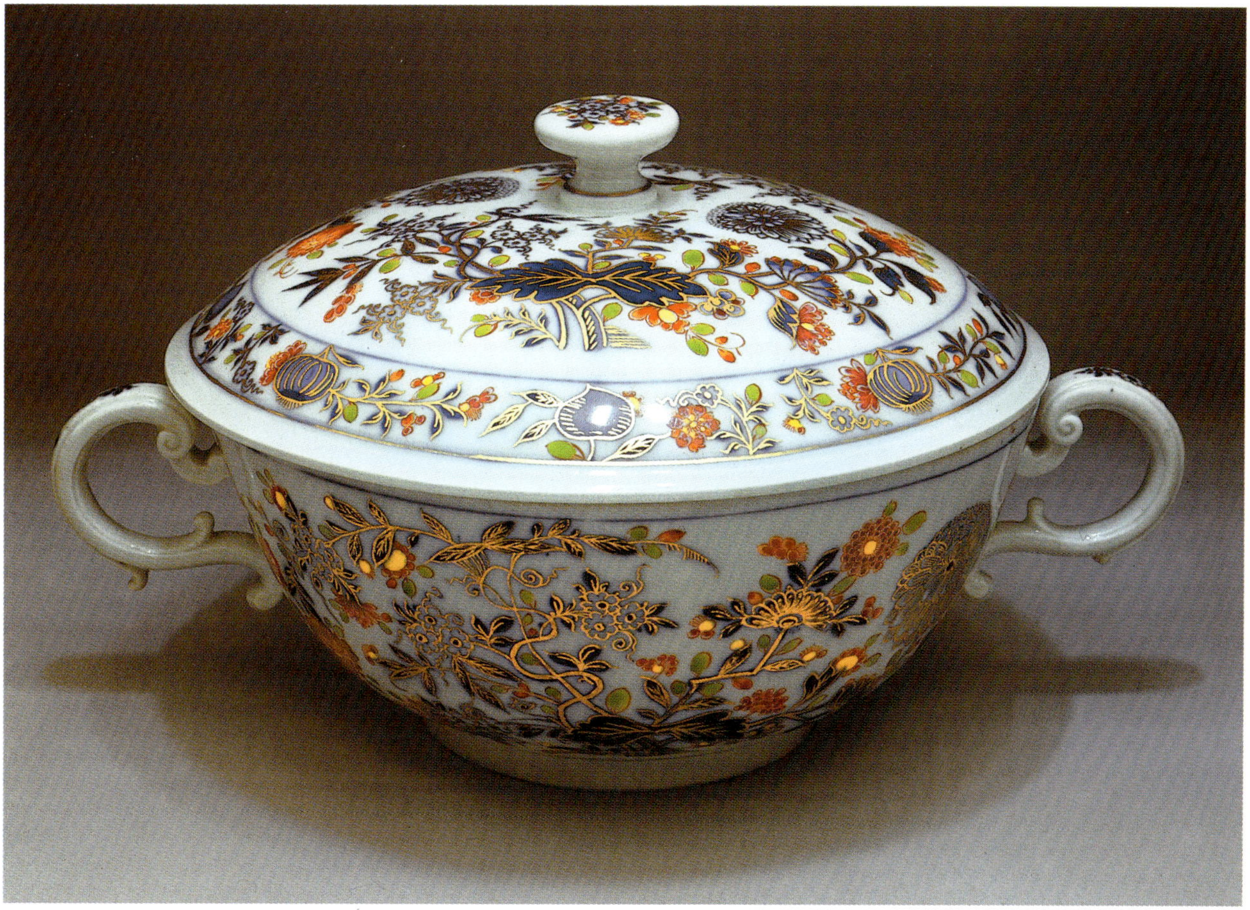

9 DECKELSCHÜSSEL. Meissen, um 1760.
Überdekoration 19. Jh. Schwertermarke [M 6], Preßmarke »+«, drei blaue Punkte am Standring.
Dm. 22,3 cm, H. 16,8 cm. Schloßmuseum Gotha, Inv.-Nr. P 321 I

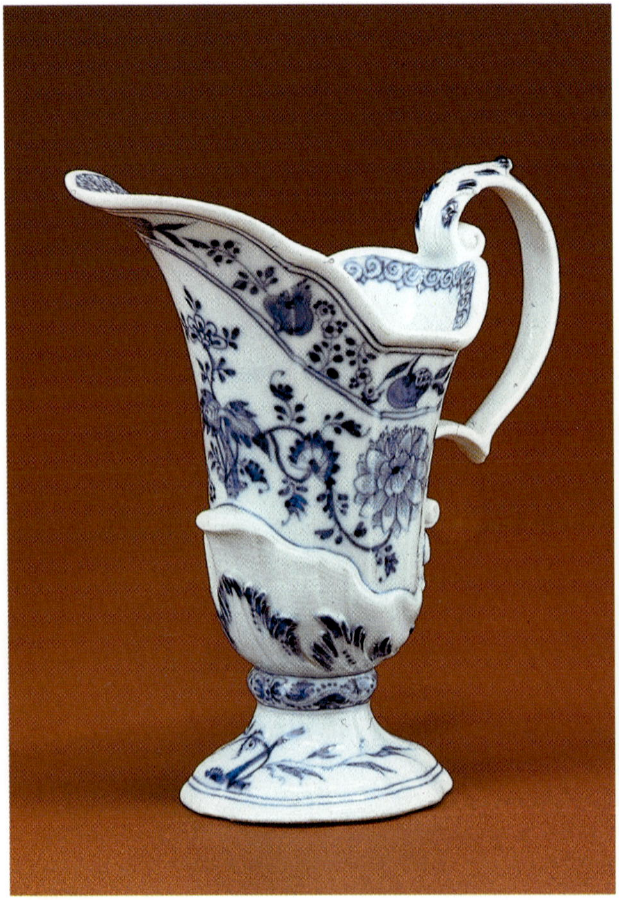

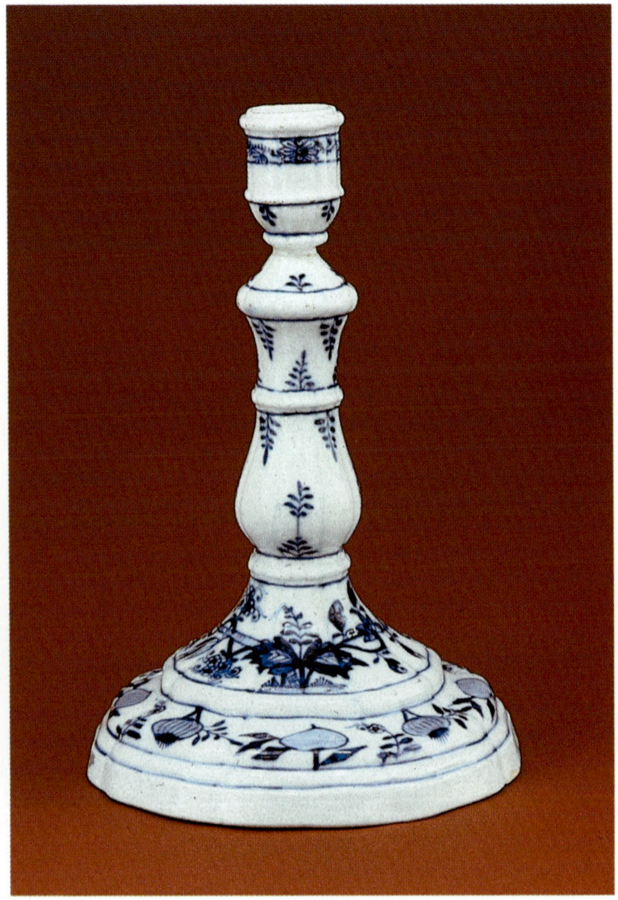

10 H E L M K A N N E. Meissen, um 1765.
Schwertermarke [M 7] mit Blauzeichen »o«. H. 20,2 cm.
Privatbesitz Dresden

11 L E U C H T E R. Meissen, um 1765–1770.
Schwertermarke [M 8] mit Blauzeichen »8.«. H. 21,1 cm.
Privatbesitz Leipzig

12 MENAGE MIT GEWÜRZGEFÄSSEN. Meissen, um 1765.
Platte: Schwertermarke [M 9] mit Blauzeichen »K«. 28,0 × 18,9 cm;
Gefäße: Schwertermarke [M 10] mit Blauzeichen »Mö«.
H. ca. 11 cm.
Privatbesitz Dresden

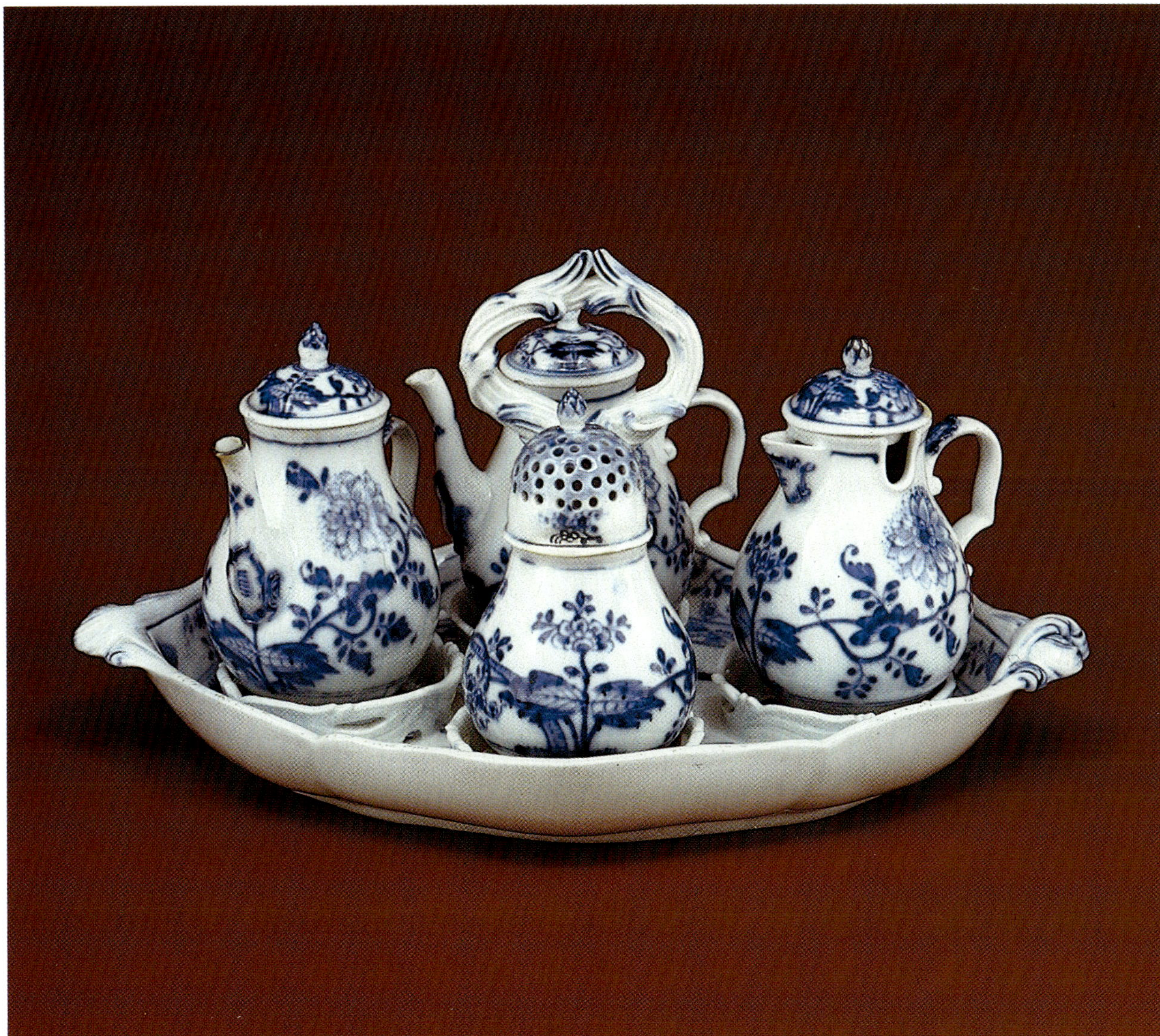

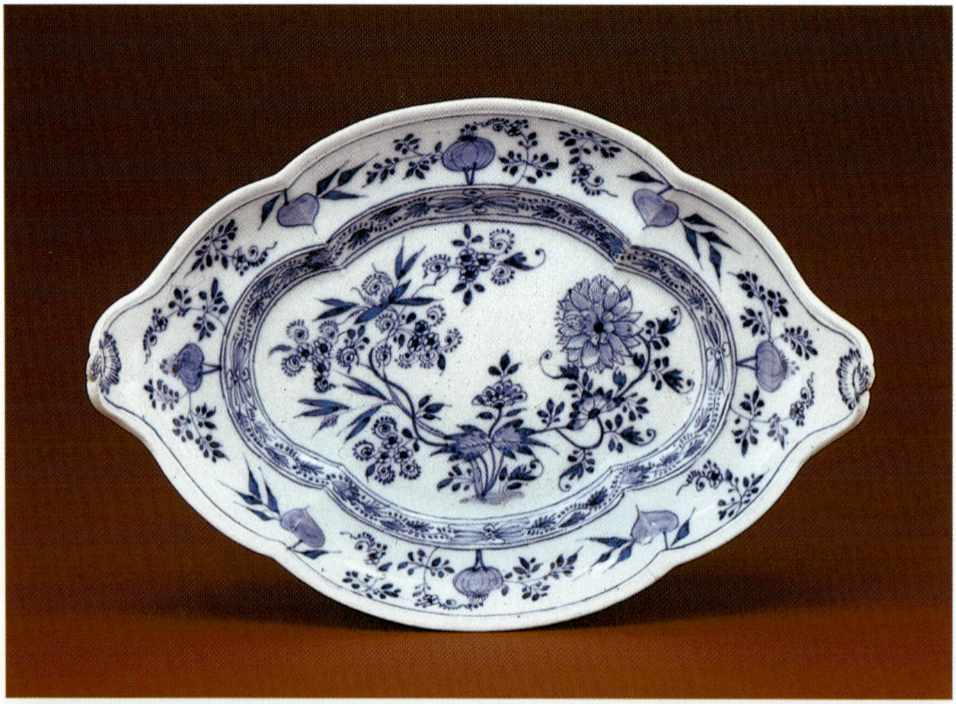

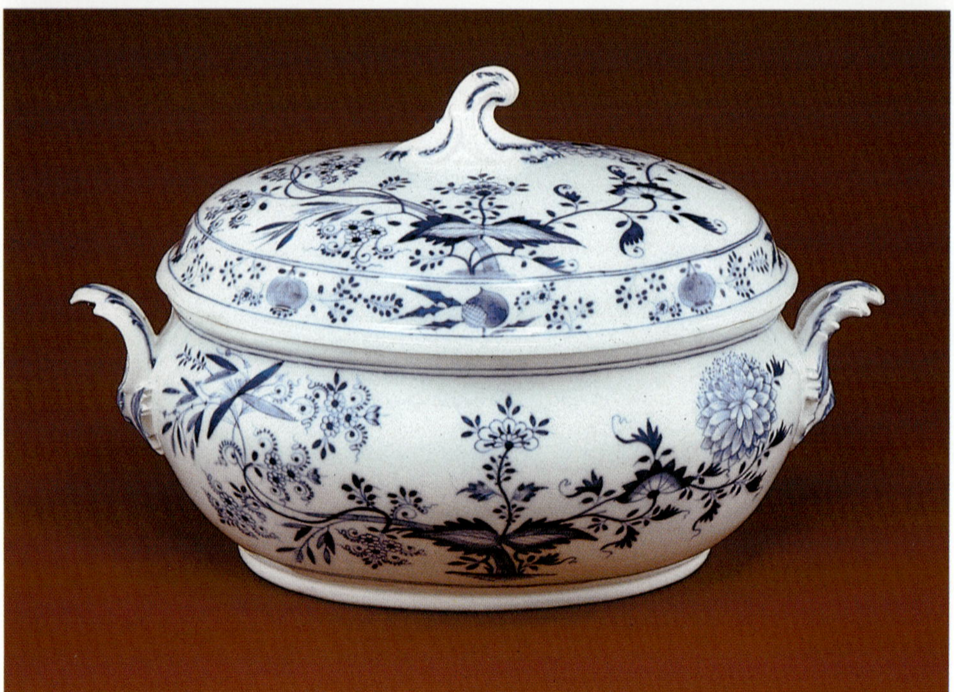

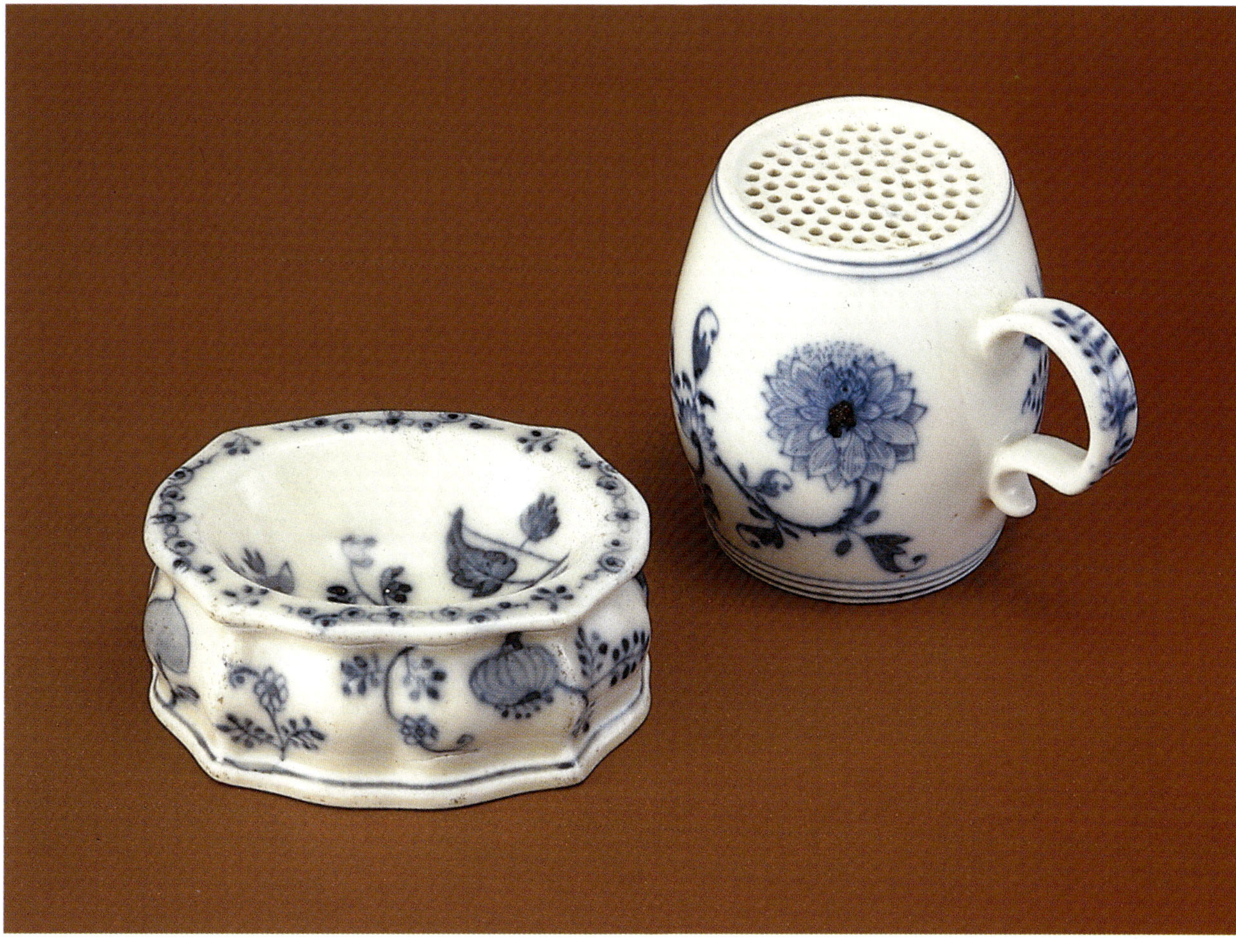

13 O V A L E P L A T T E. Meissen, um 1745–1750.
Schwertermarke [M 13] mit Blauzeichen »:·«, Preß-Nr. 54. 38,5 × 26,3 cm.
Privatbesitz Leipzig

14 O V A L E T E R R I N E. Berlin, um 1790.
Szeptermarke [M 32], Blauzeichen »7.« am Standring, Preß-Nr. K 33. 38,5 × 25,0 × 24,6 cm.
Privatbesitz Leipzig

15 links S A L Z N A P F. Meissen, um 1765.
Schwertermarke [M 11] mit Blauzeichen »P«. 8,6 × 6,8 × 3,5 cm. Privatbesitz Leipzig
15 rechts S A N D S T R E U E R. Meissen, um 1735.
Schwertermarke [M 12] mit Blauzeichen »St«. H. 7,0 cm. Privatbesitz Leipzig

16 TELLER MIT KORBRAND. Meissen, um 1780.
Schwertermarke [M 14], Blauzeichen »I« am Standring, Preßzeichen »F«. Dm. 22,5 cm.
Privatbesitz Leipzig

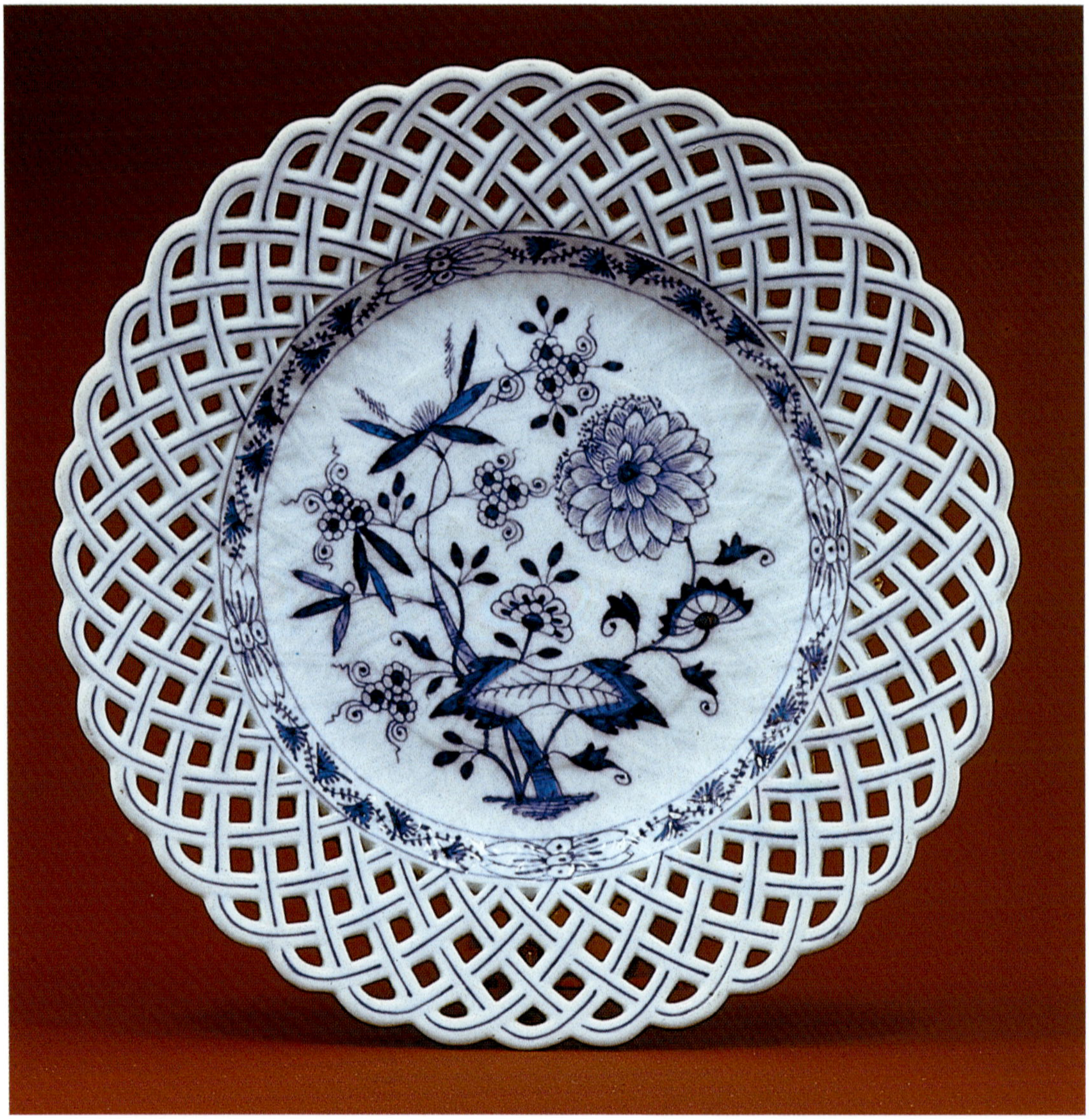

17 TELLER MIT KORBRAND. Berlin, um 1780–1790.
Szeptermarke [M 33], Blauzeichen »˥«, Preß-Nr. 3, Dm. 23,5 cm.
Privatbesitz Berlin

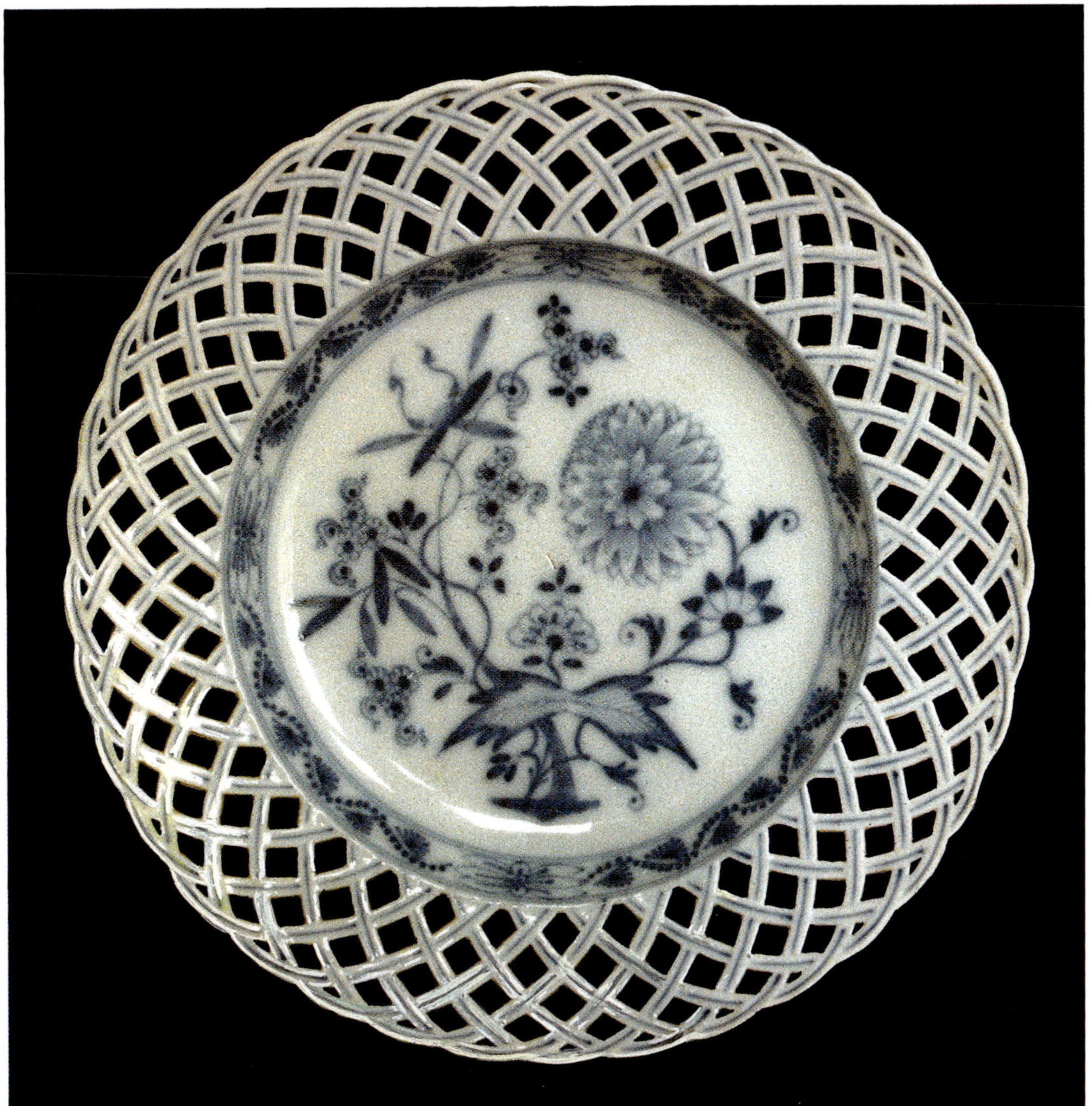

18 F A Y E N C E - D E C K E L V A S E. Zerbst, um 1730–1740. Ungemarkt. H 44,1 cm. Staatliche Kunstsammlungen Dresden, Museum für Kunsthandwerk, Inv.-Nr. 17949

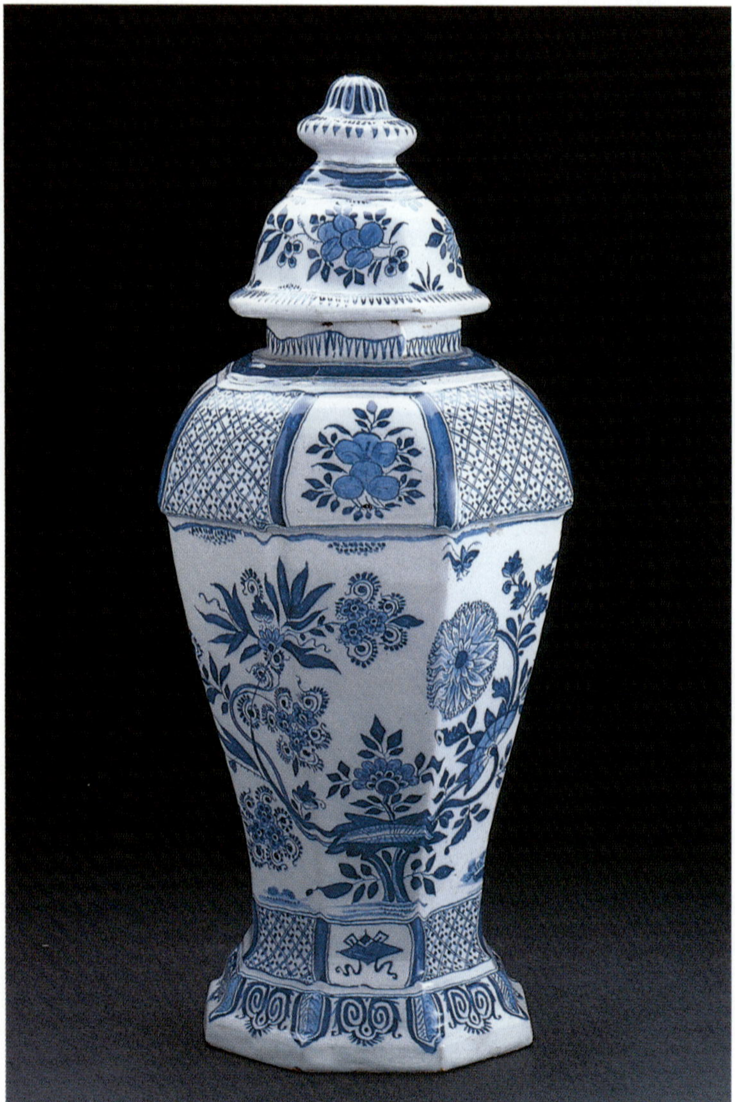

19 T E L L E R. China, um 1700–1730.
Ungemarkt. Dm. 24,9 cm. Internationales Keramik-Museum Weiden/Oberpfalz,
Slg. B. v. Barsewisch

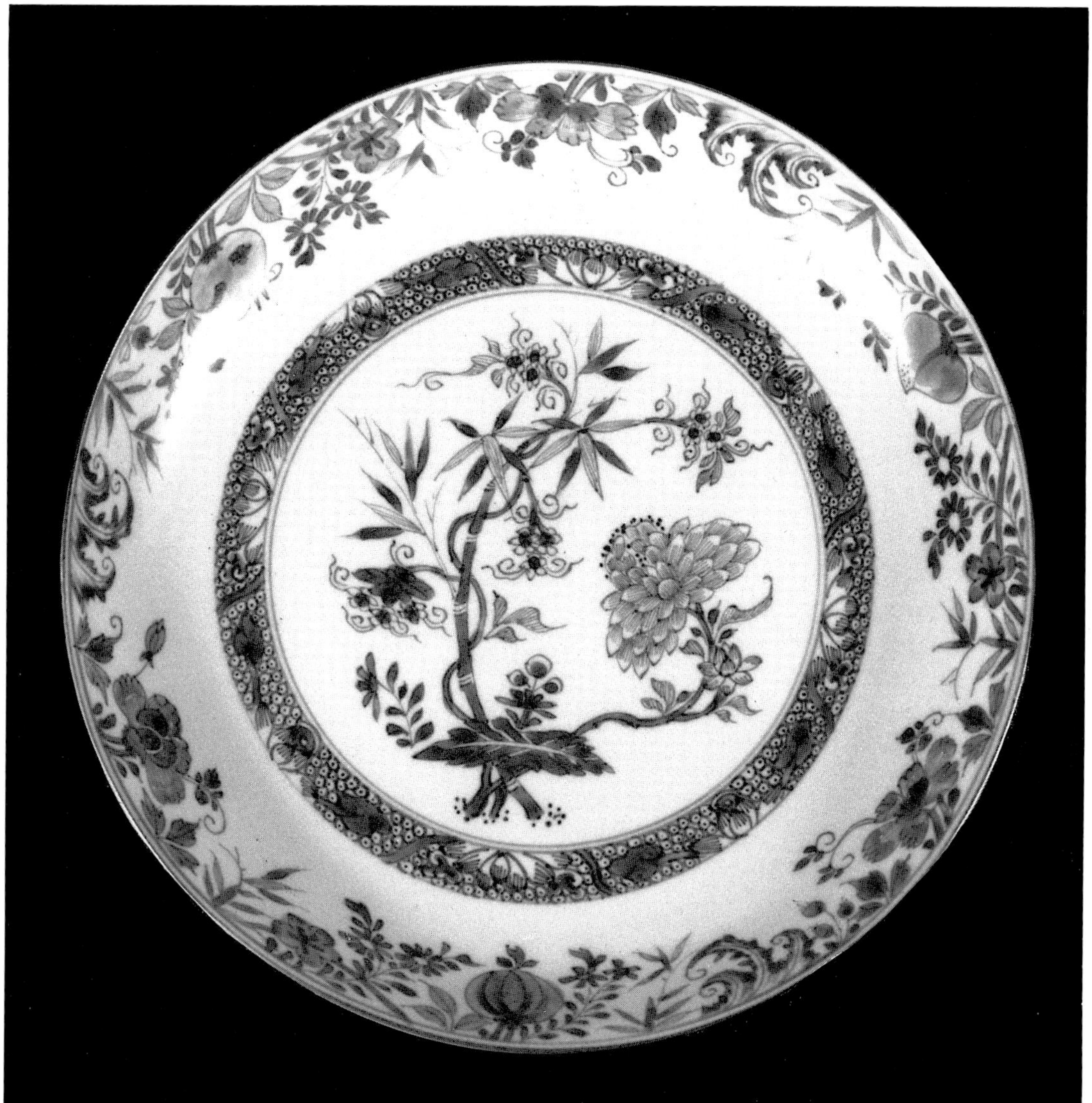

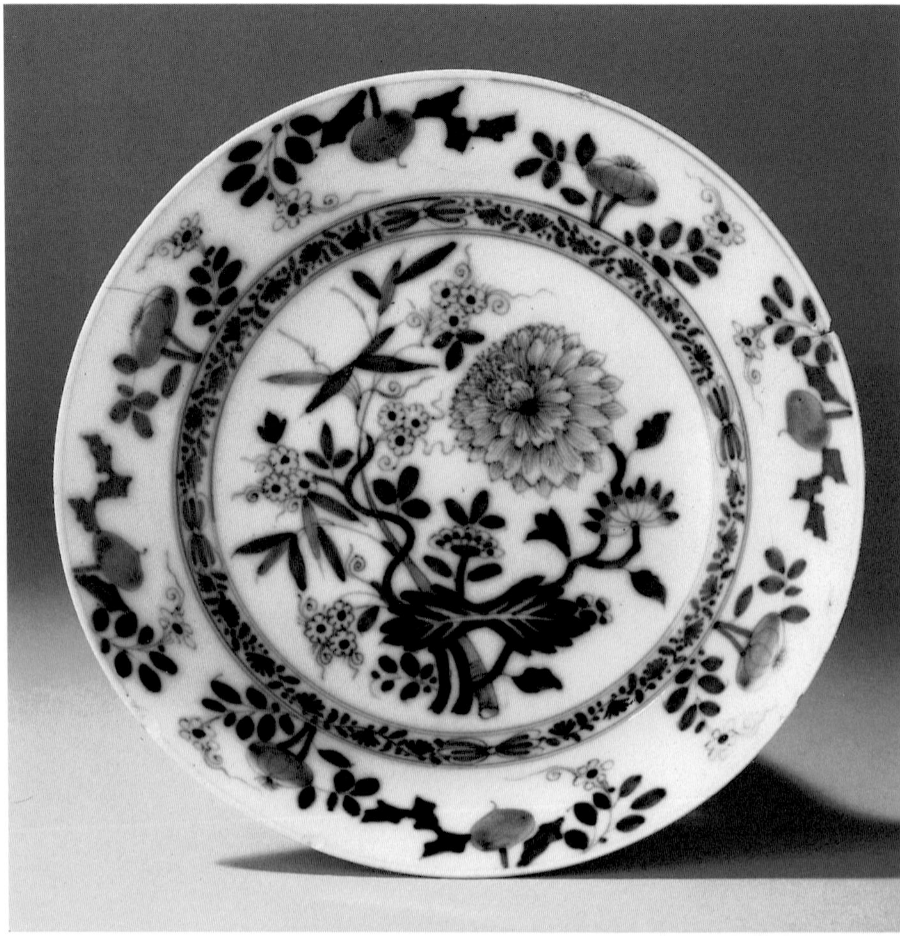

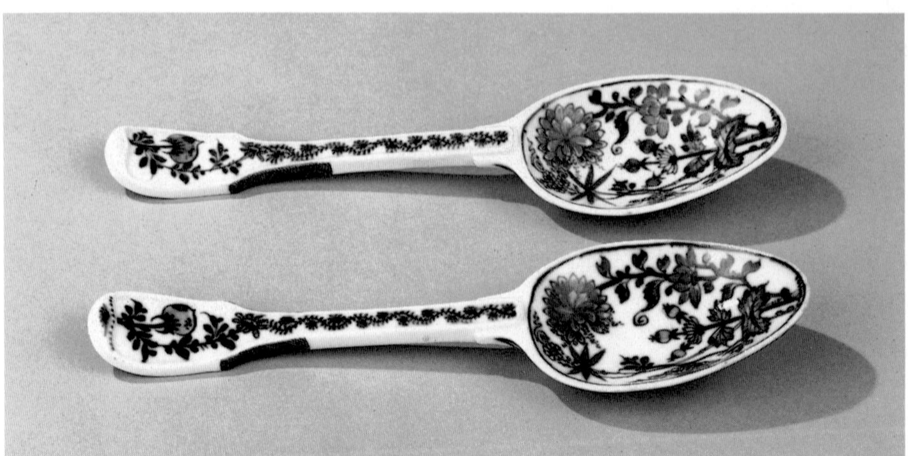

20 T E L L E R. Meissen, um 1730–1735.
Schwertermarke [M 15], Blauzeichen ».⁄« und eingeritzt »///« am Standring. Dm. 22,0 cm.
Staatliche Kunstsammlungen Dresden, Porzellansammlung, Inv.-Nr. P. E. 2278

21 Z W E I L Ö F F E L. Meissen, um 1735.
Ungemarkt. L. ca. 19,5 cm. Staatliche Kunstsammlungen Dresden, Porzellansammlung,
Inv.-Nr. P. E. 5615 und 5616

22 T E L L E R. Meissen, um 1735–1740. Schwertermarke mit Blauzeichen »K«. Dm. 22,5 cm.
Slg. B. v. Barsewisch, München

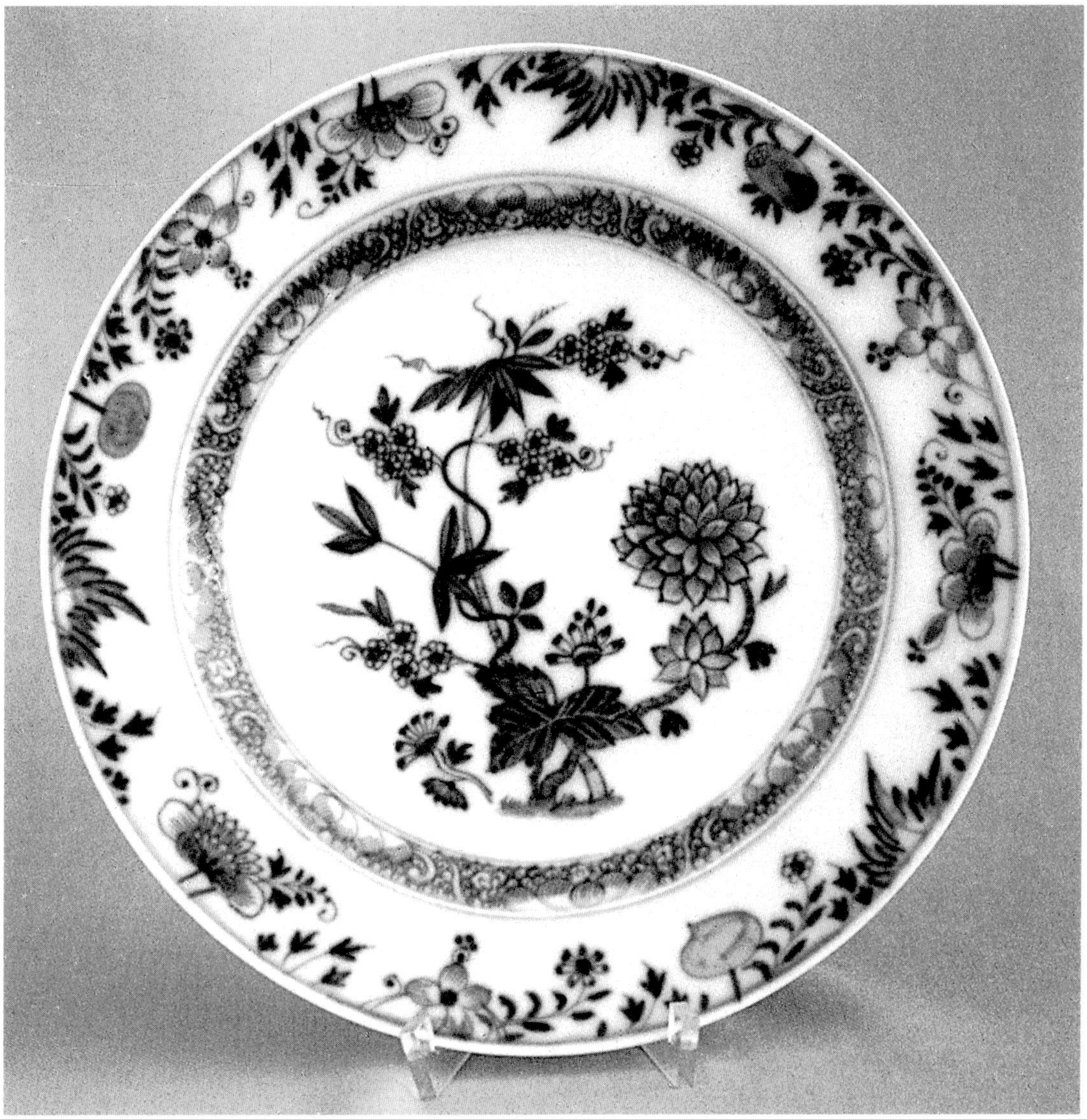

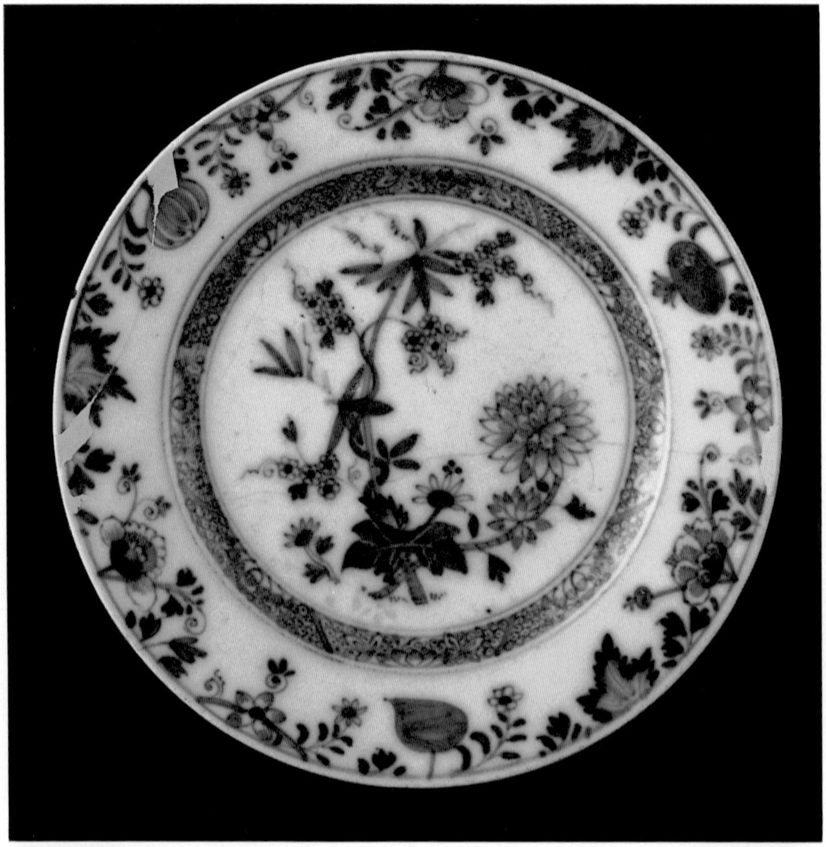

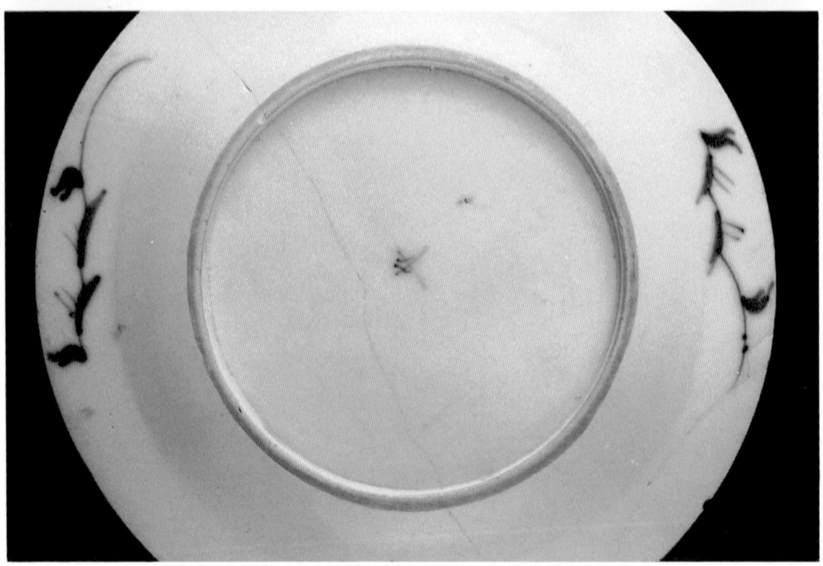

23 T E L L E R (unten Tellerrückseite). Meissen, um 1728–1730.
Schwertermarke [M 16], drei unterglasurblaue Punkte am Standring. Dm. 22,4 cm.
Privatbesitz Berlin (ehem. Slg. Just, Prag).

24 P L A T T E. Meissen, um 1735–1739.
Schwertermarke [M 17] mit Blauzeichen »K«, am Standring »/« in Unterglasurblau.
Dm. 25,0 cm. Restaurierung: M. Walcha, Dresden.
Staatliche Kunstsammlungen Dresden, Porzellansammlung,
Inv.-Nr. P. E. 7323

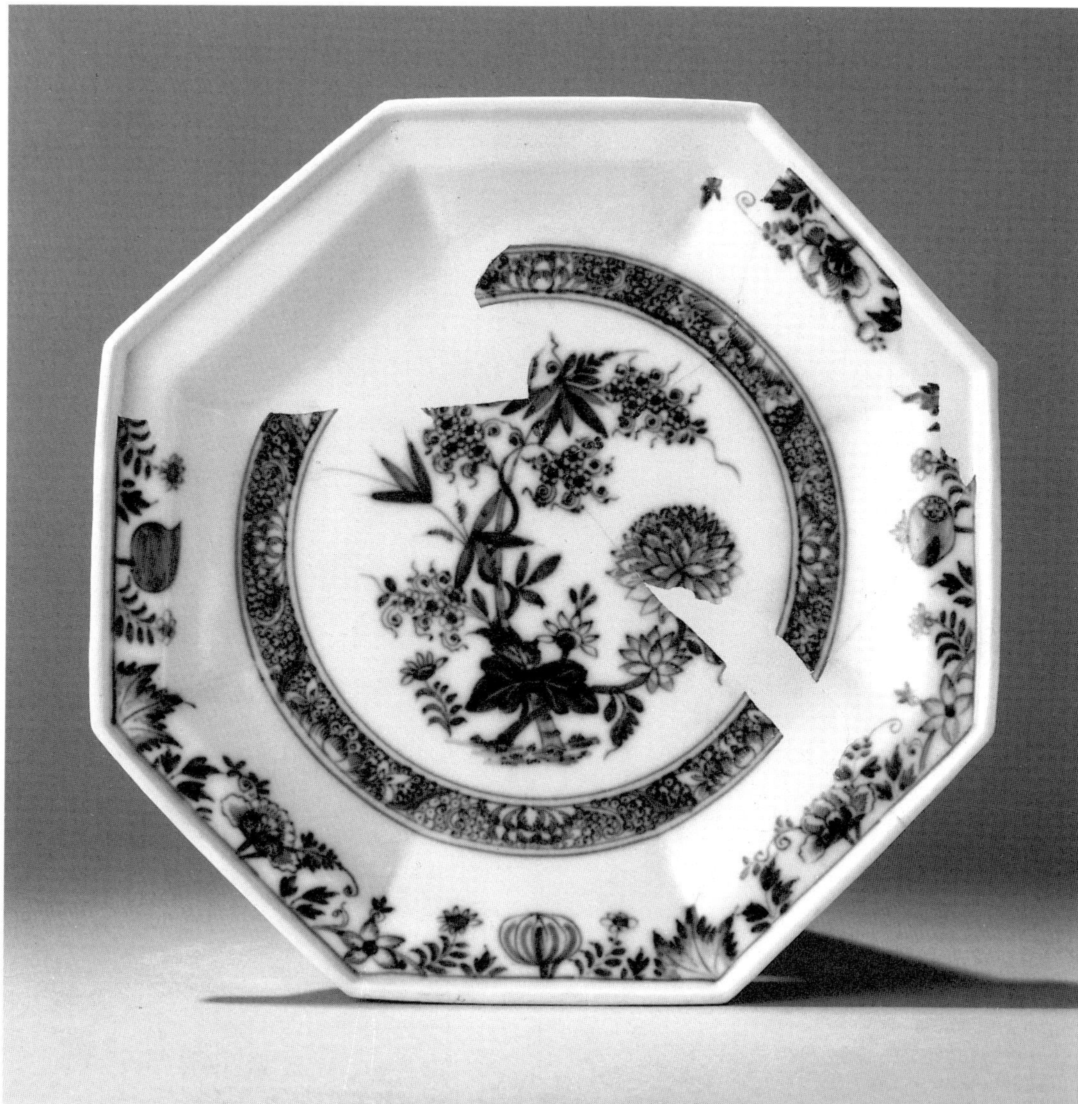

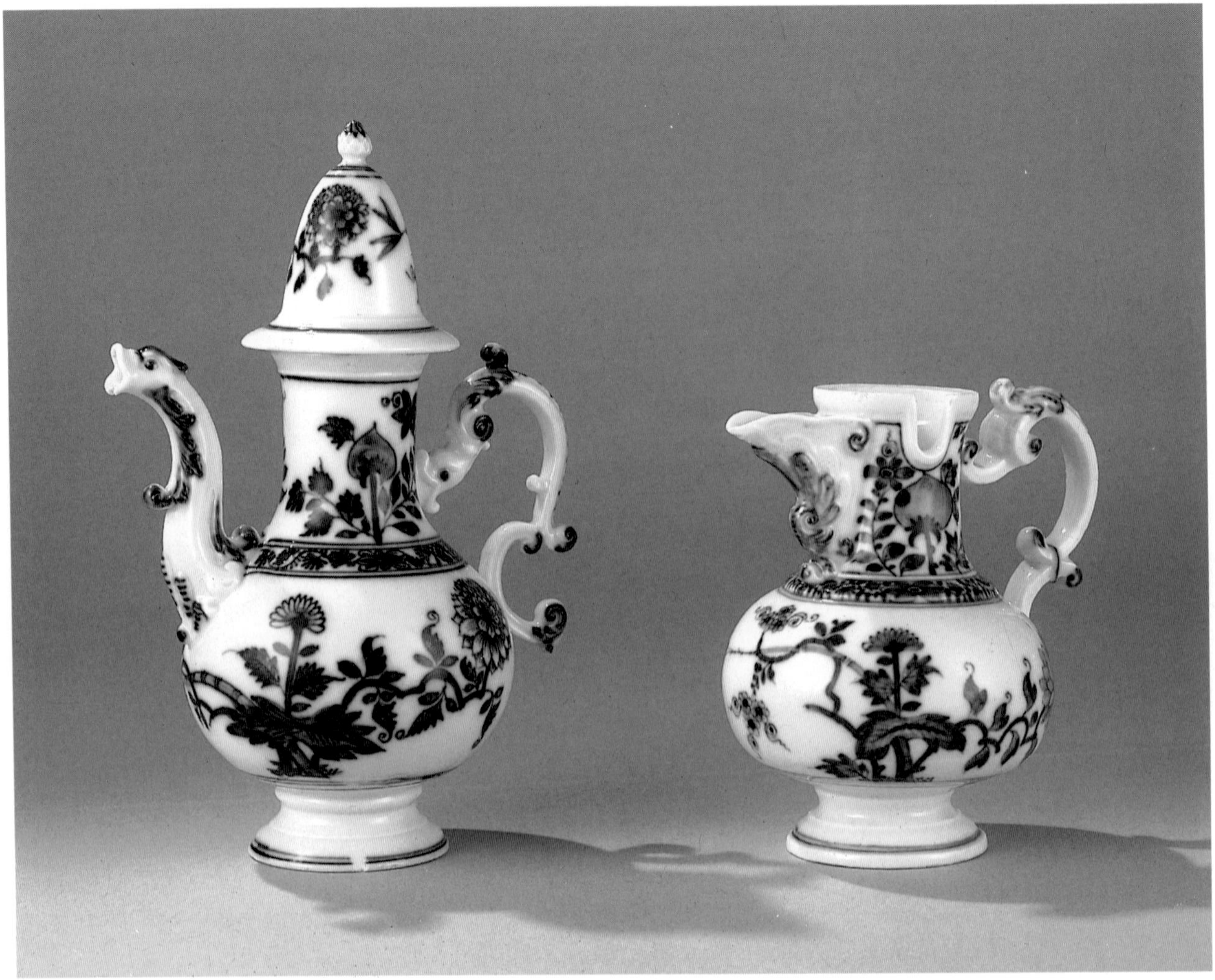

25 links K A F F E E K A N N E. Meissen, um 1735.
Schwertermarke [M 18] mit Blauzeichen »K«. H. 20,9 cm. Staatliche Kunstsammlungen Dresden, Porzellansammlung, Inv.-Nr. P. E. 602
25 rechts K Ä N N C H E N. Meissen, um 1735.
Schwertermarke. H. 13,5 cm. Staatliche Kunstsammlungen Dresden, Porzellansammlung, Inv.-Nr. P. E. 2283

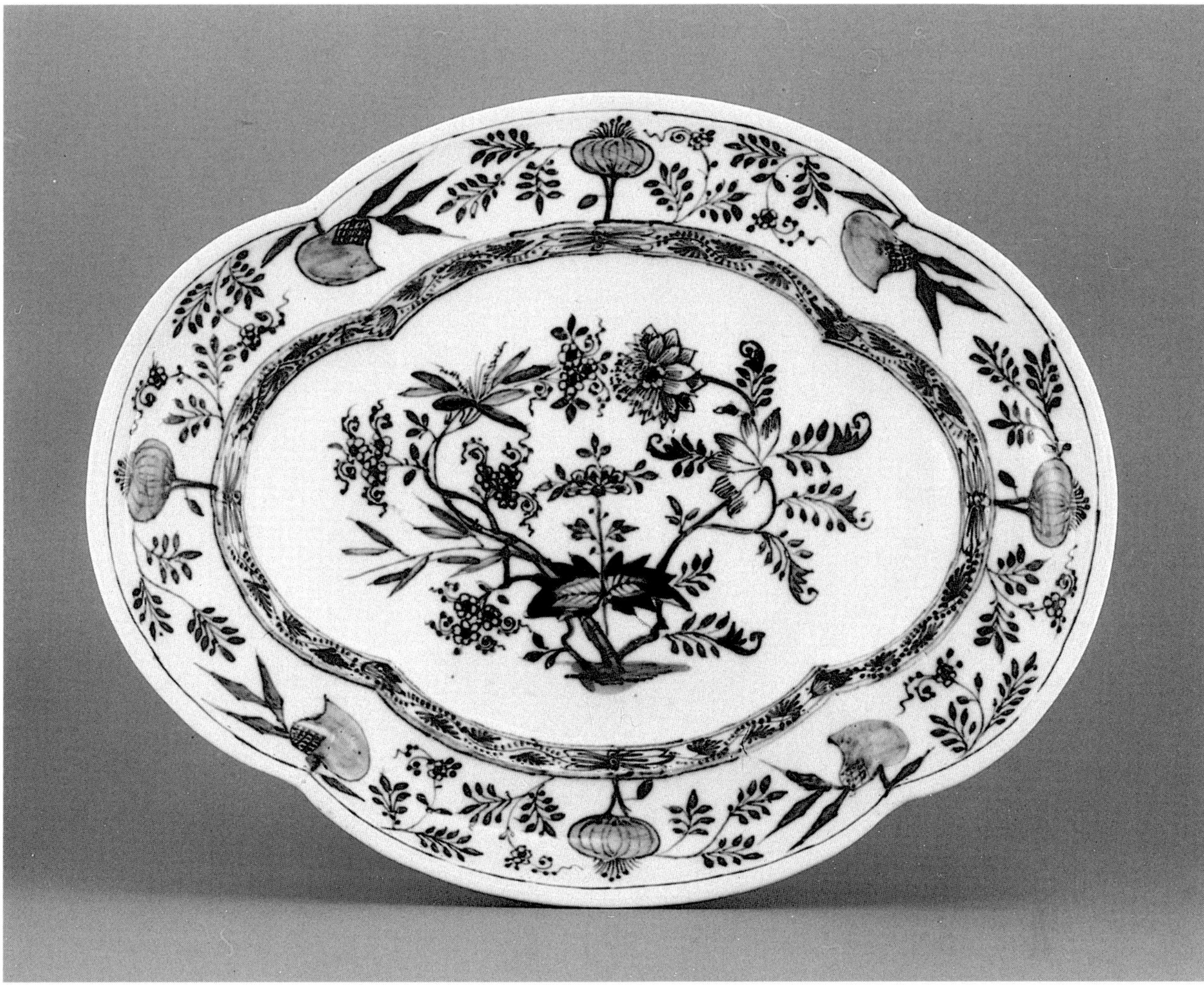

26 O V A L E   P L A T T E. Meissen, um 1745.
Schwertermarke mit Blauzeichen »K«, Preß-Nr. 54. 35,0 × 37,5 cm.
Privatbesitz Markkleeberg bei Leipzig

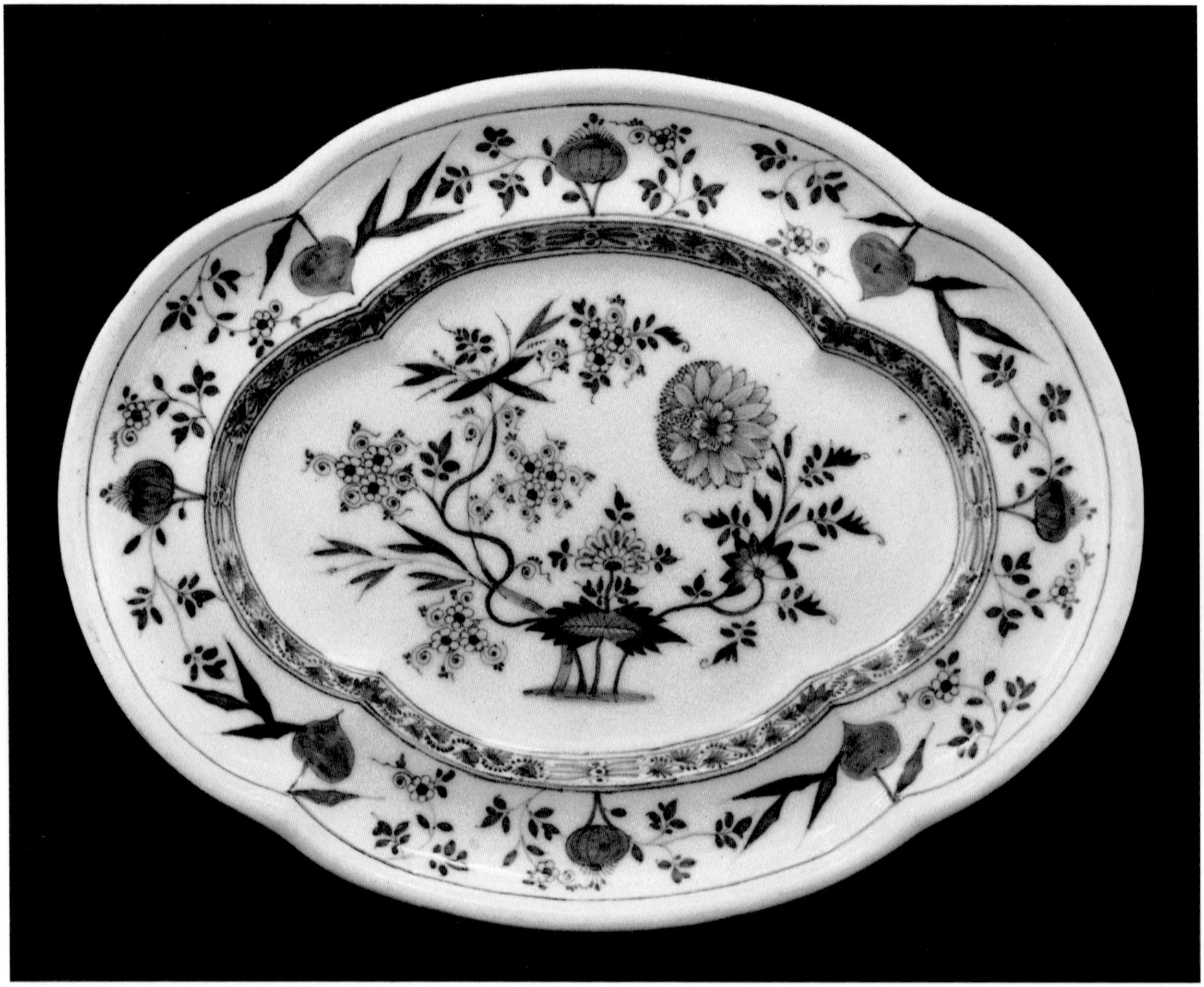

27 O V A L E P L A T T E . Meissen, um 1745.
Schwertermarke [M 19] mit Blauzeichen »∵«, Preß-Nr. 27. 34,5 × 26,9 cm.
Privatbesitz Leipzig

28 K A N N E U N D S C H Ü S S E L. Fürstenberg, um 1770.
Unterglasurblaue Marke »F« über »G«. Schüssel: 34,5 × 27,5 × 6,5 cm; Kanne: H. 20 cm.
Bremer Landesmuseum, Focke-Museum, Inv.-Nr. 79.313

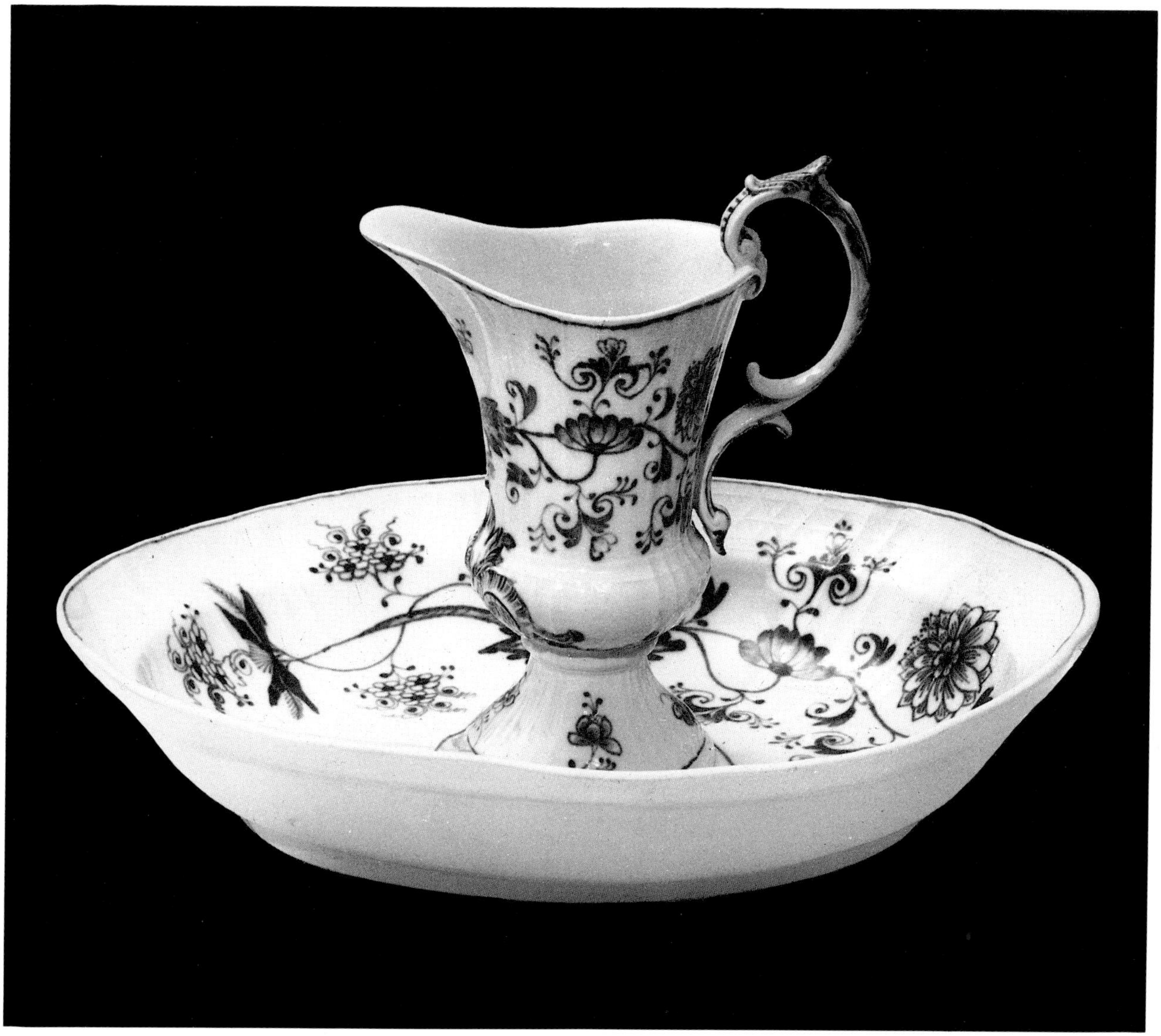

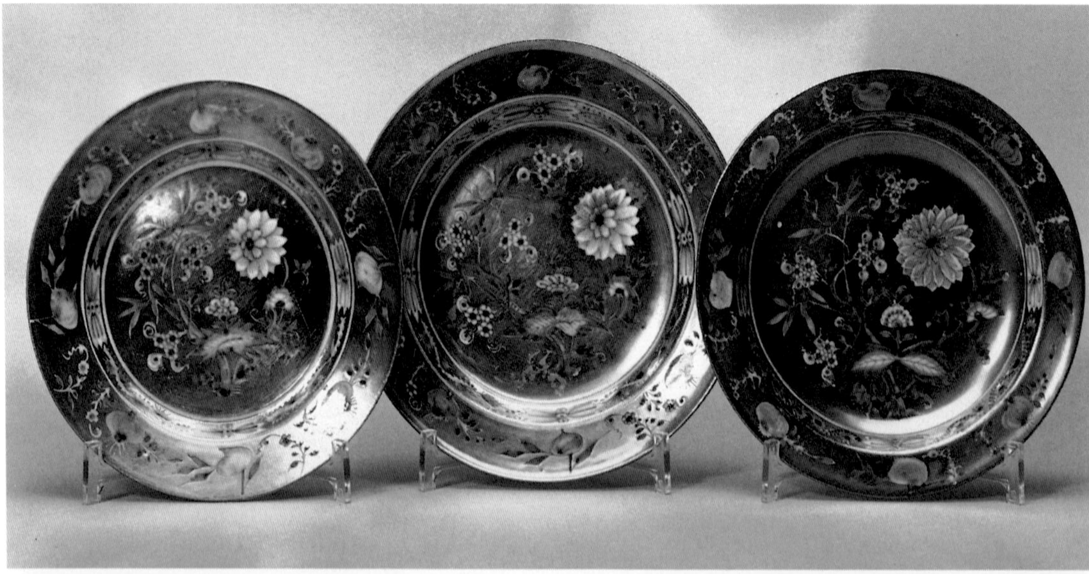

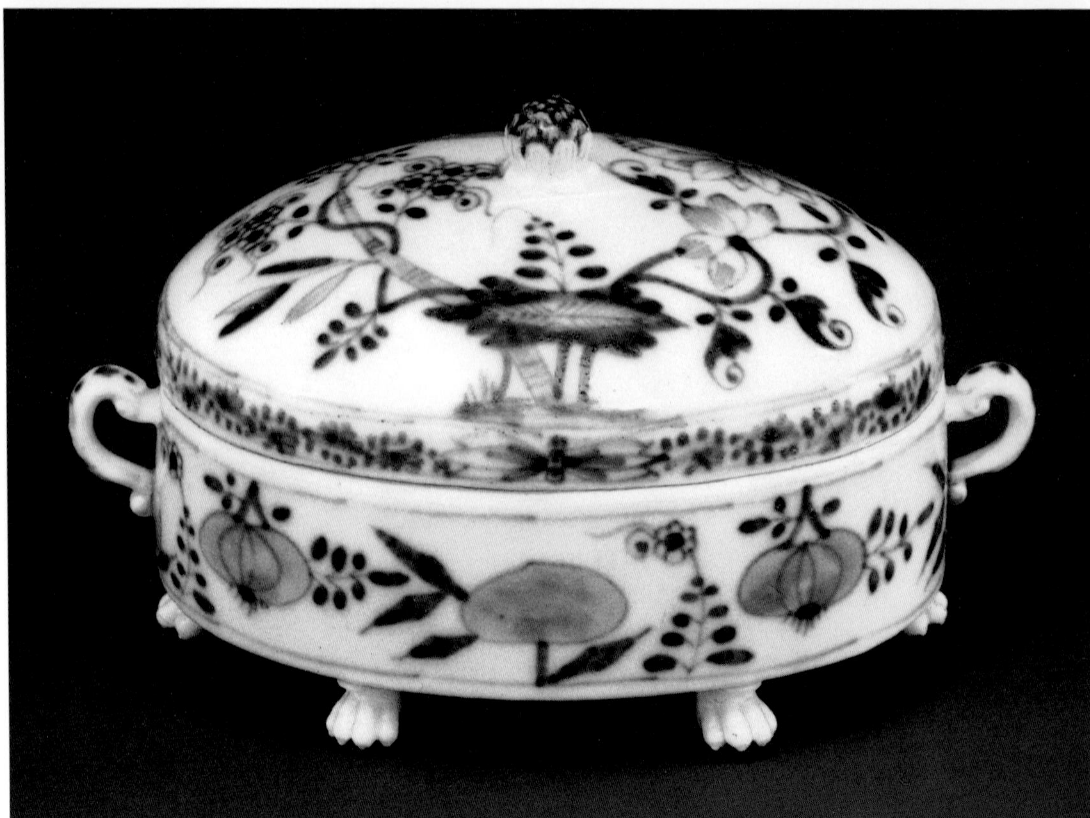

29 D R E I T E L L E R. Meissen, um 1745–1750.
Goldfonds. Schwertermarken. Dm. 22,0, 22,5, 23,0 cm.
Auktionshaus Hans Stahl, Hamburg (Auktion vom 1. 9. 1990)

30 G E F U S S T E D E C K E L D O S E. Meissen, um 1760.
Schwertermarke [M 20] mit Blauzeichen »8.«. 15,1 × 9,5 × 8,5 cm. Privatbesitz Dresden

31 P L A T T E. Meissen, um 1750.
Schwertermarke [M 21] mit Blauzeichen »∵«, Preß-Nr. 14. Dm. 33,9 cm.
Privatbesitz Leipzig

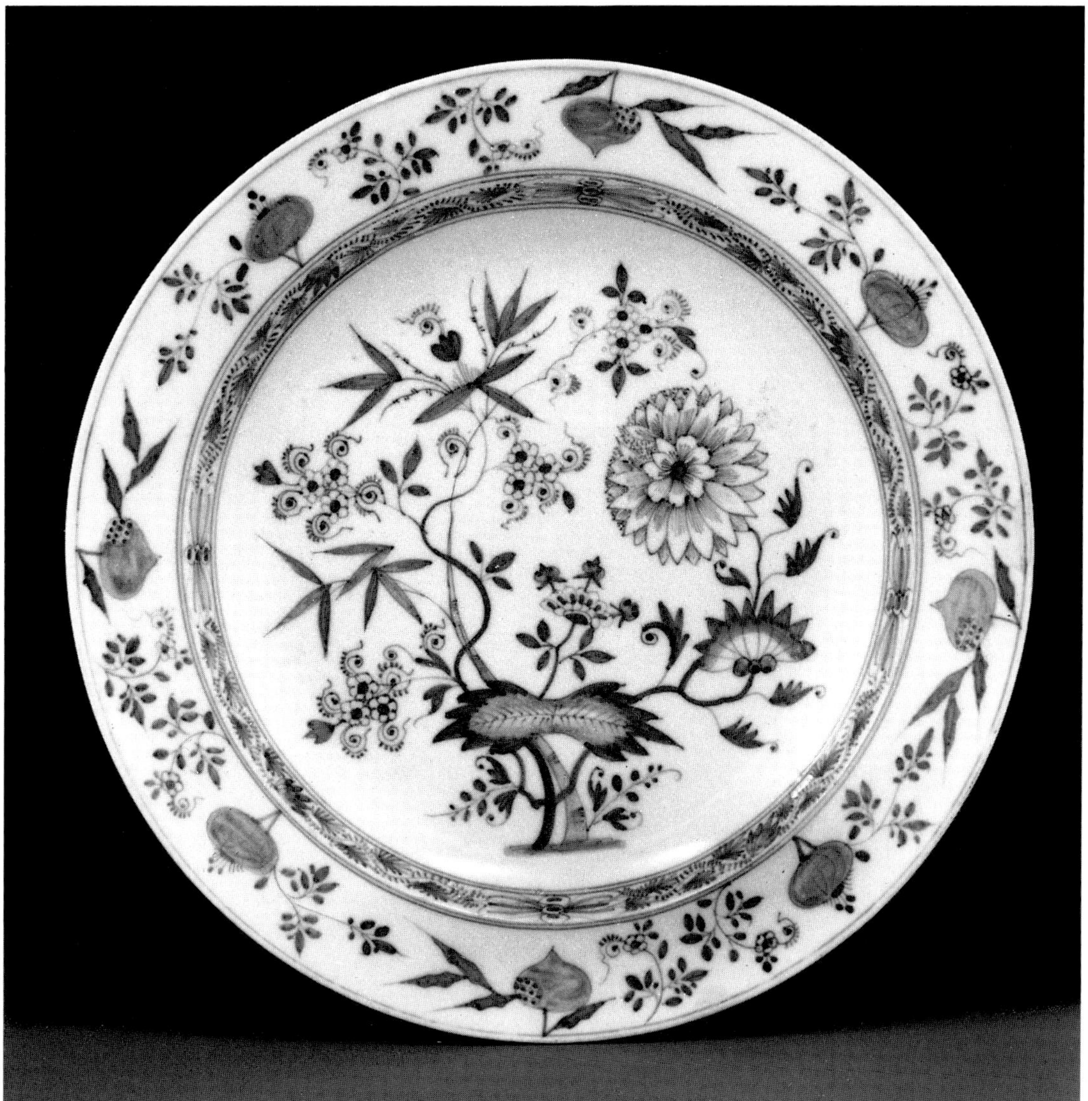

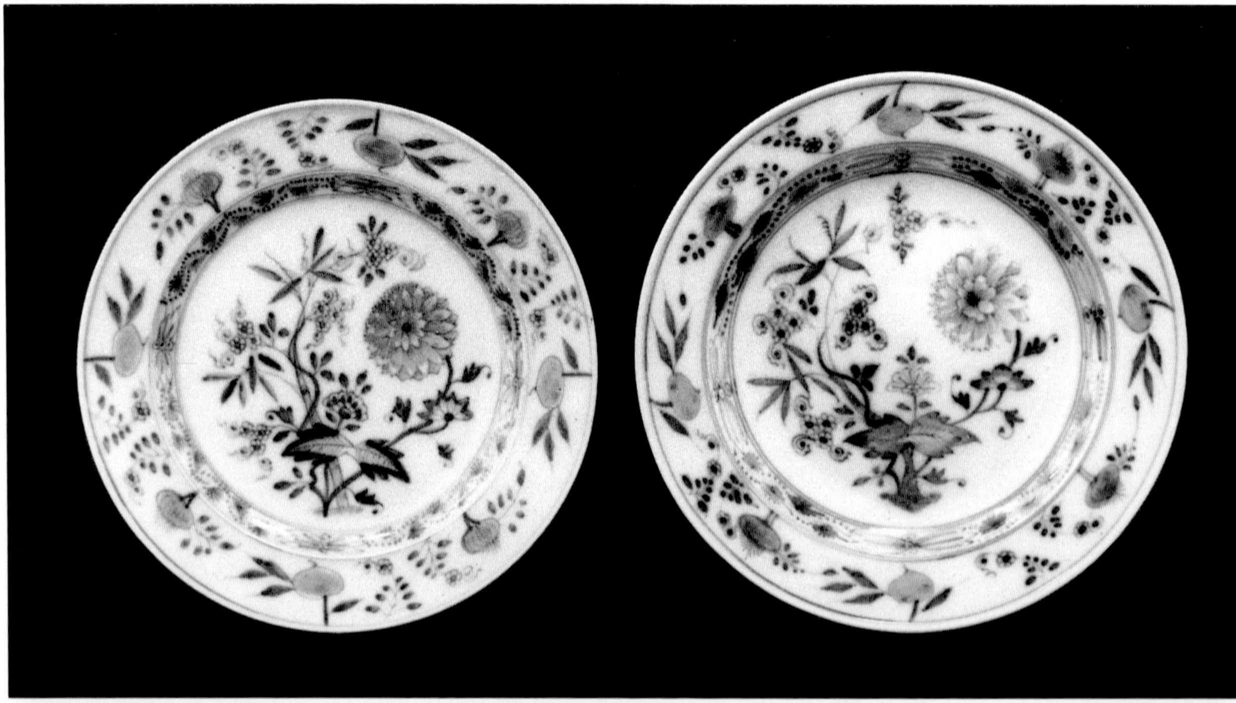

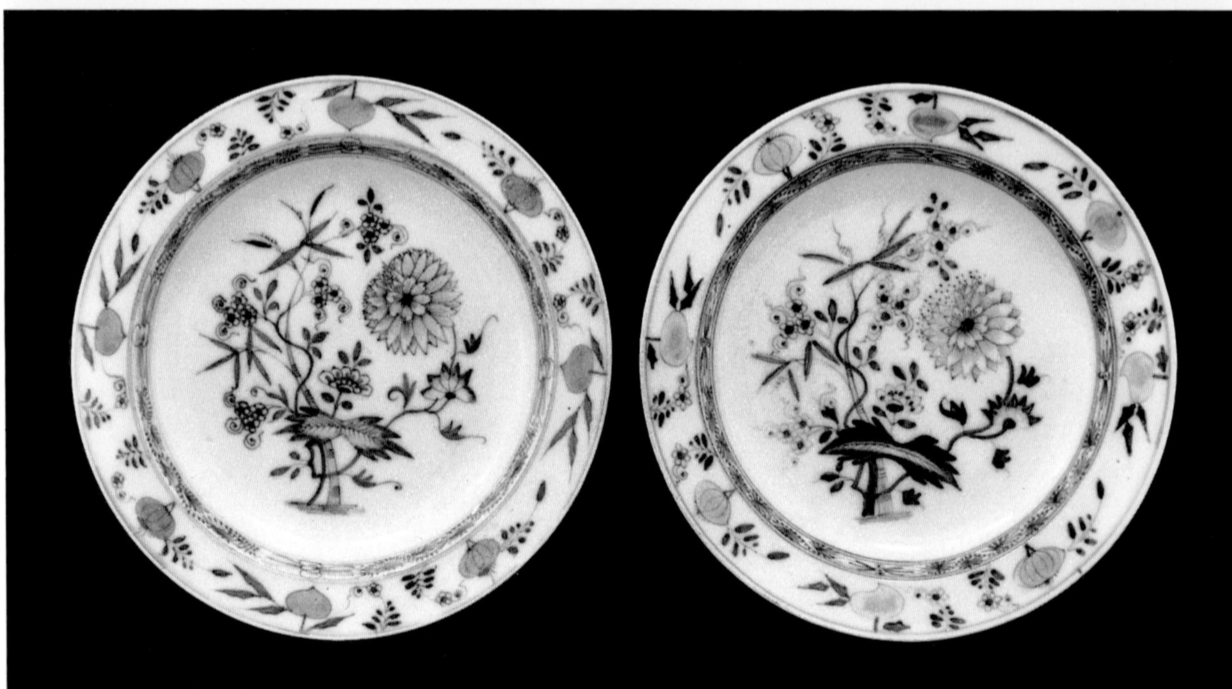

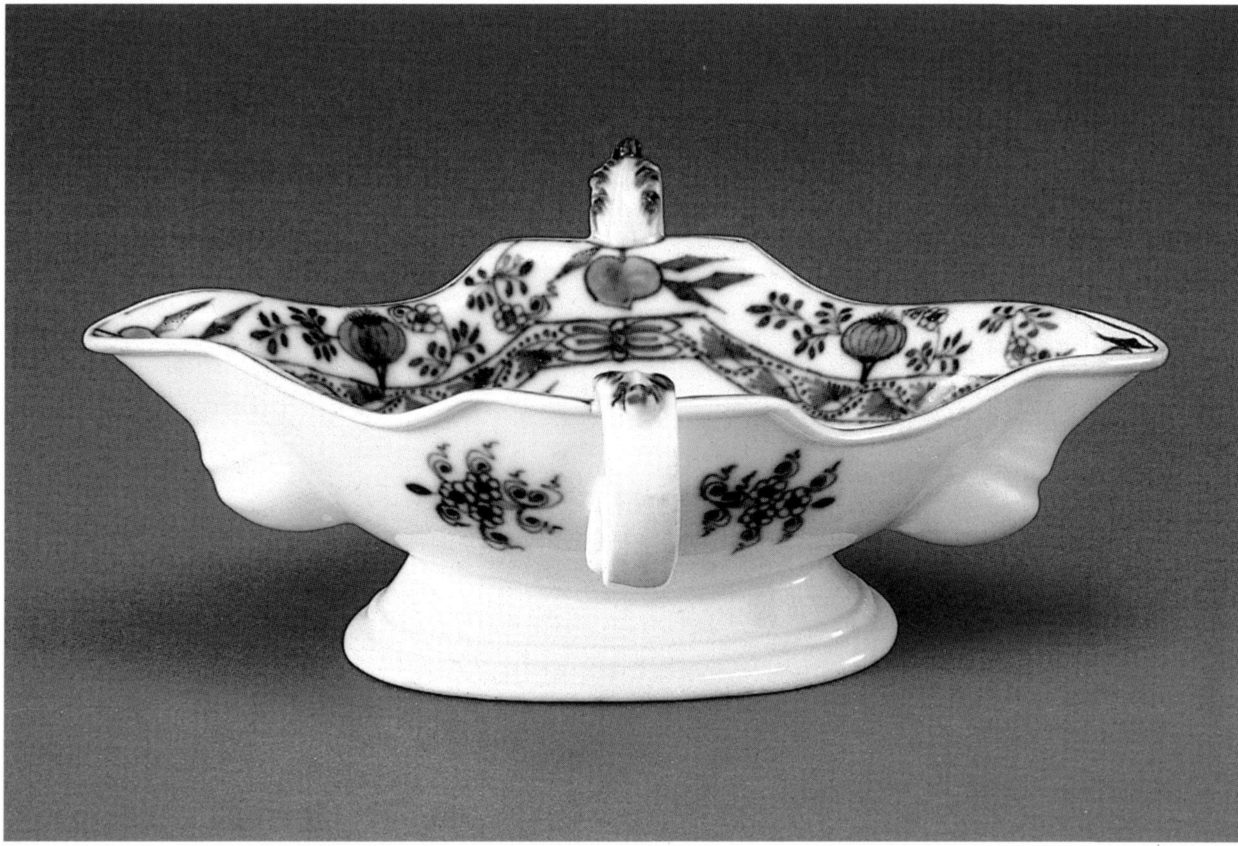

32 links T E L L E R. Meissen, um 1745–1750.
Schwertermarke [M 22] mit Blauzeichen »R.«, Preß-Nr. 54. Dm. 22,4 cm.
Privatbesitz Leipzig

32 rechts T E L L E R. Meissen, um 1750.
Schwertermarke [M 23] mit Blauzeichen »o«, Preß-Nr. 54. Dm. 23,8 cm.
Privatbesitz Leipzig

33 links T E L L E R. Meissen, um 1750.
Schwertermarke [M 24] mit Blauzeichen »\«, Preß-Nr. 22. Dm. 22,0 cm.
Privatbesitz Leipzig

33 rechts T E L L E R. Meissen, um 1750.
Schwertermarke [M 25] mit Blauzeichen »∵«, Preß-Nr. 22. Dm. 22,5 cm.
Privatbesitz Leipzig

34 S A U C I E R E. Meissen, um 1770.
Schwertermarke mit Blauzeichen »M«. 21,0 × 17,5 × 7,9 cm.
Restaurierung: H. Schmidt, Leipzig. Privatbesitz Leipzig

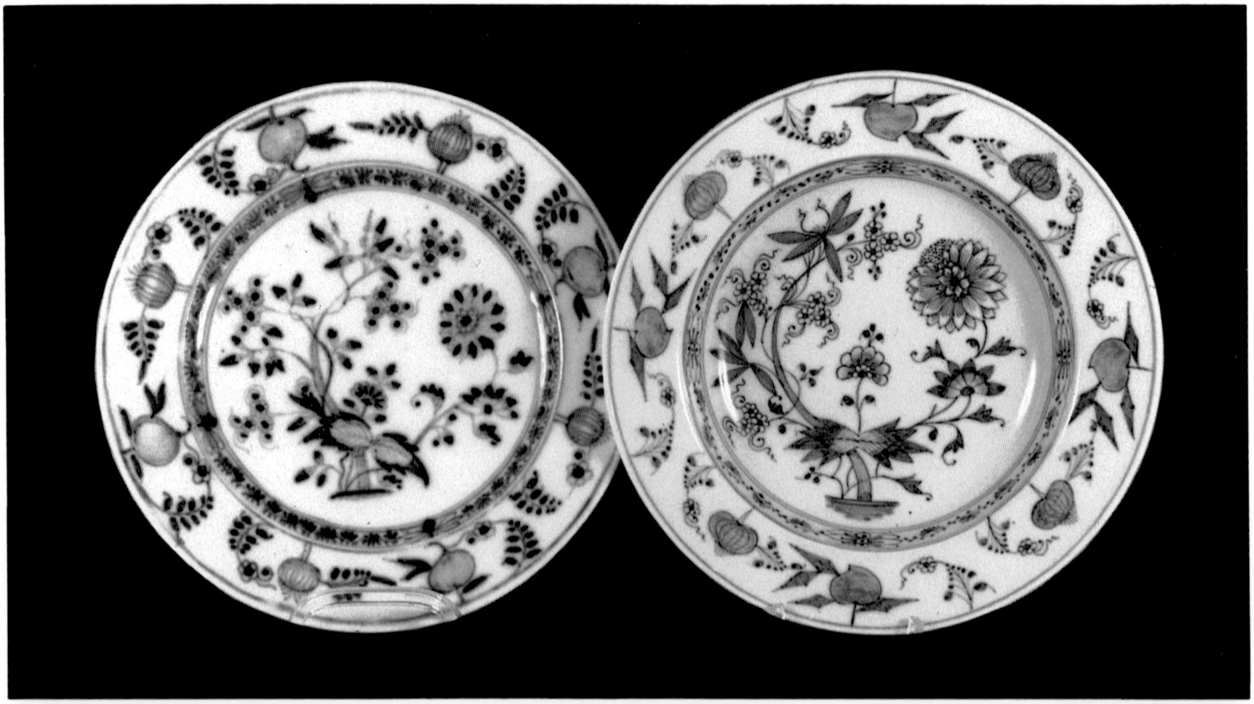

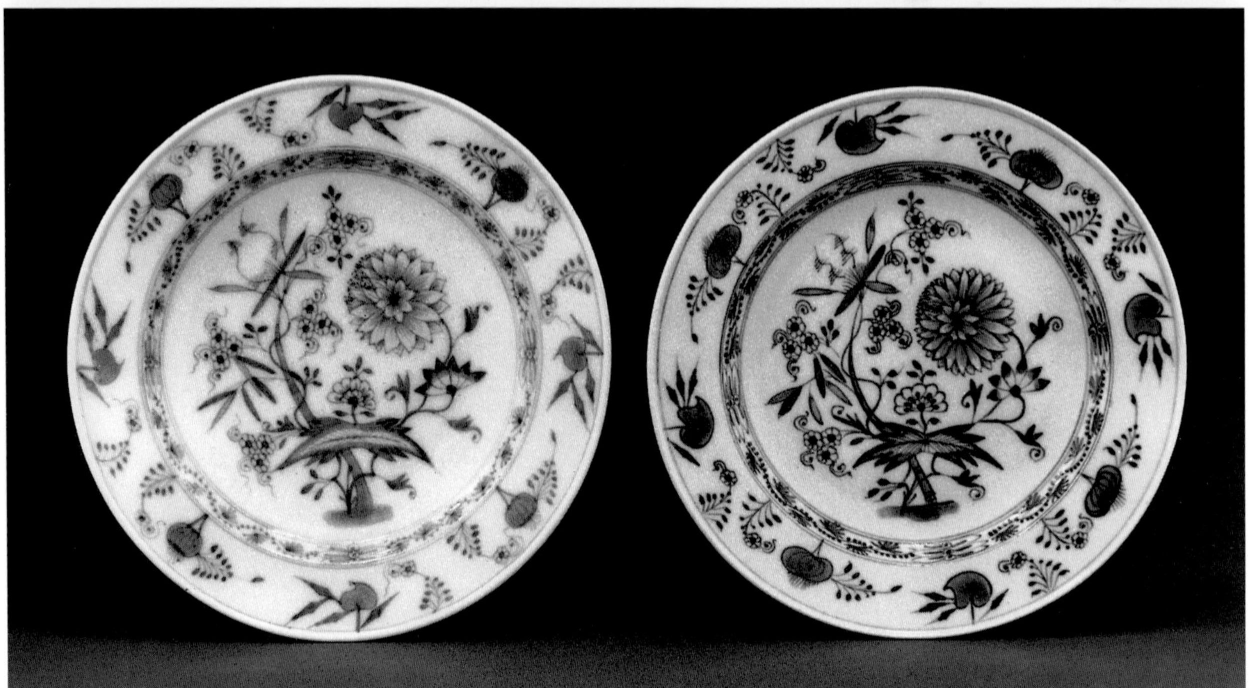

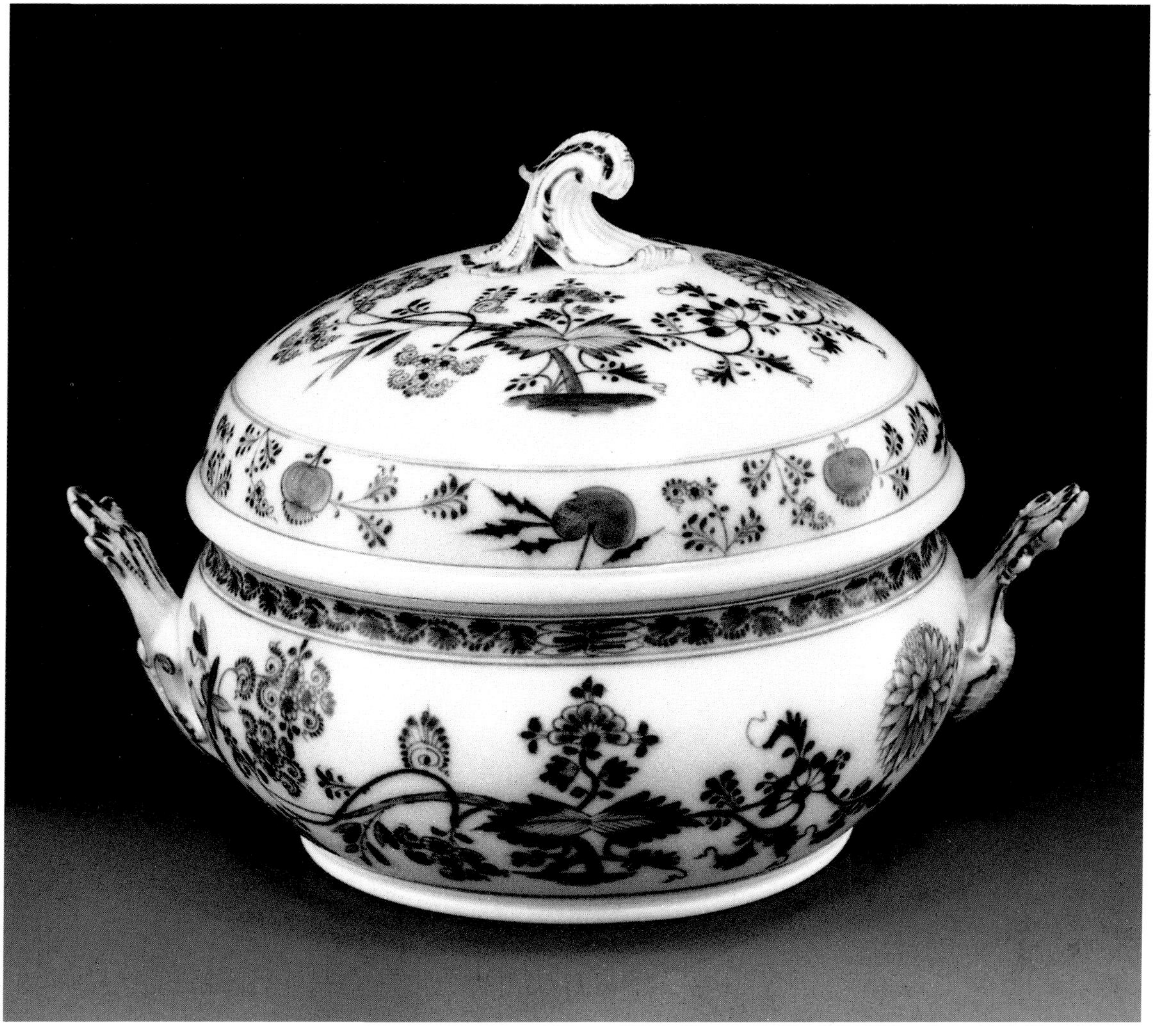

35 links T E L L E R. Ludwigsburg, um 1770–1780. Gemarkt in Unterglasurblau [M 39]. Dm. 23,5 cm. Internationales Keramik-Museum Weiden/Oberpfalz, Slg. B. v. Barsewisch

35 rechts T E L L E R. Kopenhagen, um 1790. Gemarkt in Unterglasurblau [M 40]. Dm. 23,5 cm. Internationales Keramik-Museum Weiden/Oberpfalz, Slg. B. v. Barsewisch

36 links T E L L E R. Berlin, um 1800. Szeptermarke [M 35], Blauzeichen »W« am Standring, Preß-Nr. 2. Dm. 23,6 cm. Privatbesitz Leipzig

36 rechts T E L L E R. Berlin, um 1790. Szeptermarke [M 36], Blauzeichen »BI« am Standring, Preß-Nr. 0. Dm. 23,9 cm. Privatbesitz Leipzig

37 T E R R I N E. Berlin, um 1800–1820. Szeptermarke [M 37], Blauzeichen »12.« am Standring, Preß-Nr. 19, geritzt »////«. H 36,1 cm, Dm. 34,8 cm. Privatbesitz Leipzig

38 T E L L E R. Gera, um 1790.
Gemarkt »G« in Unterglasurblau [M 41]. Dm. 23,0 cm.
Museum für Geschichte der Stadt Gera, Inv.-Nr. II 4, 94 P

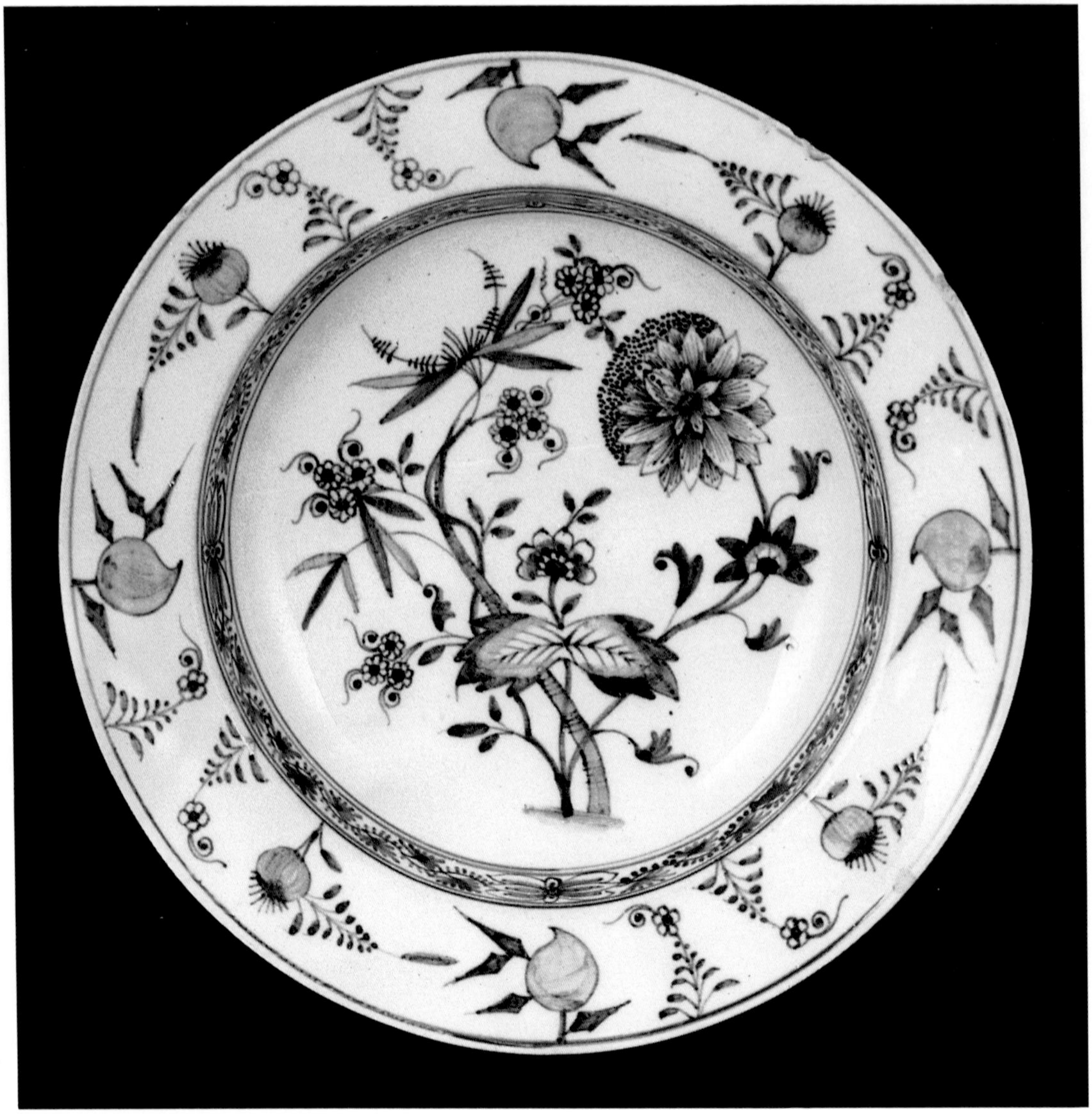

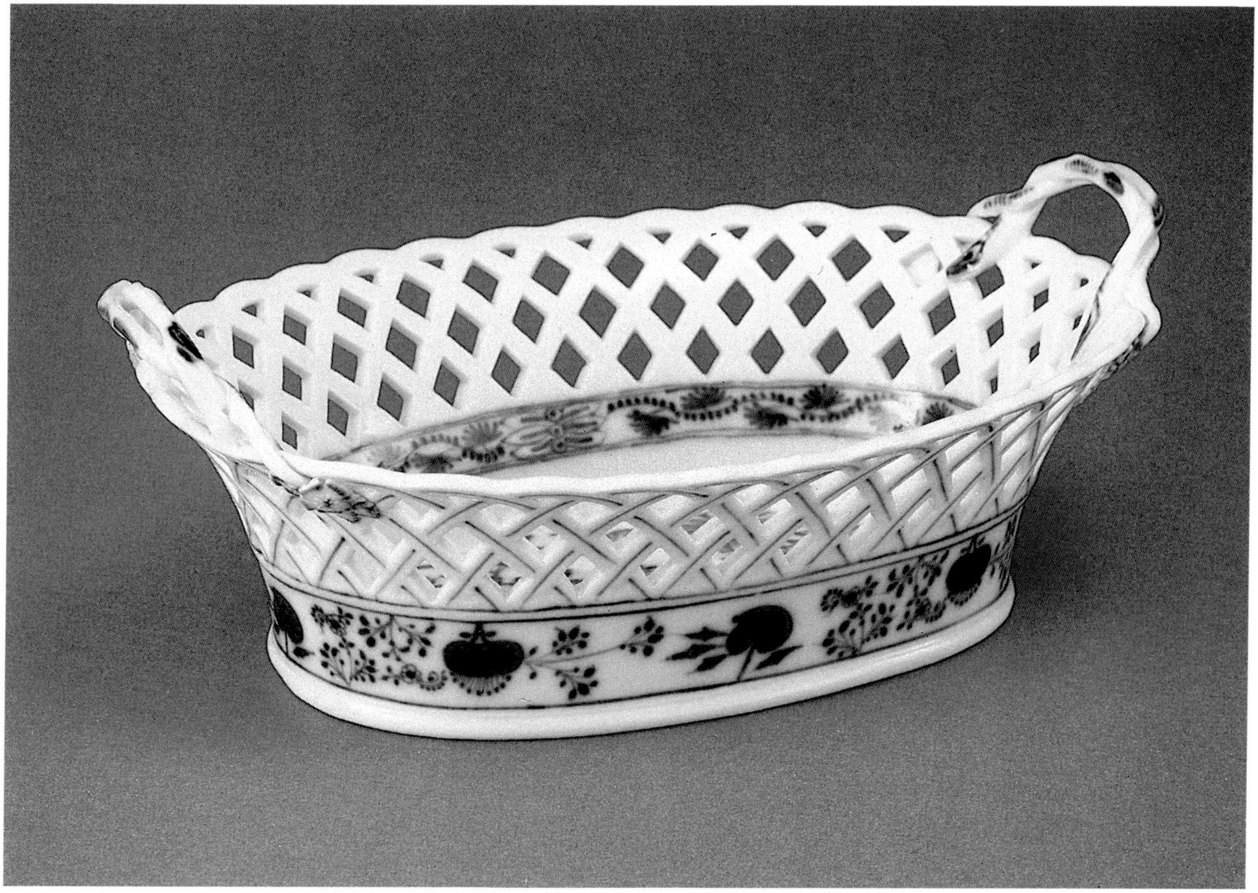

39 DURCHBROCHENER KORB. Berlin, um 1800.
Szeptermarke [M 34]. 24,0 × 17,1 × 9,1 cm. Privatbesitz Leipzig

40 F A Y E N C E - P L A T T E. Göggingen, 1748–1752.
Gemarkt »Göggingen« in Blau. Dm. 27,0 cm.
Kunstsammlungen der Stadt Augsburg, Inv.-Nr. 11970

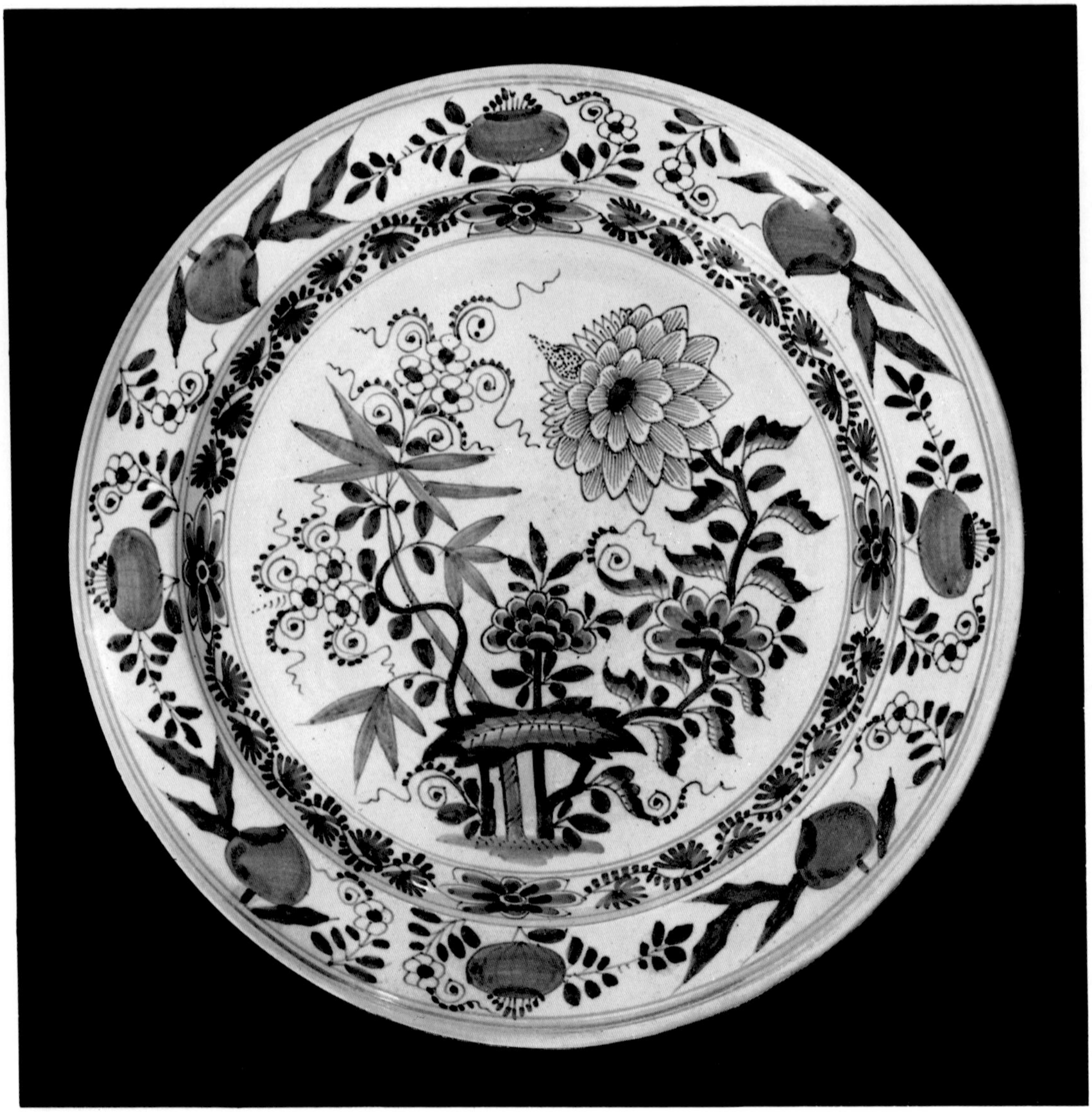

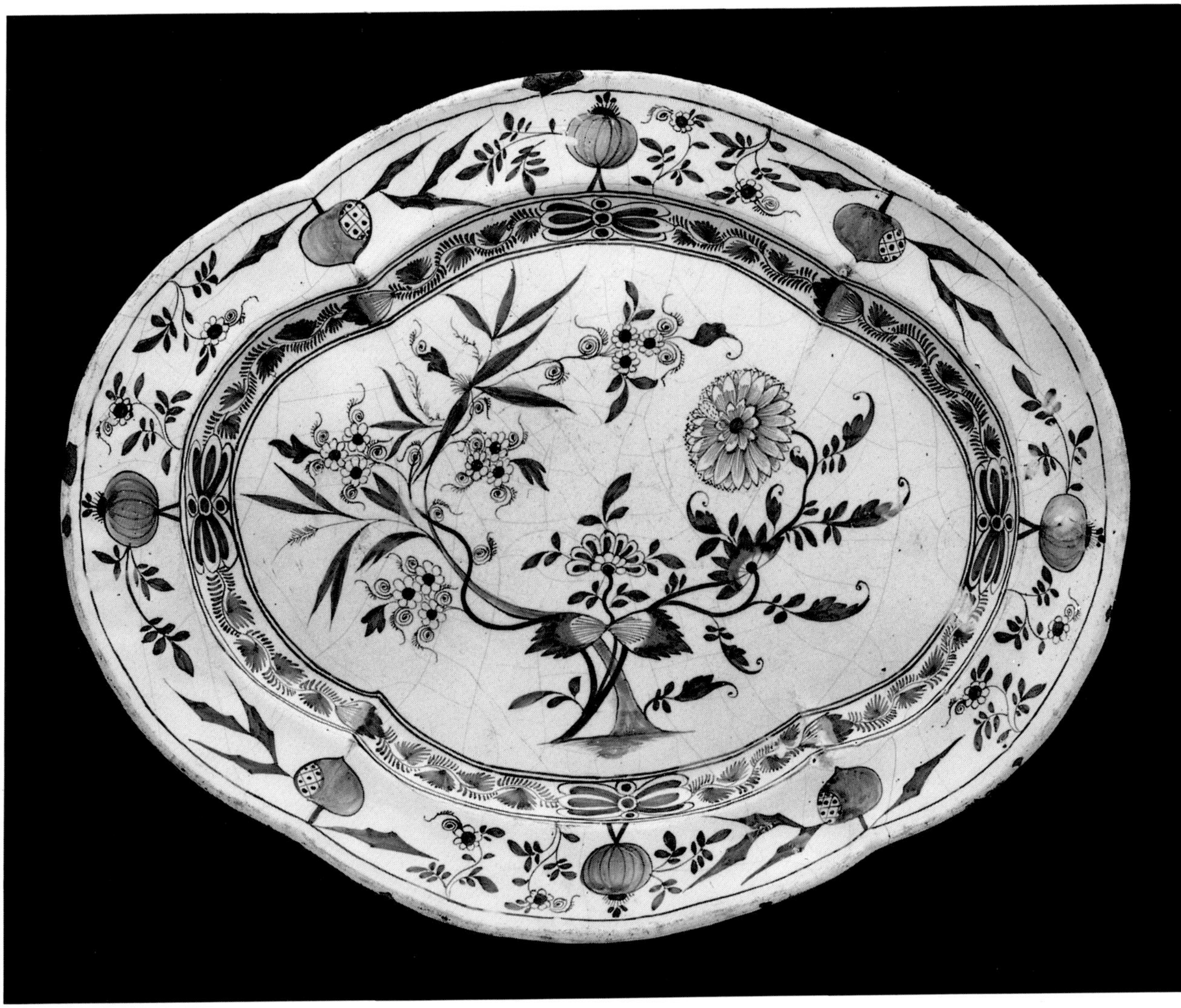

41 OVALE FAYENCE-PLATTE. Kiel, um 1764–1768.
Gemarkt »K/T/C« in Blau. 43,0 × 34,0 cm.
Museum für Kunst und Gewerbe Hamburg, Inv.-Nr. 106.453

42 F A Y E N C E - S C H Ü S S E L. Stockelsdorf, 1772.
Gemarkt »Stff.«. Dm. 40,0 cm.
Städtisches Museum Flensburg, Inv.-Nr. 11372

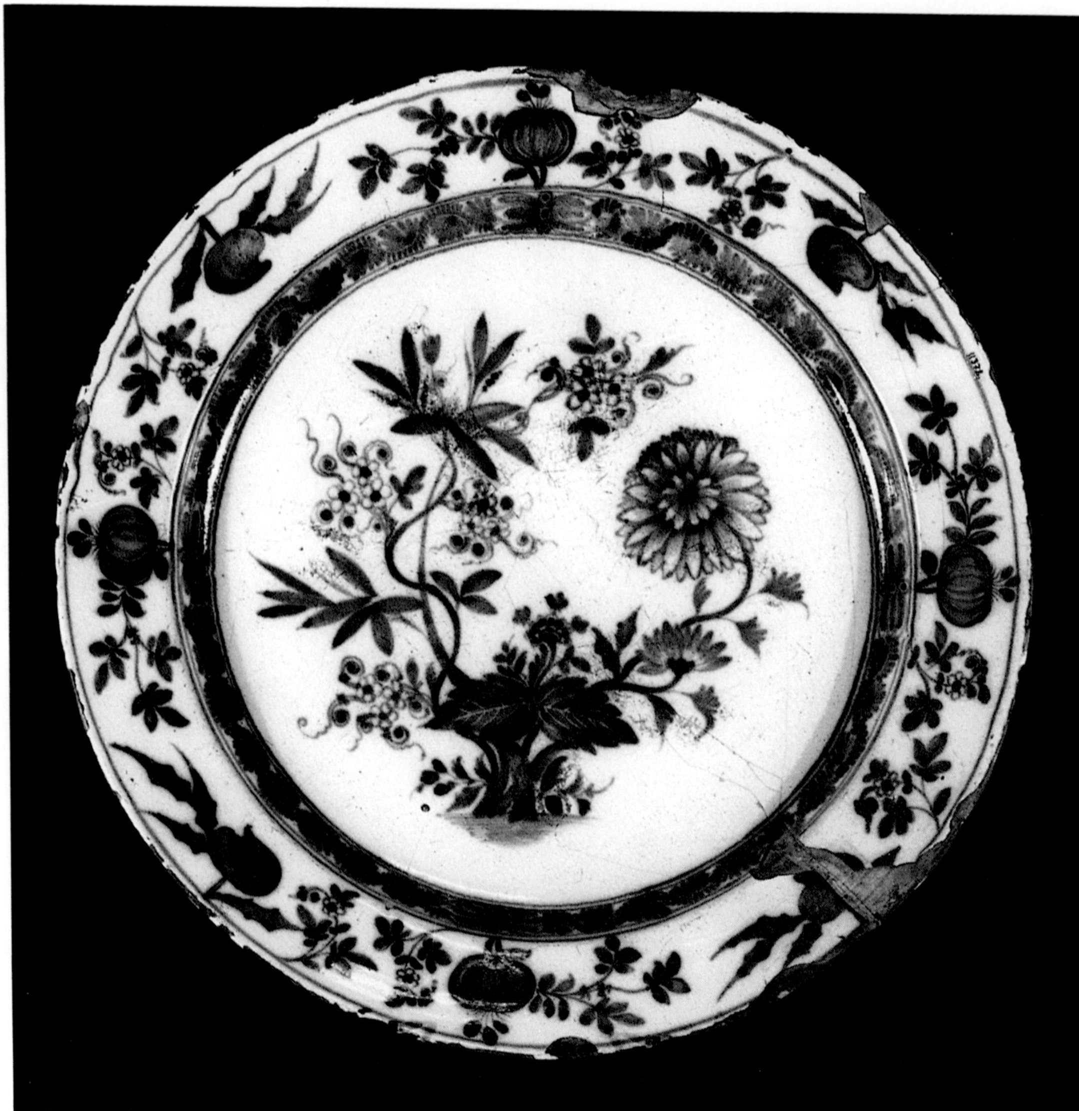

43 E T A G E R E. Meissen, um 1880.
Schwertermarke. H. 40,4 cm.
Schloßmuseum Altenburg/Thüringen, Inv.-Nr. SM 1846

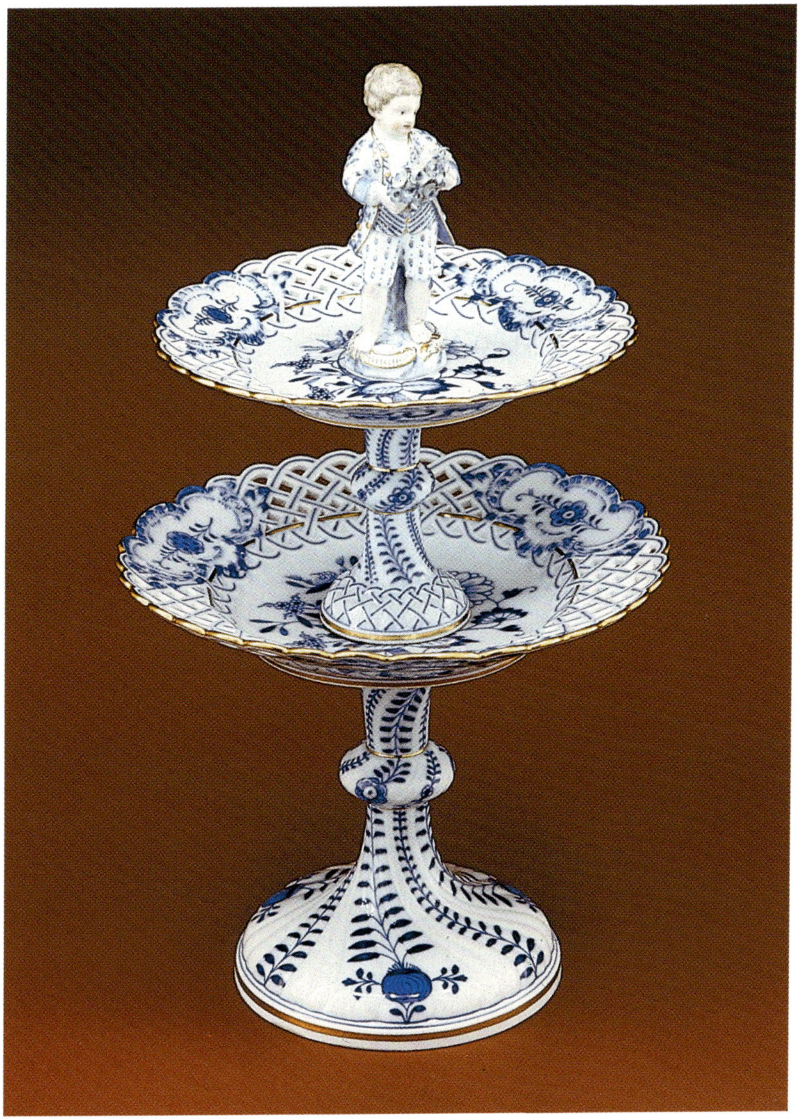

44 MOCCATASSE. Meissen, um 1888.
Schwertermarken. Untertasse: 12,5 × 11,0 cm; Obertasse: H. 5,2 cm.
Privatbesitz Leipzig

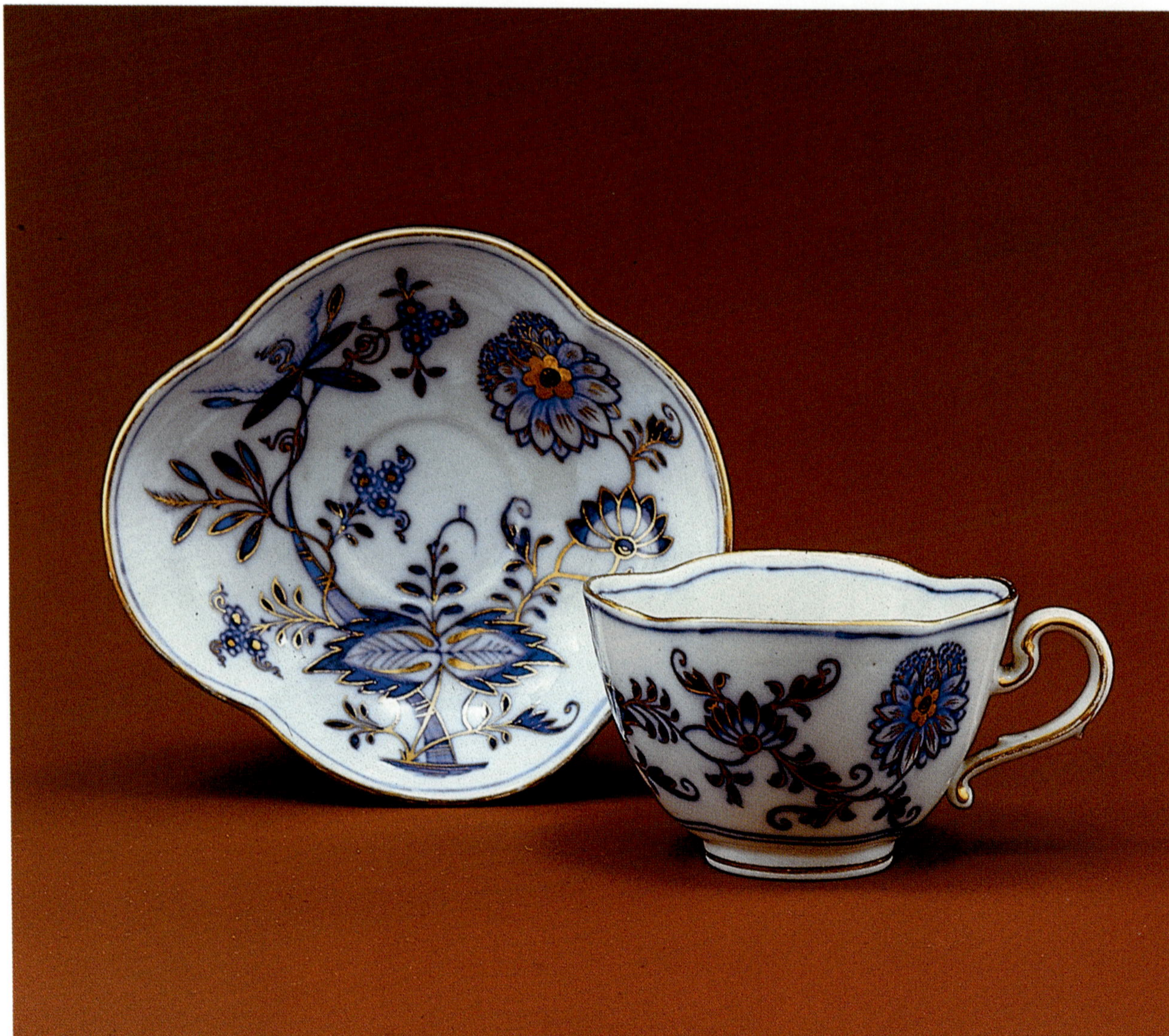

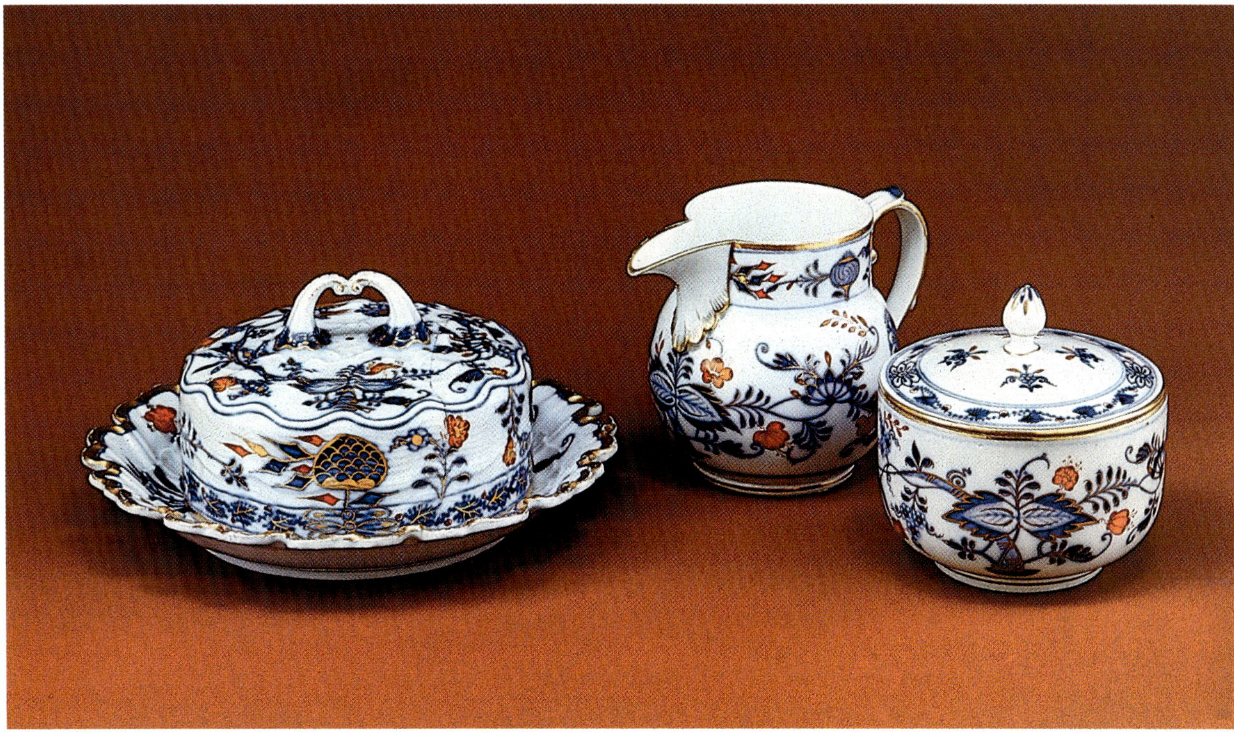

45 B U T T E R D O S E, Z U C K E R D O S E, K Ä N N C H E N. Meissen, um 1880.
Schwertermarken.
Schloßmuseum Altenburg/Thüringen, Inv.-Nr. SM 1846

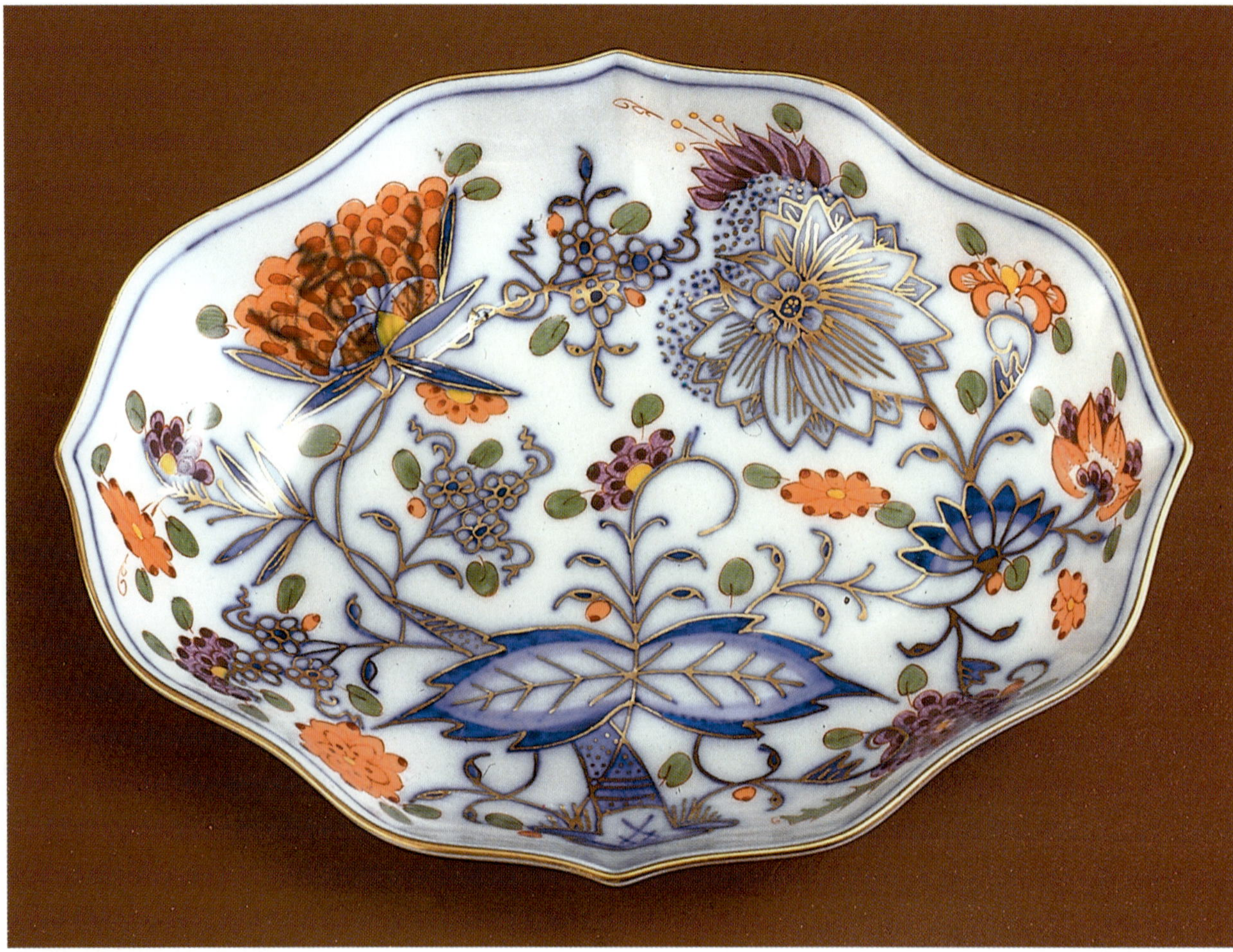

46 O V A L E S C H A L E. Meissen, 1973.
Schwertermarke, eingepreßtes Jahreszeichen » Ω «.
Verfälschung durch mehrfarbige Überdekoration in Gold, Eisenrot, Purpur, Gelb und Grün außerhalb der Manufaktur Meissen.
Privatbesitz Leipzig

47 Z W I E B E L M U S T E R P O R Z E L L A N E. Meissen, 19. und 20. Jh.
Schwertermarken. Privatbesitz Leipzig

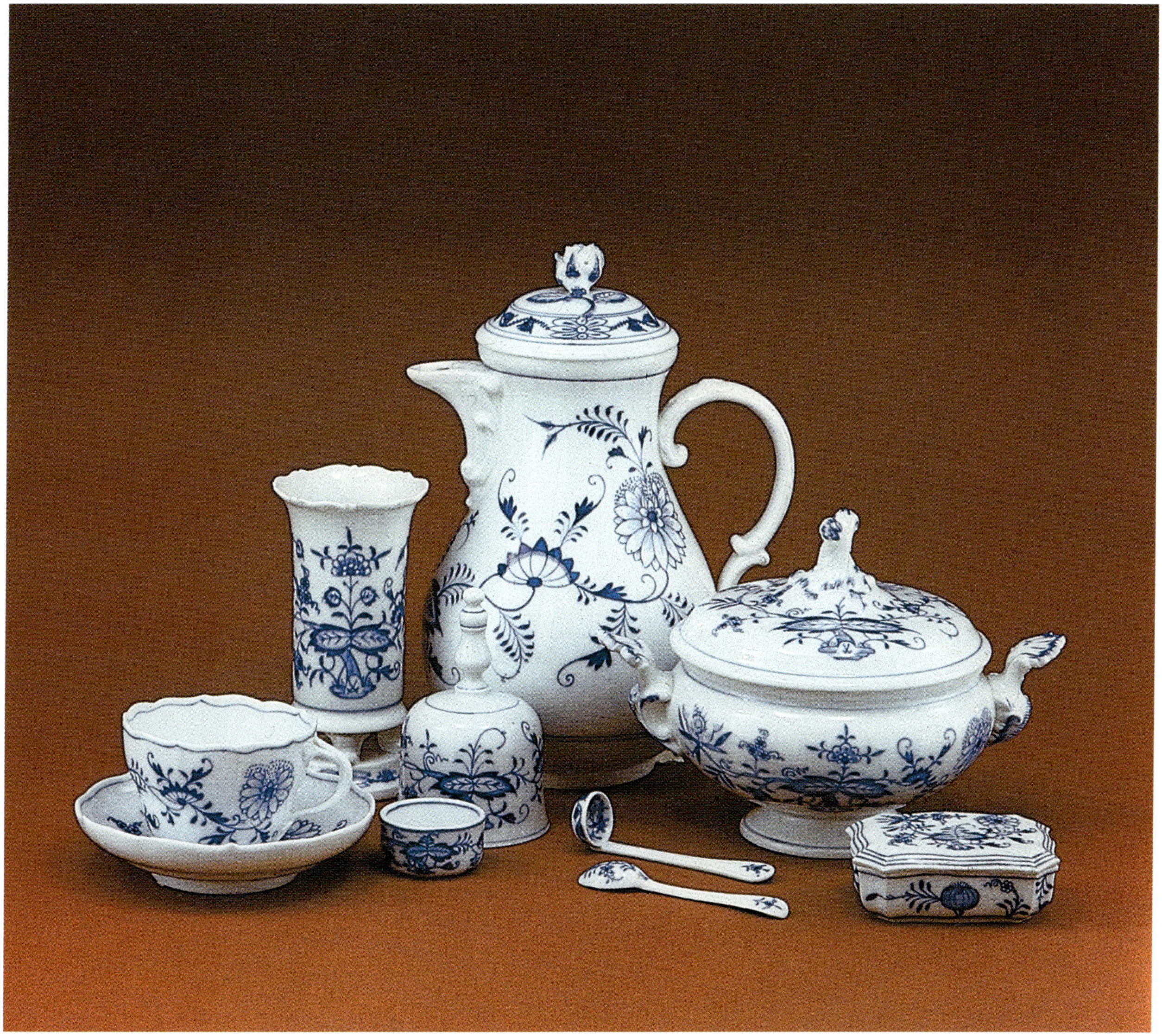

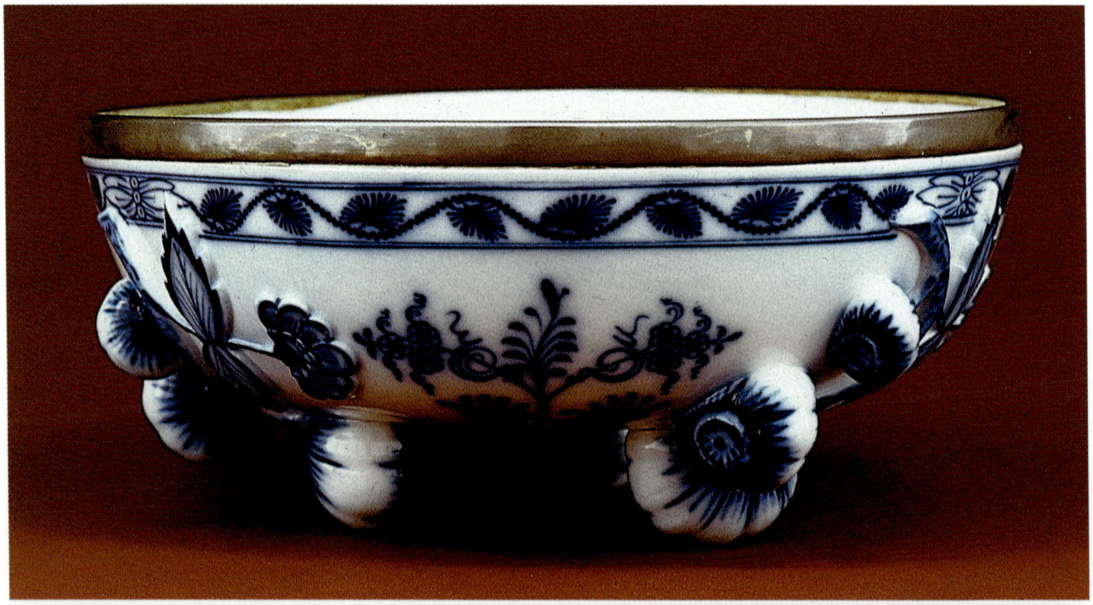

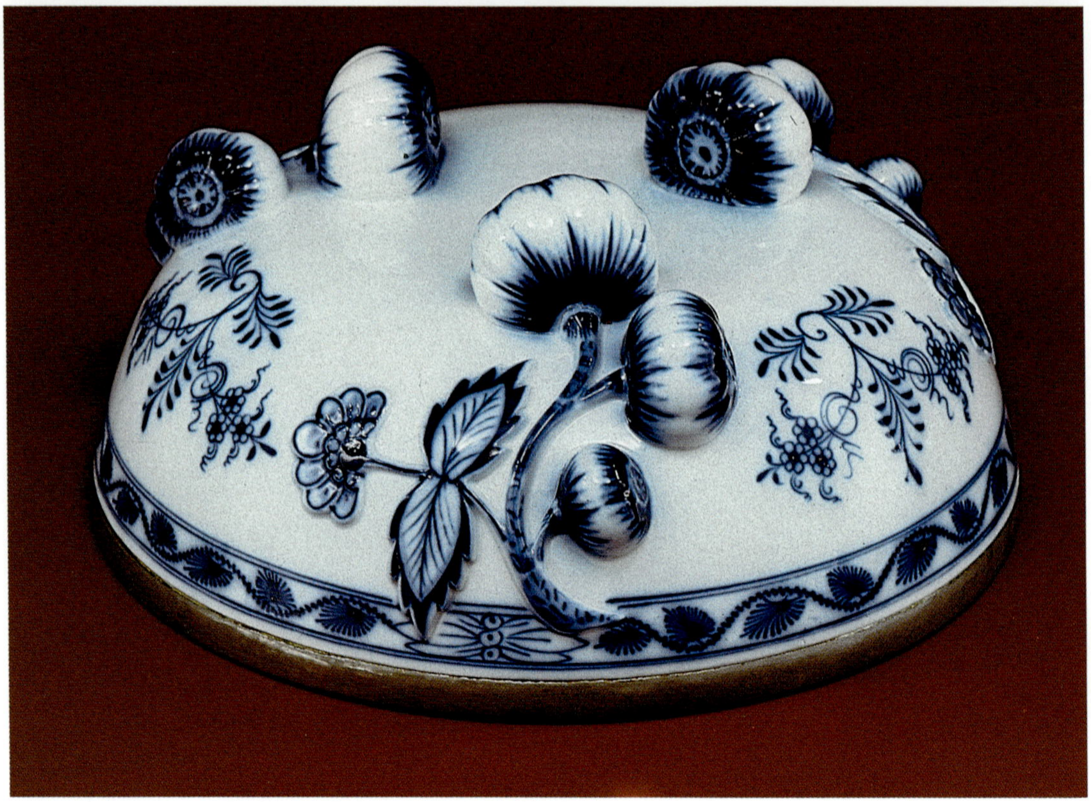

48 SCHÜSSEL MIT METALLMONTIERUNG (unten Bodenansicht). Porzellanfabrik C. Teichert, Filiale Eichwald (Böhmen), um 1890. Gemarkt »MEISSEN« im Oval mit Stern [M 43]. H. 11,1 cm, Dm. 15,6 cm. Privatbesitz Dresden

49 GIESSKANNE. Gebr. Schoenau, Hüttensteinach, um 1910. Gemarkt in Unterglasurblau [M 67]. H. 17,1 cm. Restaurierung: H. Schmidt, Leipzig. Privatbesitz Delitzsch bei Leipzig

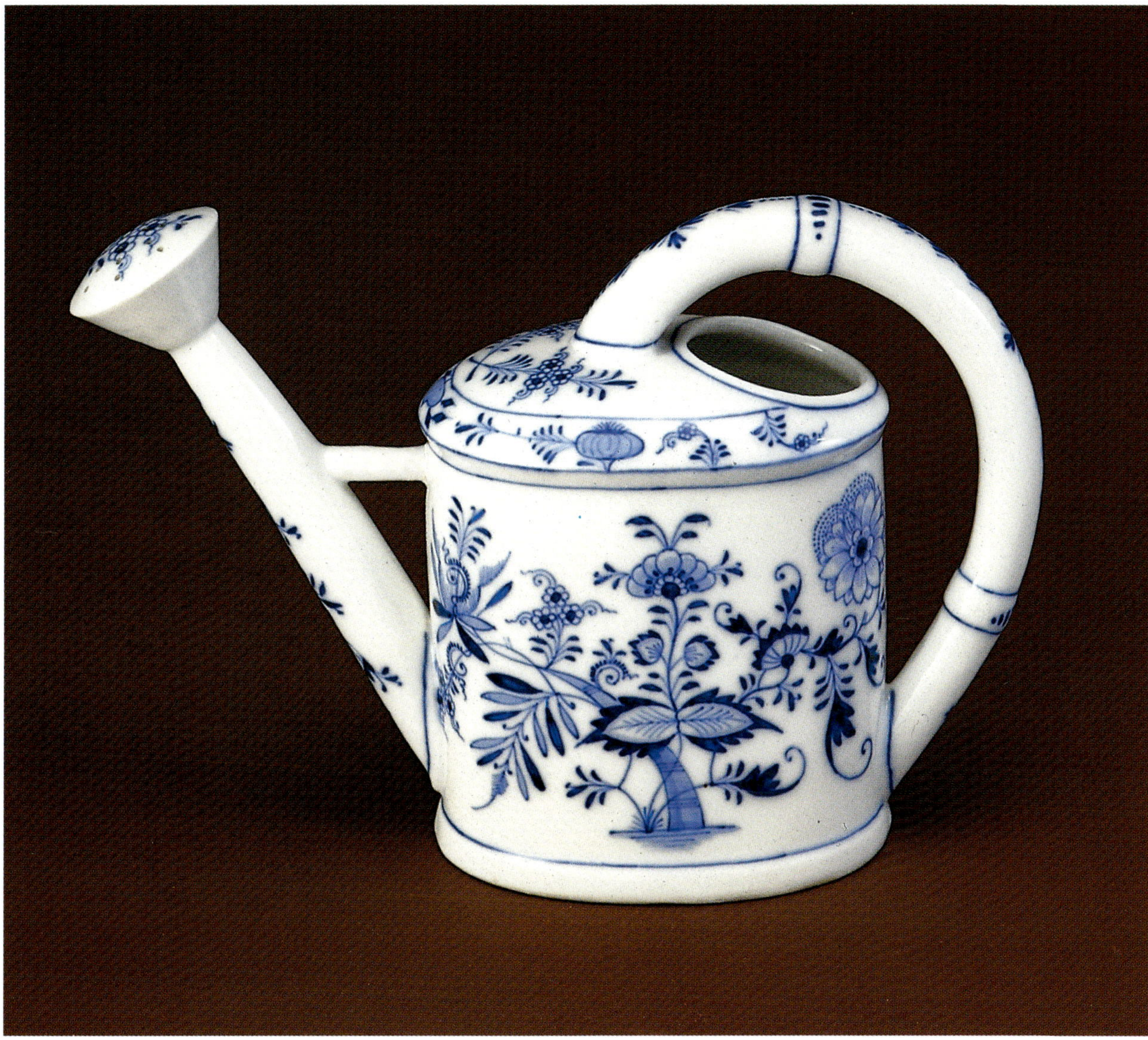

50 links T E L L E R. Meissen, um 1900.
Dekor 202b, »Rosa« mit Goldrand. Schwertermarke. Dm. 22,9 cm.
Privatbesitz Markkleeberg bei Leipzig
50 rechts T E L L E R. Porzellanfabrik Ernst Teichert (Meißen), um 1905.
Gemarkt in Aufglasurblau [M 57]. Dm. 16,1 cm.
Privatbesitz Leipzig

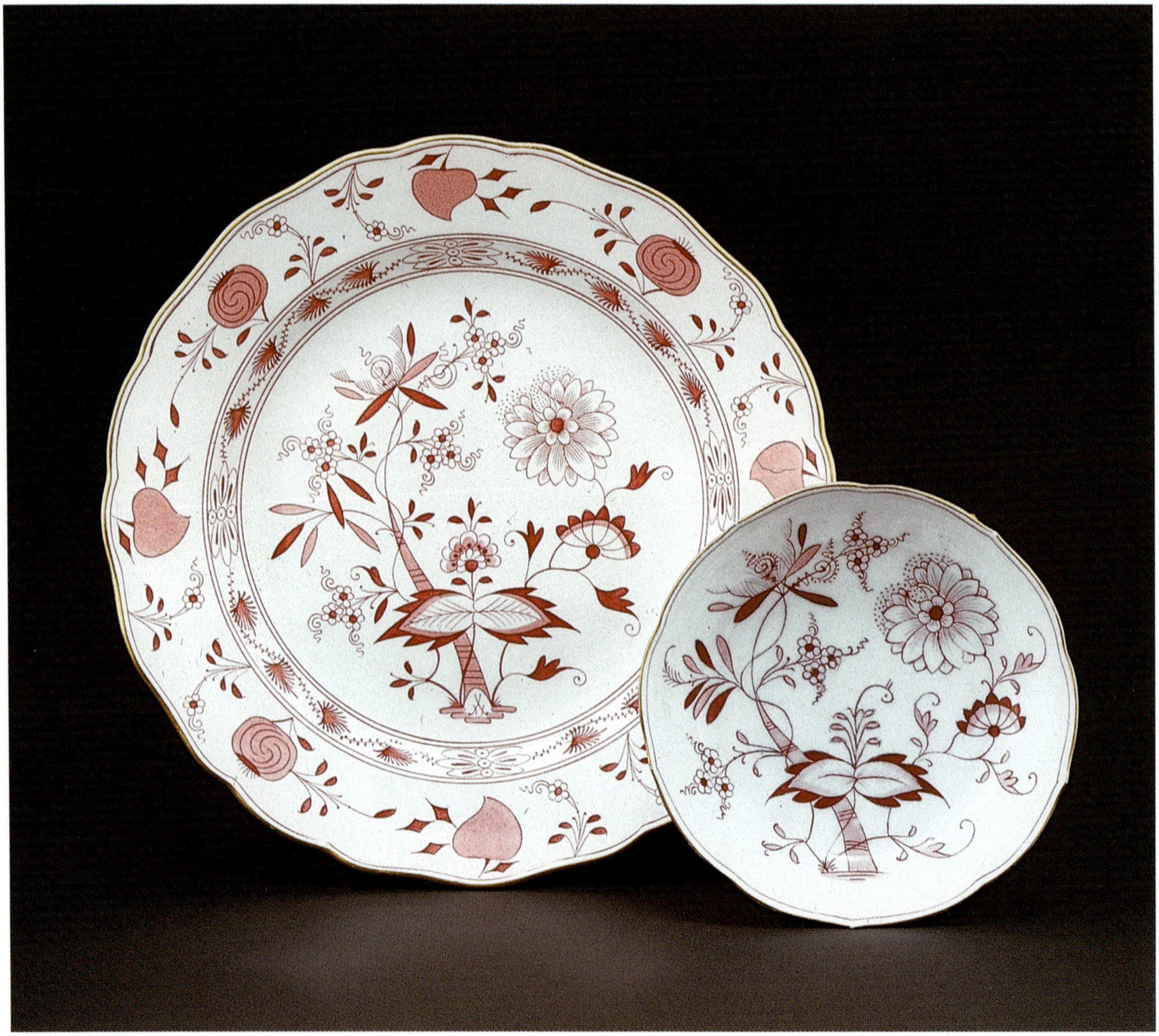

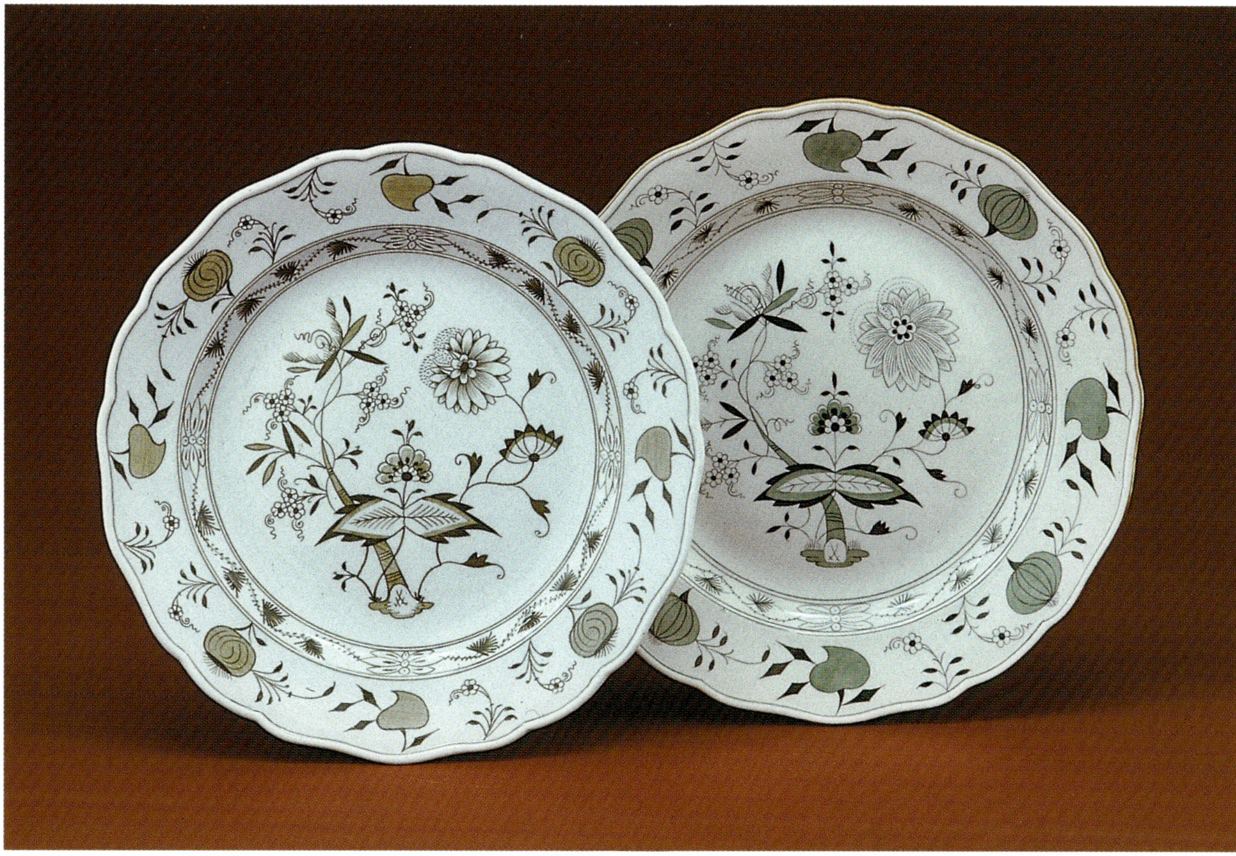

51 links T E L L E R. Meissen, um 1900.
Dekor in Unterglasurgrün. Schwertermarke. Dm. 24,5 cm.
Privatbesitz Meißen
51 rechts T E L L E R. Meissen, um 1980.
Dekor in Aufglasurgrün (Dekor 362401). Schwertermarke. Dm. 26,1 cm.
Privatbesitz Meißen

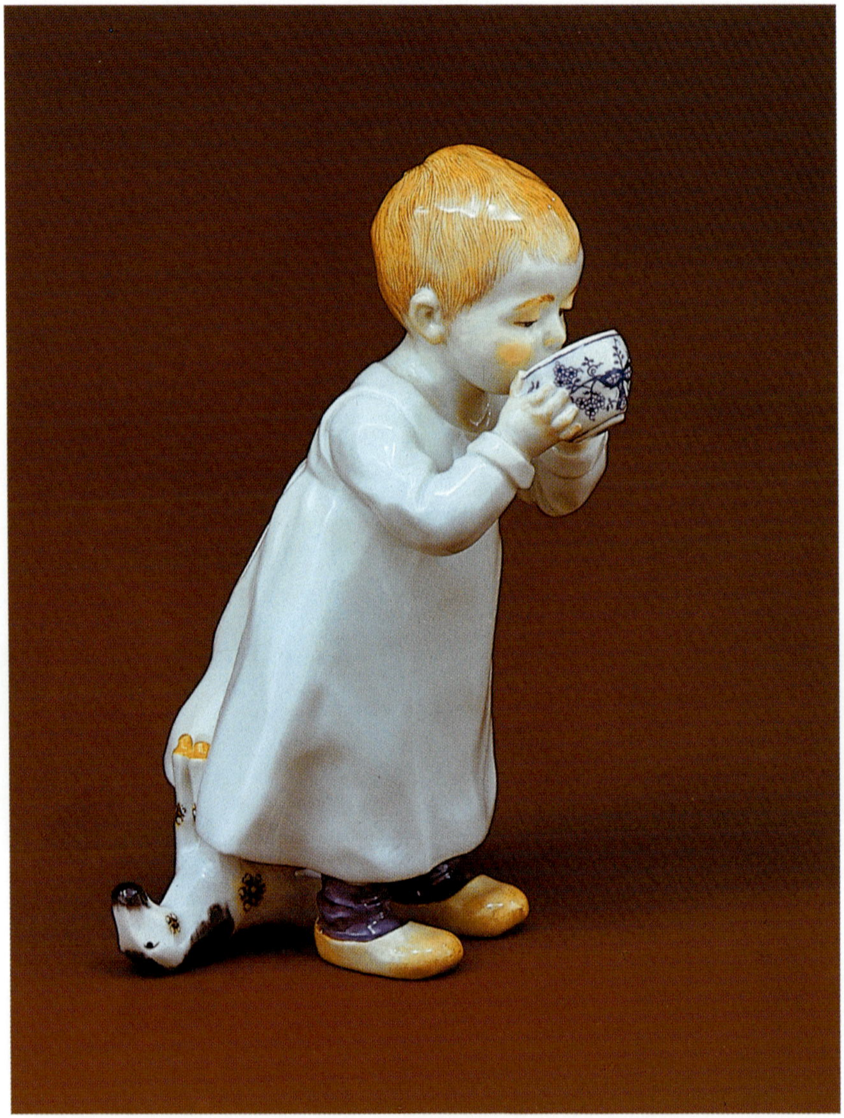

52 K I N D M I T Z W I E B E L M U S T E R T A S S E . Meissen, um 1985.
Modell nach Konrad Hentschel (um 1905).
Schwertermarke.
Privatbesitz Meißen

53 links BRIEFBESCHWERER MIT MOPS. C. Teichert (Meißen) oder B. Bloch (Eichwald), nach 1920. Gemarkt in Unterglasurblau. 19,5 × 6,1 cm.
Privatbesitz Leipzig

53 rechts BLATTSCHALE (Steingut). TC Brown-Westhead, Moore & Co. England, um 1900. Gemarkt [M 118]. 18,9 × 16,5 cm.
Privatbesitz Leipzig

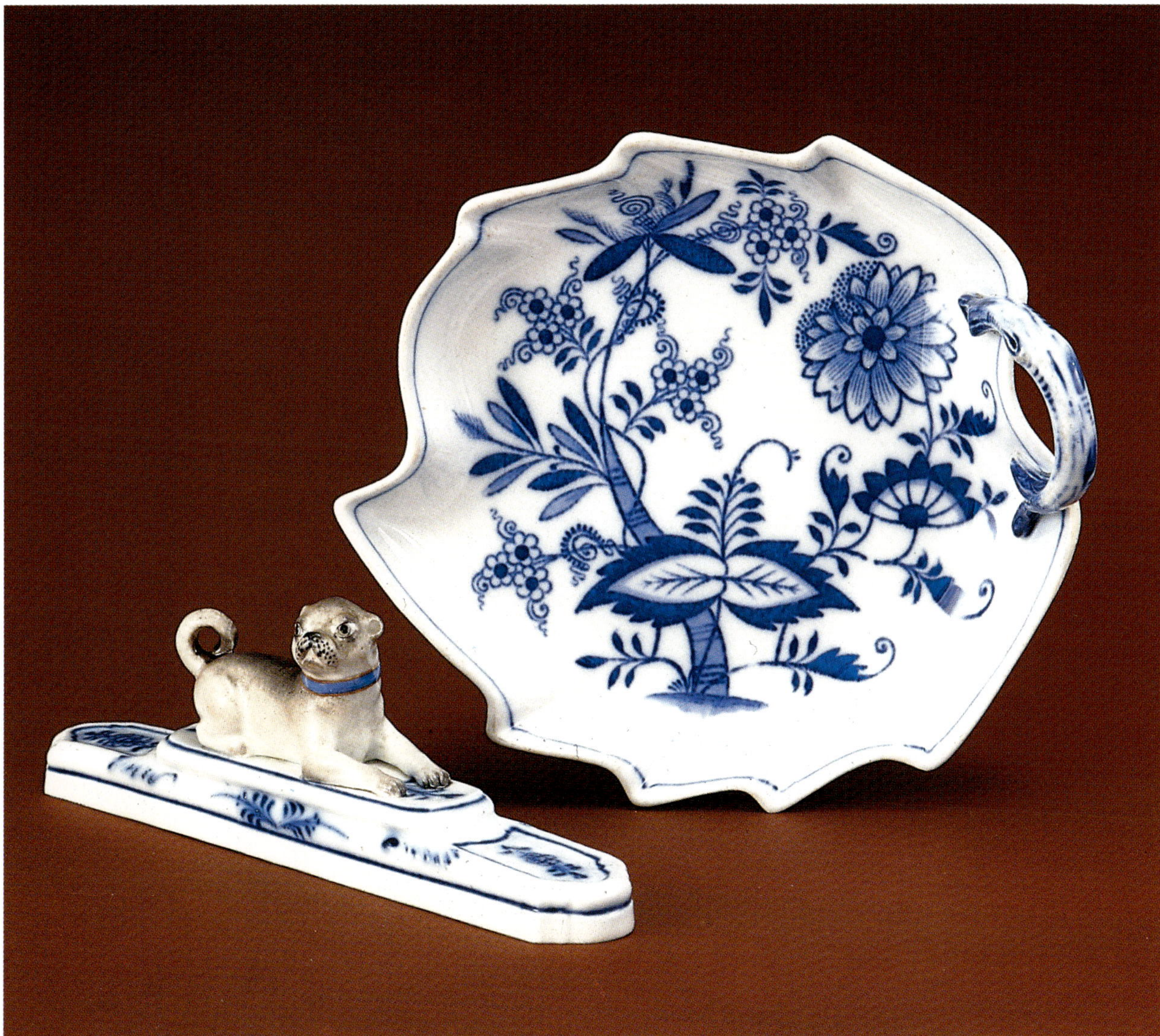

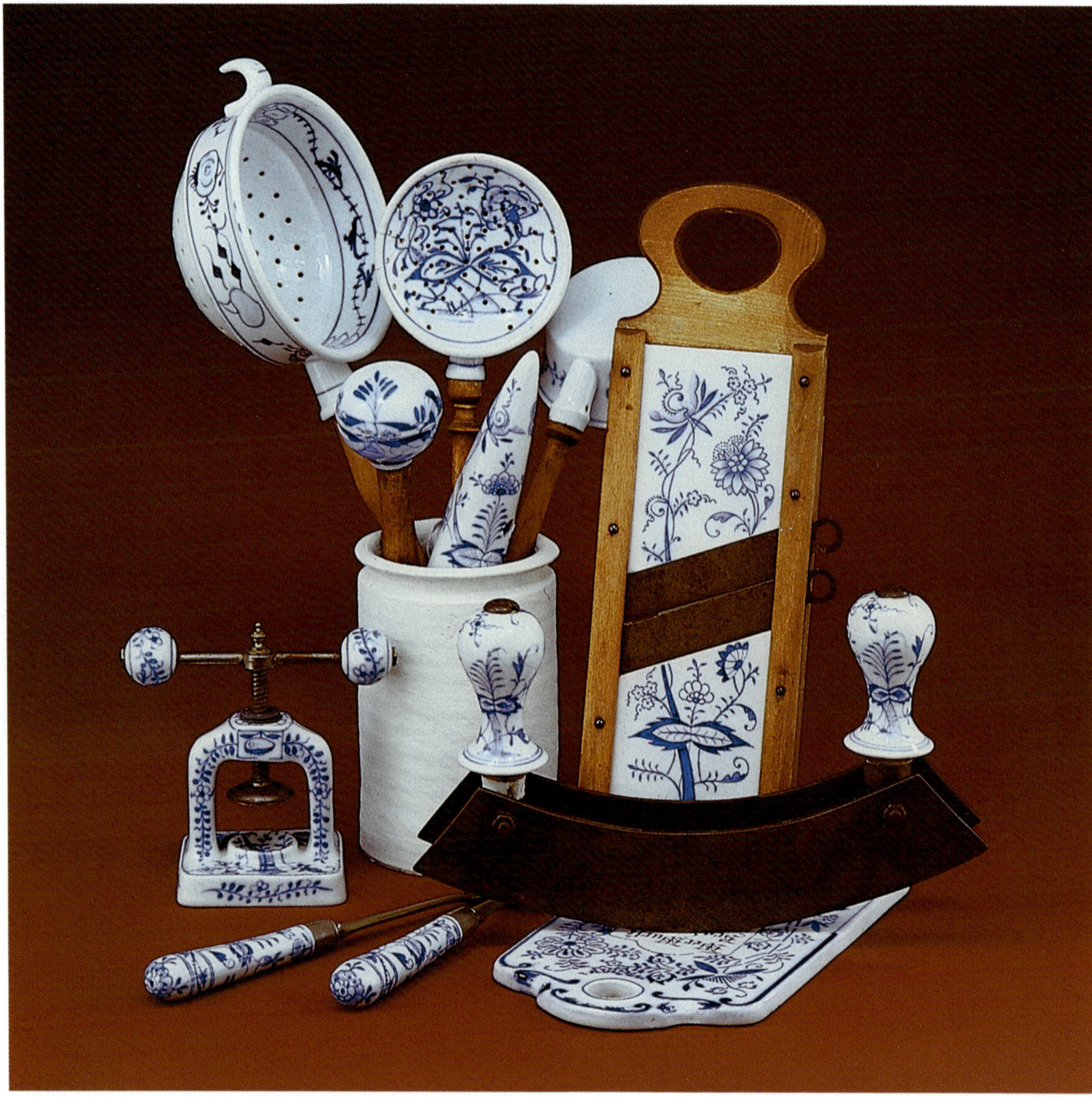

54 K Ü C H E N G E R Ä T E (Porzellan/Steingut). 19. und 20. Jh. Verschiedene Hersteller. Überwiegend ungemarkt. Privatbesitz Leipzig

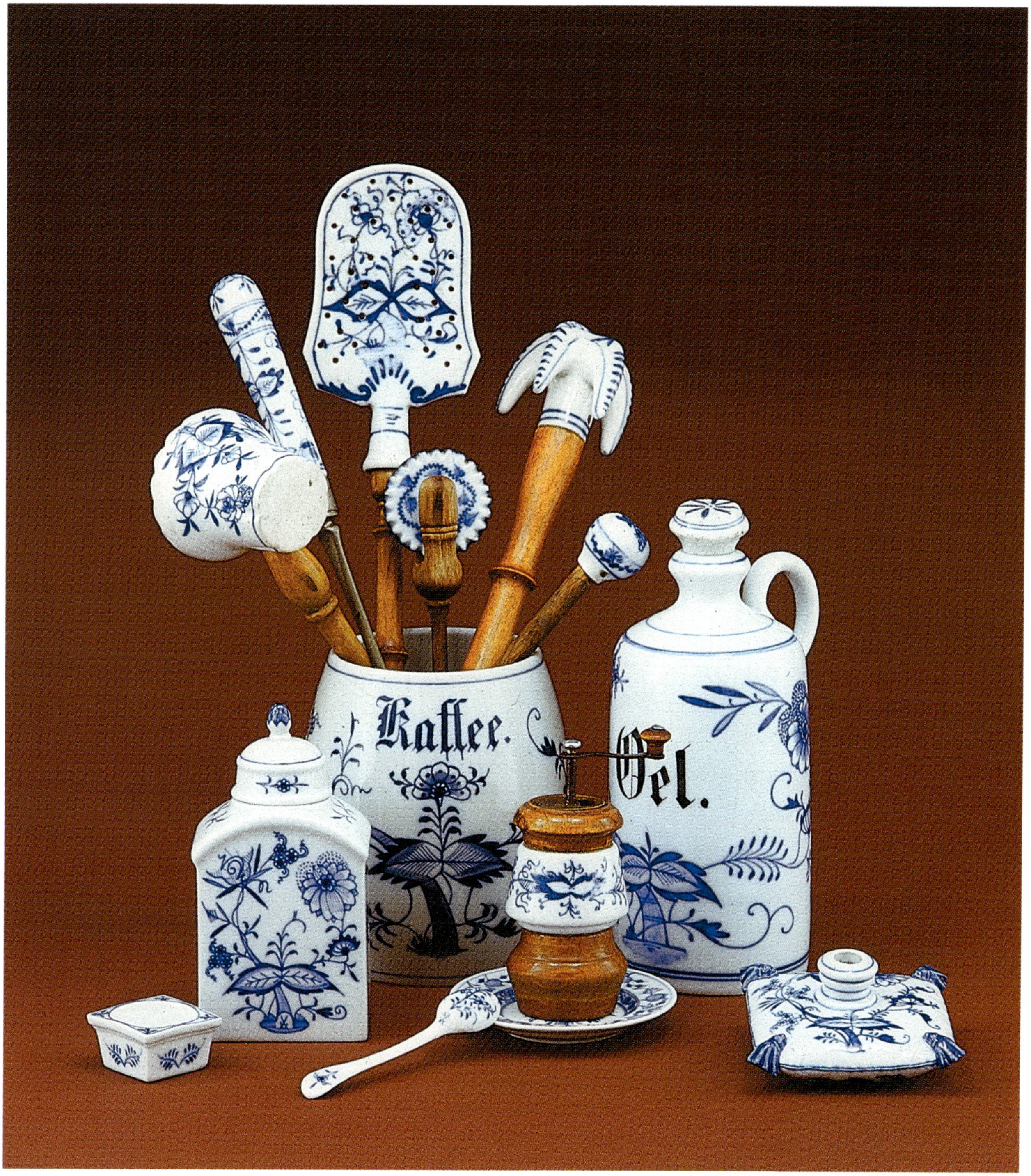
Kaffee.
Oel.

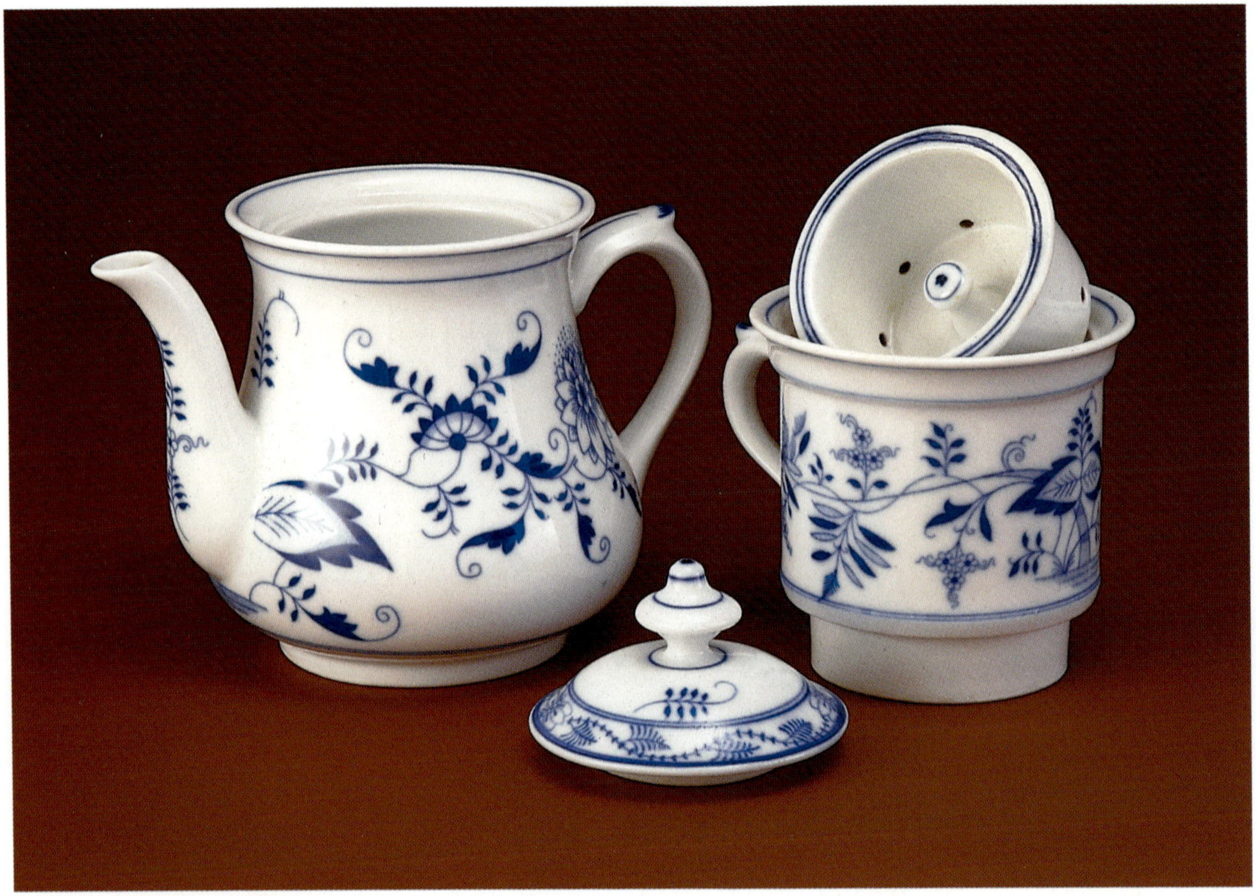

55 K A N N E M I T F I L T E R. Thun'sche Porzellanfabrik Klösterle/Böhmen, nach 1895.
Gemarkt [M 94]. H. mit Filter 27,2 cm.
Slg. B. v. Barsewisch, München

56 M O C C A K A N N E M I T K O P P C H E N. Meissen, nach 1985.
Dekor »Zwiebelmuster, reich, schieferblau«, Dekor-Nr. 800301. Schwertermarken.
Privatbesitz Meißen

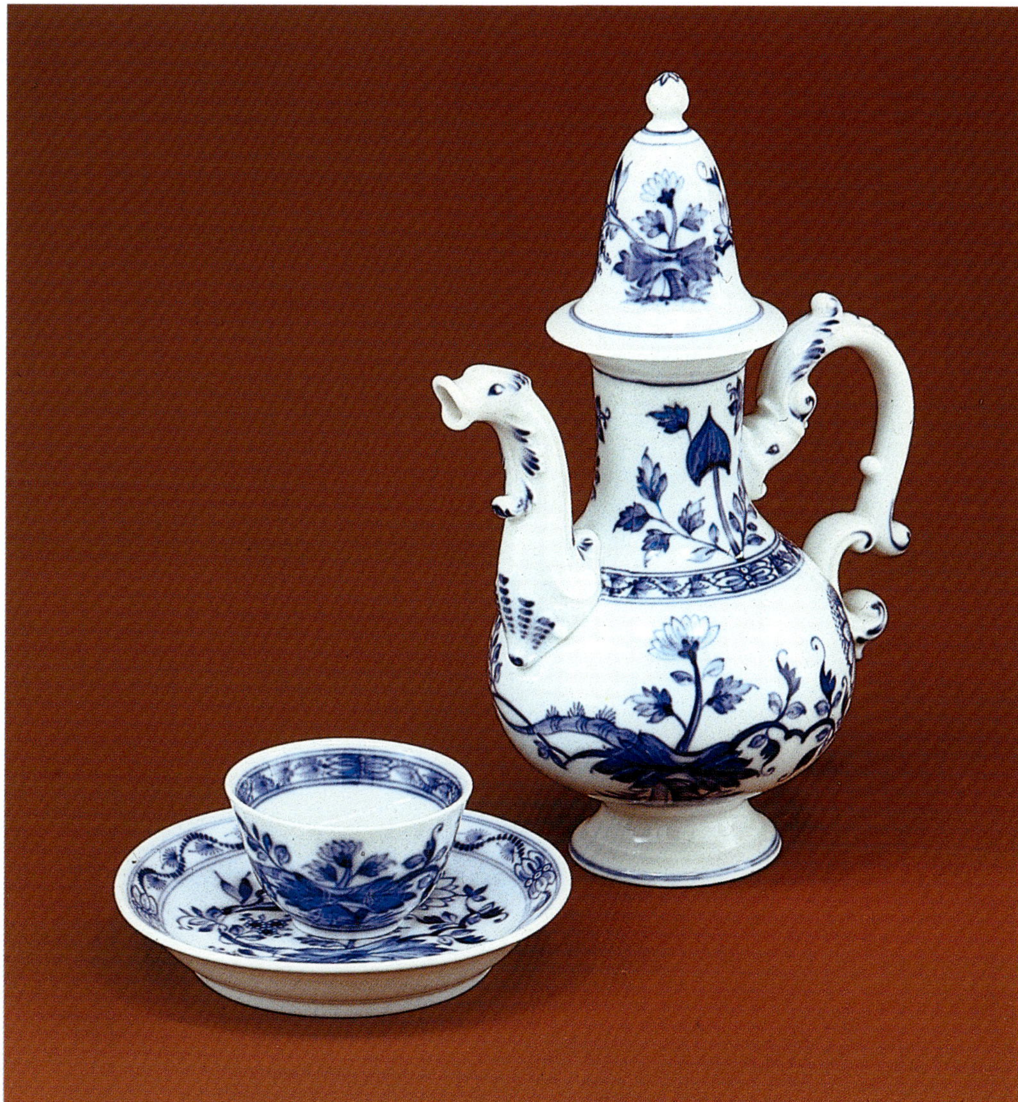

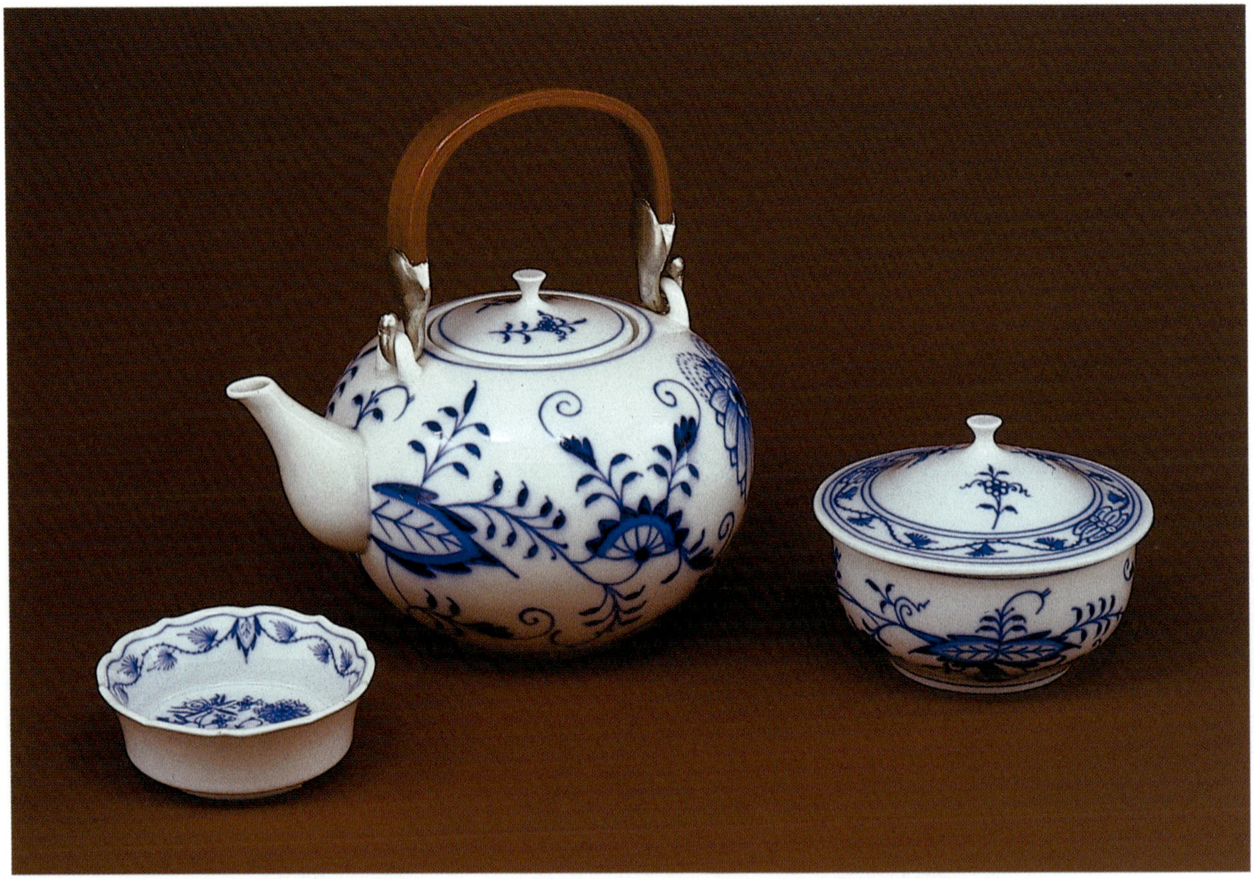

57 S E R V I C E - T E I L E. Meissen, nach 1982.
»Japan-Form«, Entwurf Ludwig Zepner. Kanne mit zinnmontiertem Holzhenkel. Schwertermarken.
Privatbesitz Meißen

58 G R O S S E K A N N E M I T Z I N N G E F A S S T E M D E C K E L. Rauenstein, um 1890.
Dekor goldgehöht. Gemarkt in Unterglasurblau. H. 35,2 cm.
Slg. H. Fuchs, Rauenstein

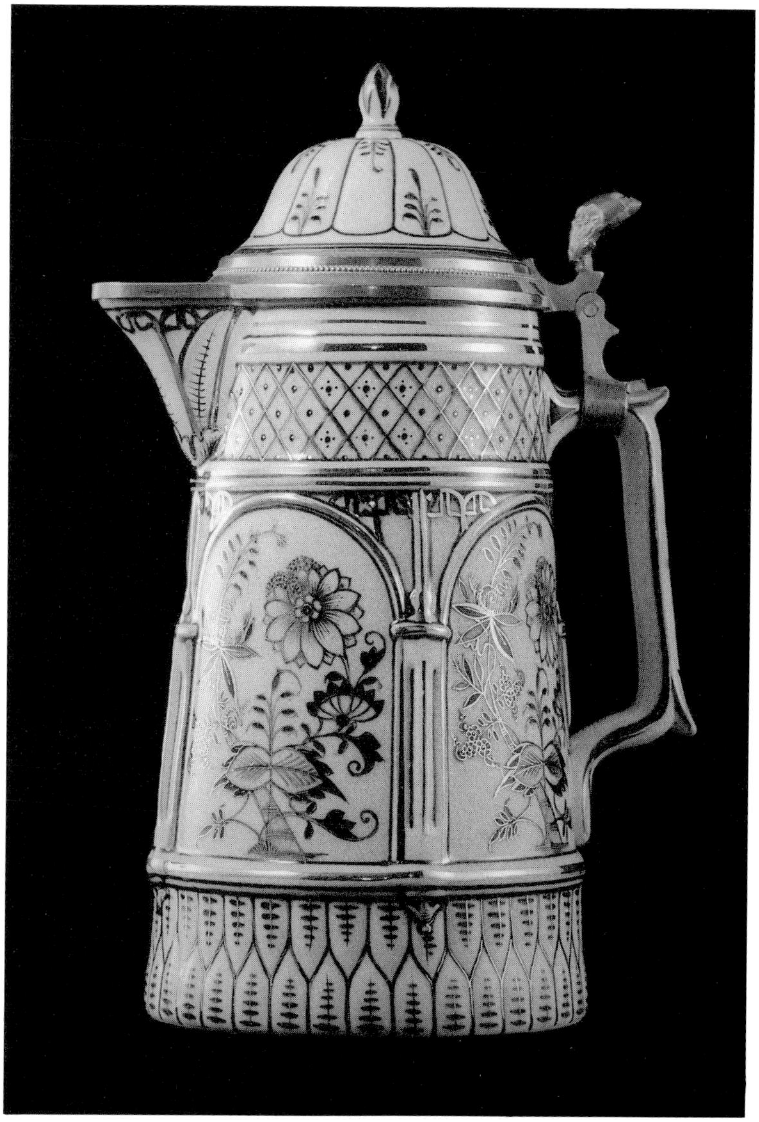

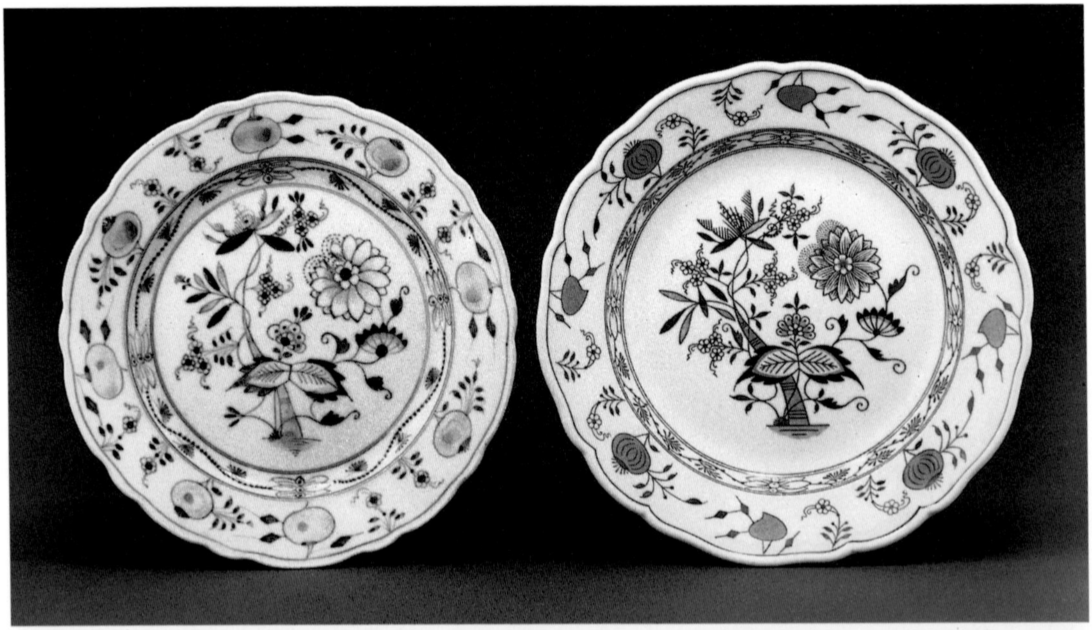

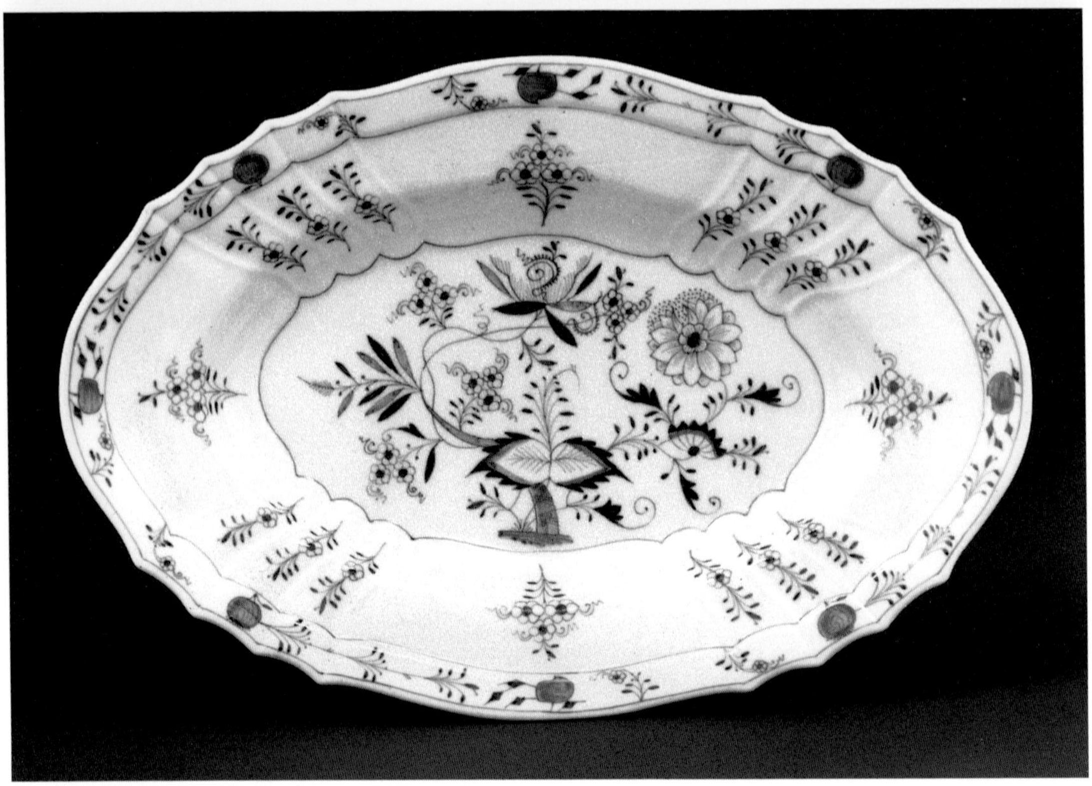

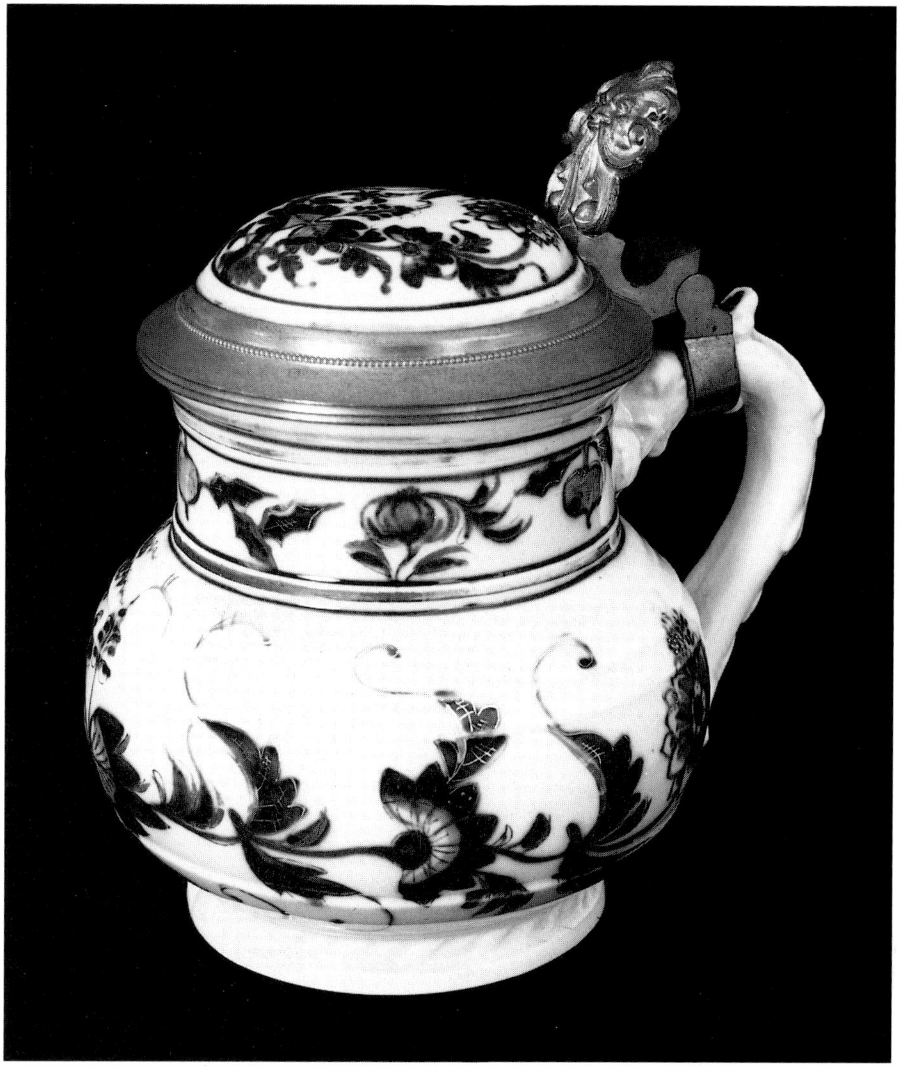

59 links T E L L E R. Rauenstein, um 1880.
Gemarkt in Unterglasurblau [M 73]. Dm. 23,5 cm. Privatbesitz Markkleeberg bei Leipzig
59 rechts T E L L E R. Porzellanfabrik Lorenz Hutschenreuther, Selb, nach 1930.
Gemarkt in Unterglasurblau. Dm. 25,5 cm. Privatbesitz Leipzig

60 O V A L E P L A T T E. Gebr. Schoenau, Hüttensteinach, um 1895.
Gemarkt in Unterglasurblau [M 66]. L. 32,0 cm. Privatbesitz Leipzig

61 K L E I N E R K R U G M I T Z I N N G E F A S S T E M D E C K E L.
Rauenstein, um 1890. Dekor goldgehöht. Gemarkt in Unterglasurblau [M 72]. H. 14,6 cm.
Museum Otto Ludwig, Eisfeld, Thüringen, Inv.-Nr. B 1a

62 WASCHSCHÜSSEL MIT KANNE, NACHTTOPF.
Meißner Ofen- und Porzellanfabrik vorm. C. Teichert, nach 1920.
Gemarkt »MEISSEN« im Oval mit Stern.
Waschschüssel: Dm. 37,5 cm, H. 14,2 cm; Kanne: H. 37,2 cm; Nachttopf: Dm. 21,5 cm, H. 14,2 cm.
Privatbesitz Leipzig

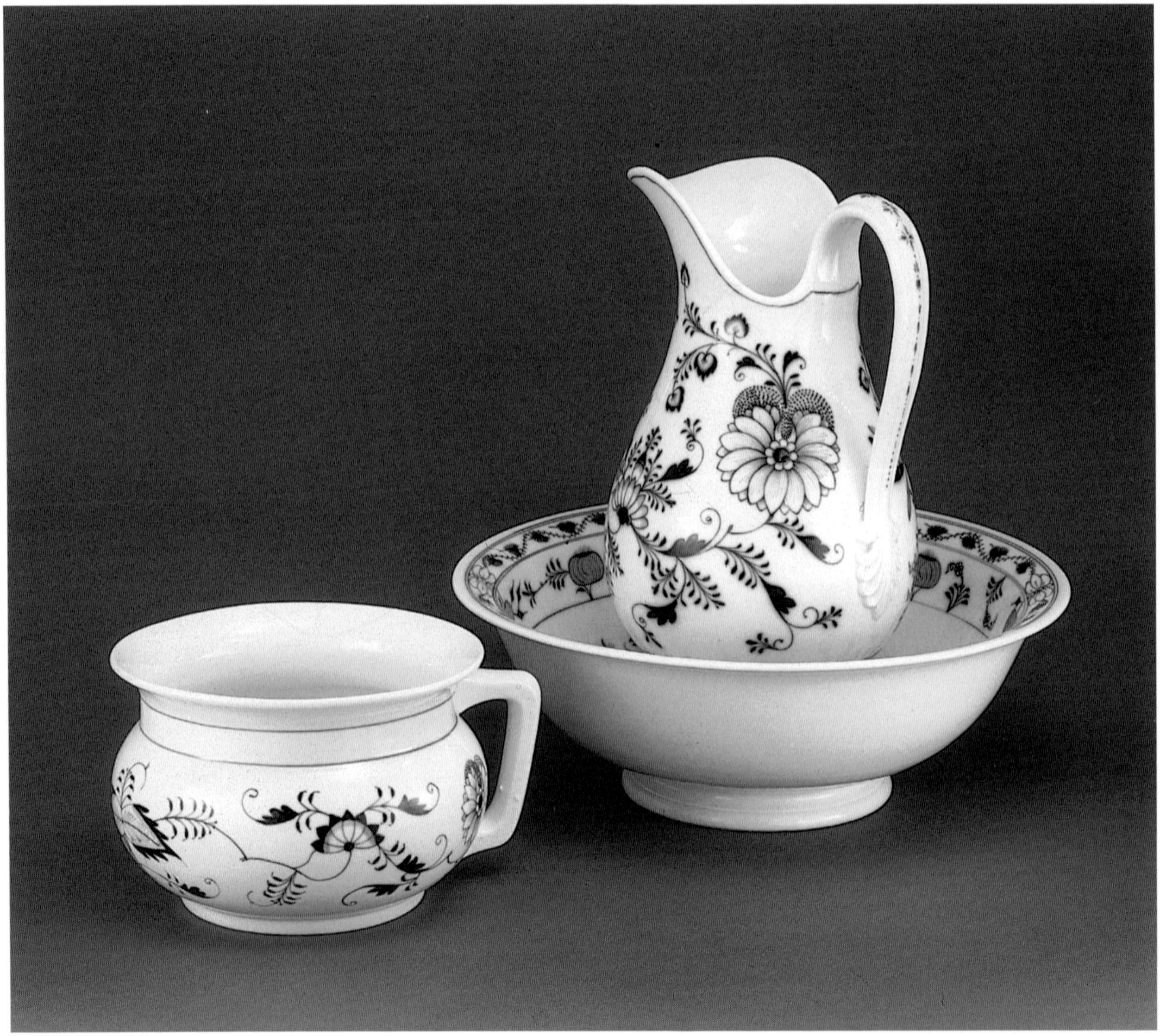

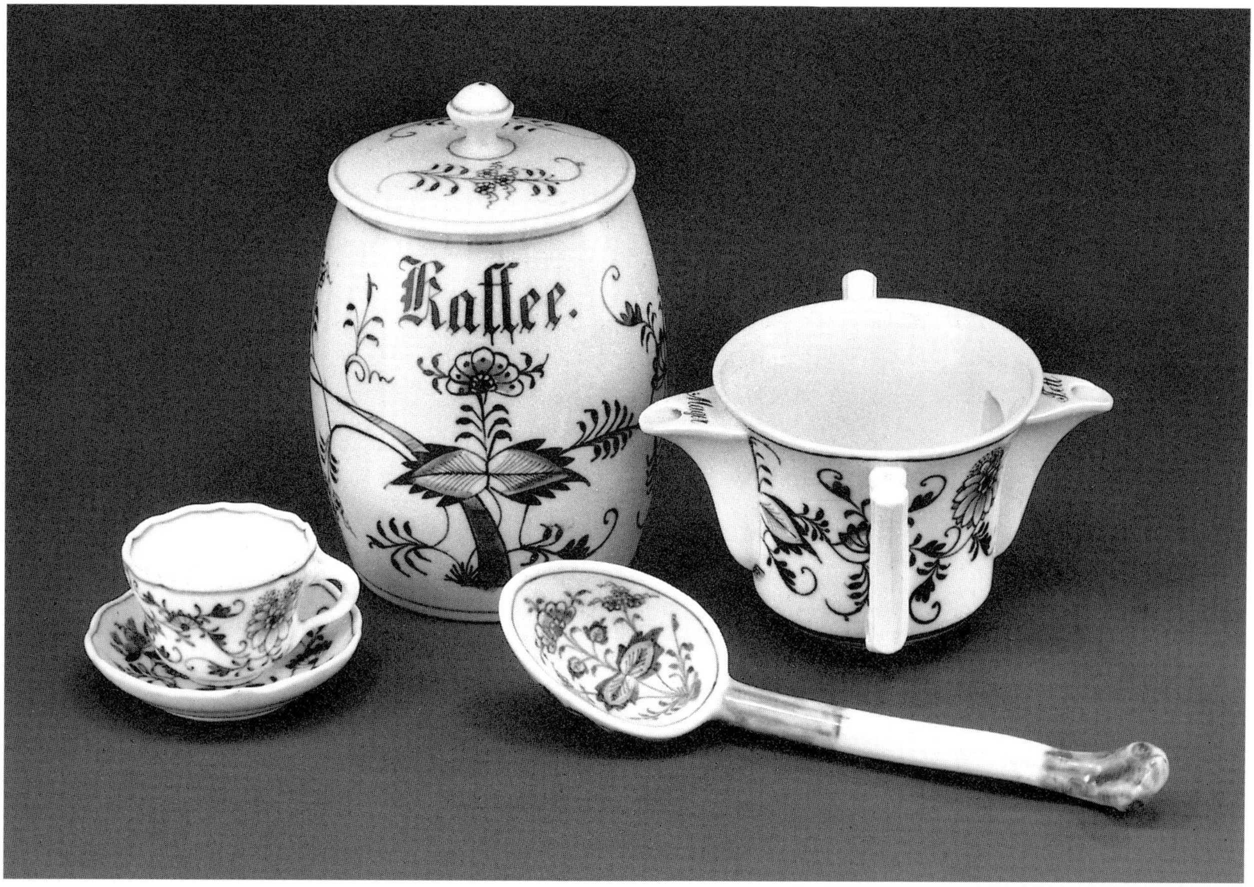

63 P O R Z E L L A N E der Firmen E. und C. Teichert (Meißen).
Privatbesitz Leipzig

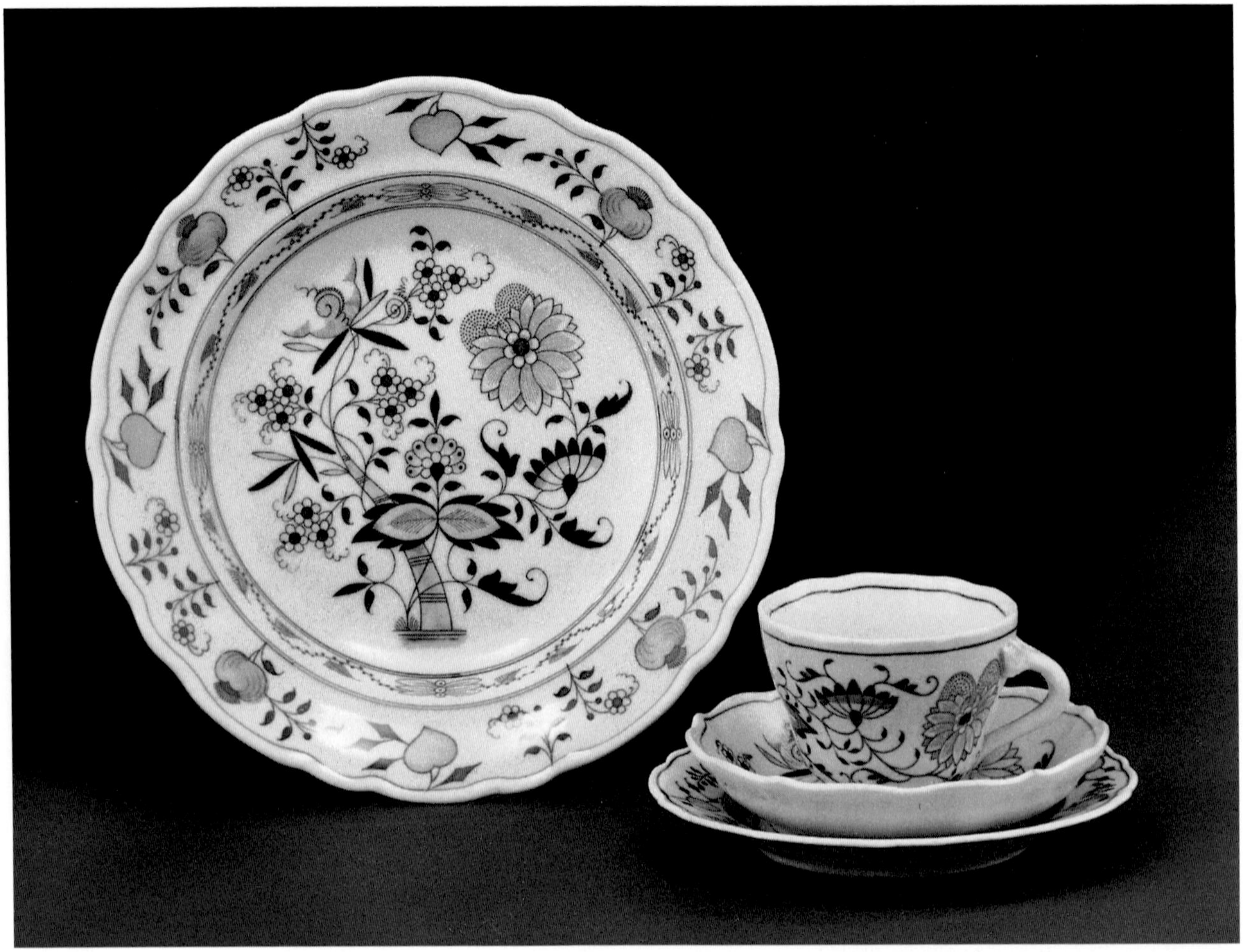

64 G E D E C K. Firma O. Schallert, Schwarzenbach, Bayern, nach 1910. Gemarkt [M 62,63].
Privatbesitz Dresden

65 G E F U S S T E O B S T S C H A L E . Berlin, um 1870–1880.
Szeptermarke mit Schrägstrich [M 38], Blauzeichen »M.«. H. 14,5 cm.
Privatbesitz Leipzig

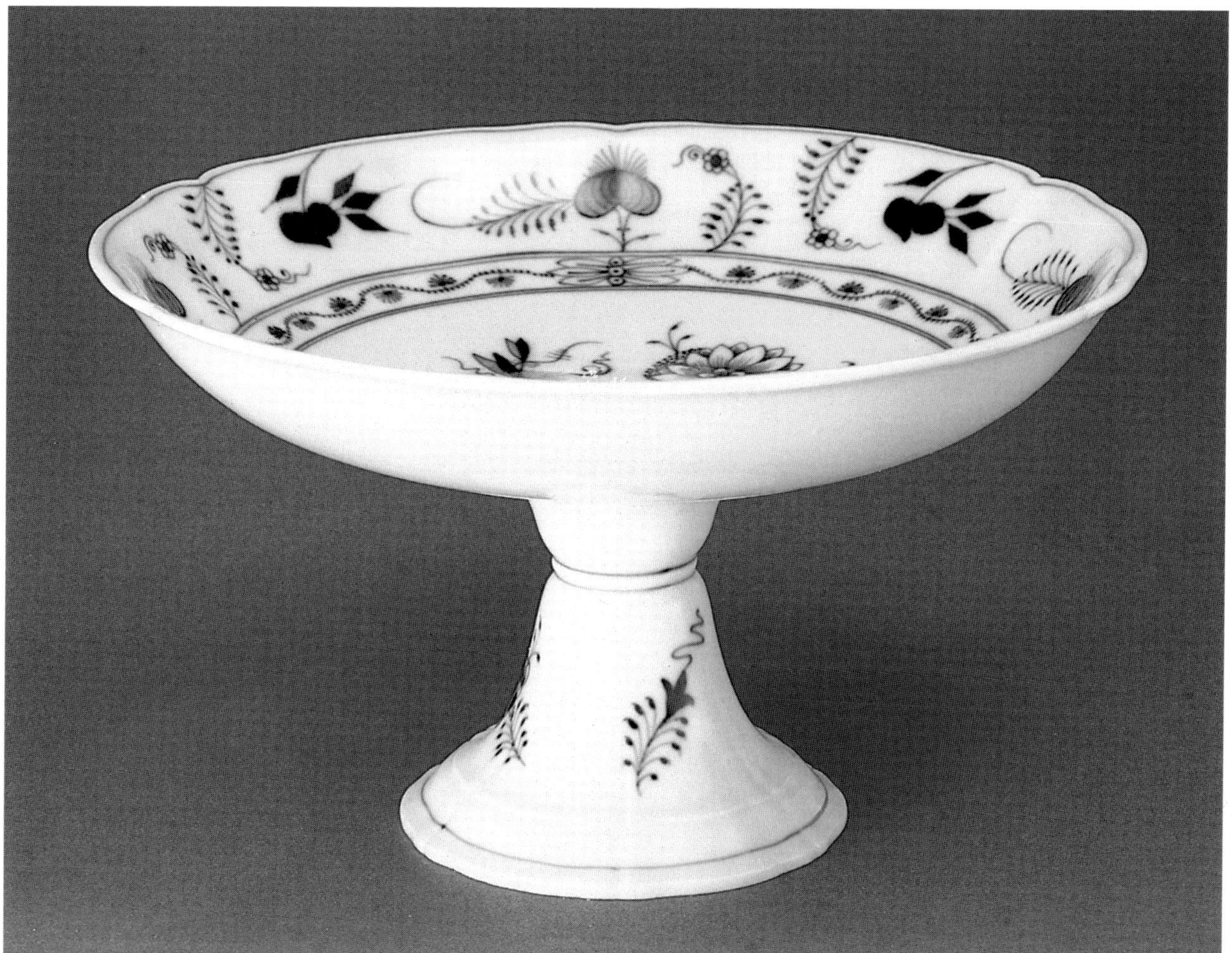

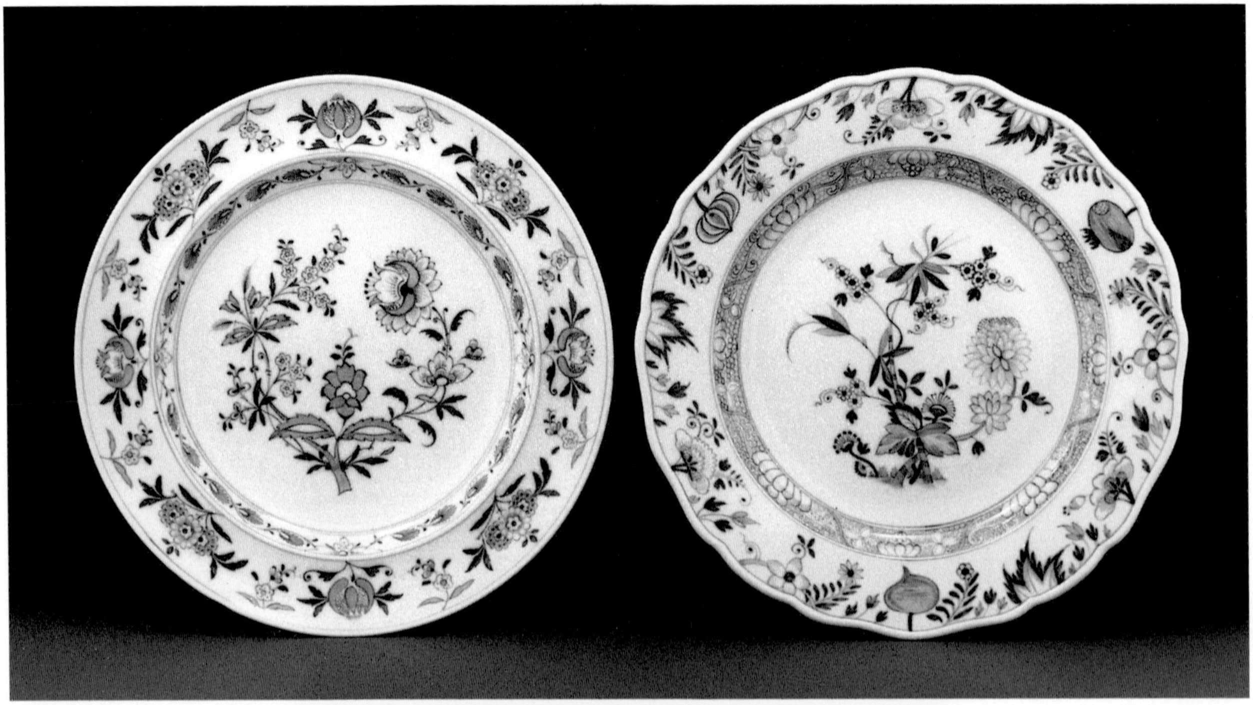

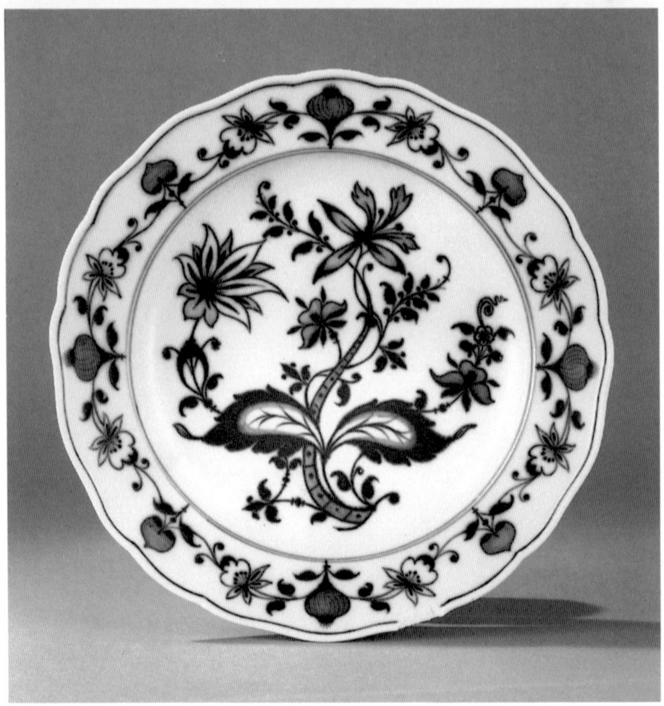

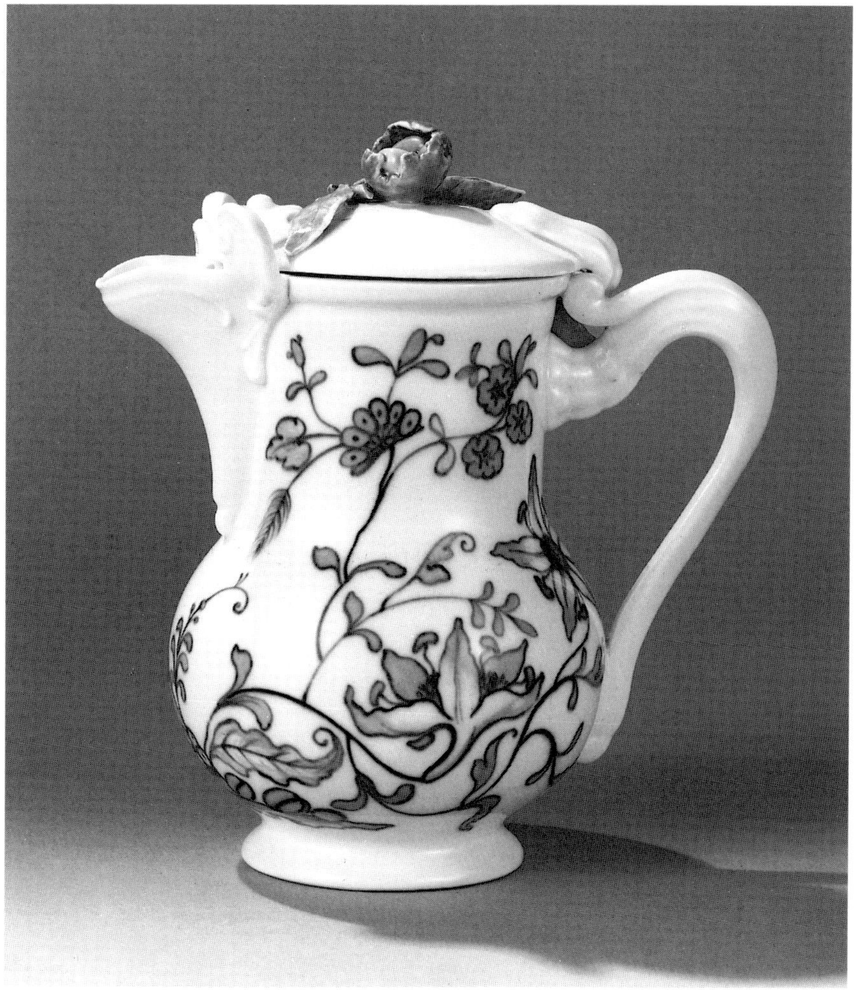

66 links T E L L E R. Meissen, nach 1883. Nach Entwurf Prof. Sturm.
(Spätere Dekor-Nr. 5a bzw. 800601 – »Neues stilgerechtes Zwiebelmuster – kobaltblau«). Schwertermarke. Dm. 24,5 cm.
Privatbesitz Meißen

66 rechts T E L L E R. Meissen, nach 1934. Form »Neuer Ausschnitt«,
(Dekor-Nr. 3a. »Original Zwiebelmuster nach Dr. Spitzner«). Schwertermarke. Dm. 25,0 cm. Privatbesitz Meißen

67 T E L L E R. Meissen, um 1890. Schwertermarke [M 29]. Dm. 24,4 cm.
Staatliche Porzellan-Manufaktur Meissen, Schauhalle

68 K A N N E. Meissen, um 1900. Dekor mit Zwiebelmusterelementen in Unterglasurblau
mit farbigen Ergänzungen (Grün, Braun). H. 19,2 cm.
Staatliche Porzellan-Manufaktur Meissen, Schauhalle, Inv.-Nr. 11014

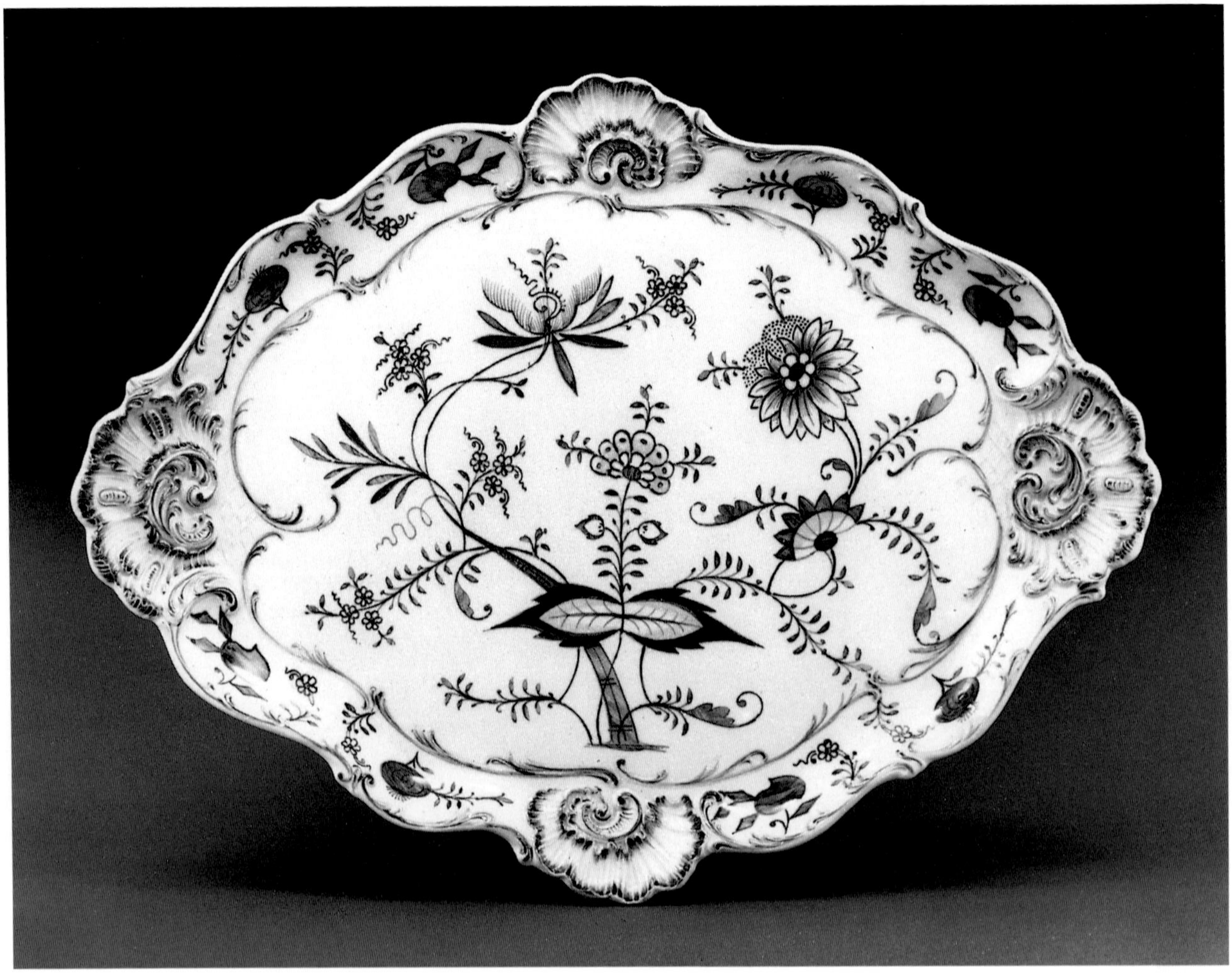

69 O V A L E P L A T T E (Steingut).
Villeroy & Boch, Dresden. Gedruckte Marke in Braun [M 125]. 45,9 × 33,8 cm.
Privatbesitz Dresden

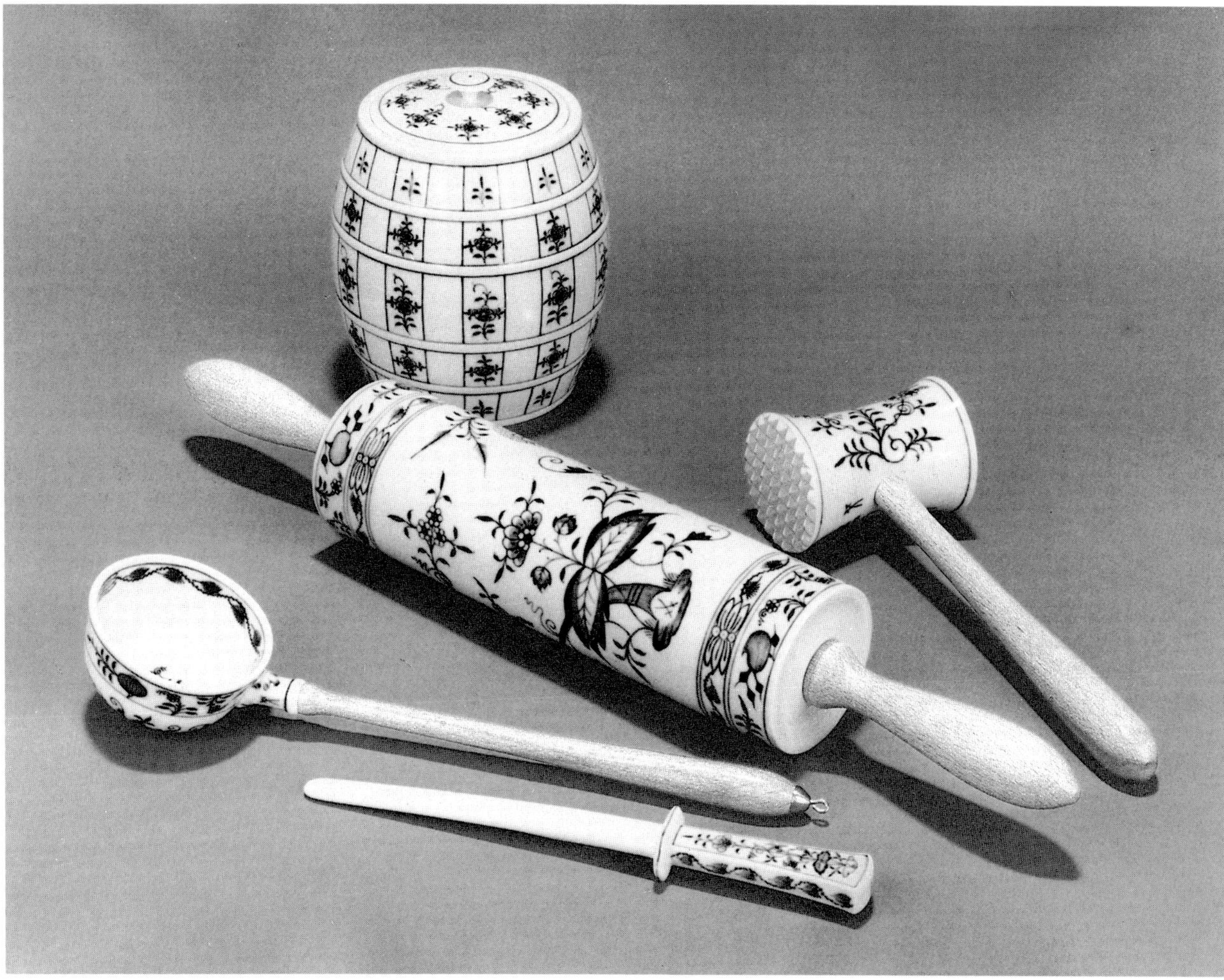

70 KÜCHENGERÄTE. Meissen, nach 1989.
Schwertermarken.
Staatliche Porzellan-Manufaktur Meissen

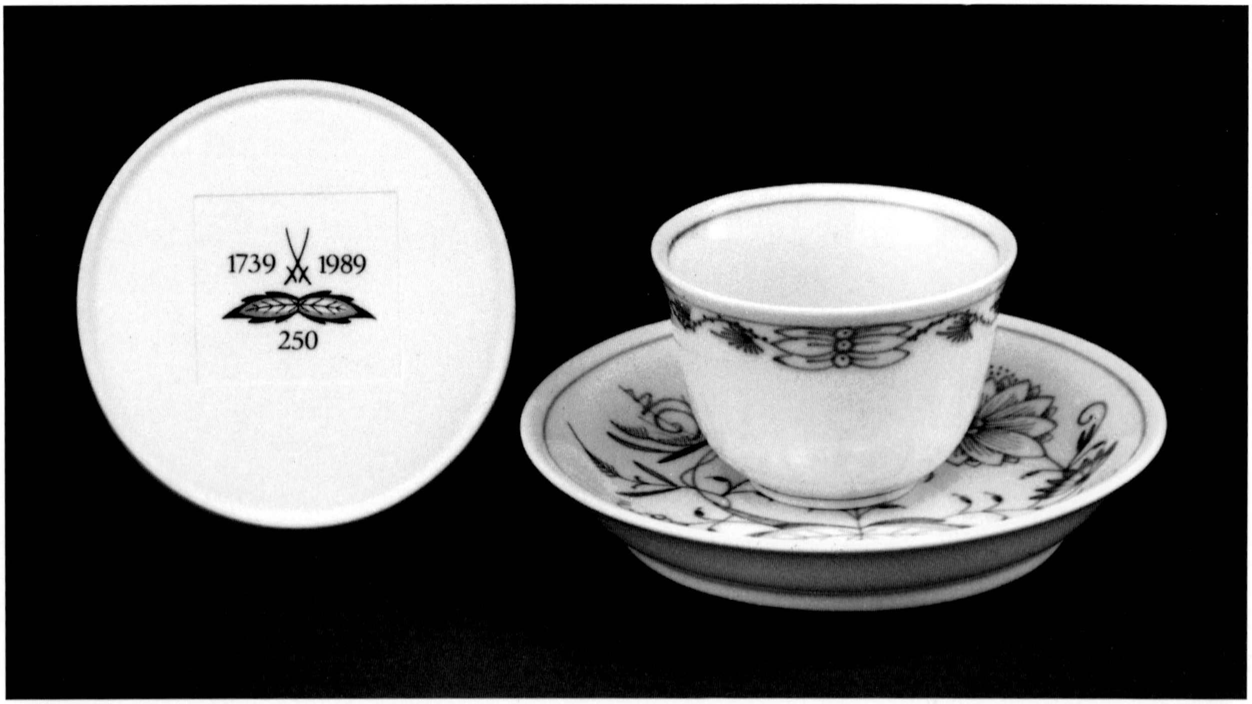

71 J U B I L Ä U M S T A S S E   M I T   P L A K E T T E. Meissen, 1989.
[M 31]. H. 5,2 cm, Plakette Dm. 8 cm. Privatbesitz Leipzig

Markenverzeichnis

Die abgebildeten Marken
stammen ausschließlich von Porzellanen bzw. Steingut
mit Zwiebelmusterdekor

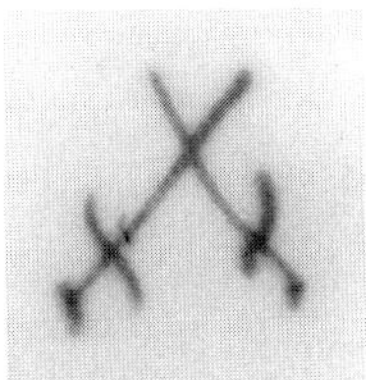

[M 1]
Meissen, um 1730
(Bild 4)

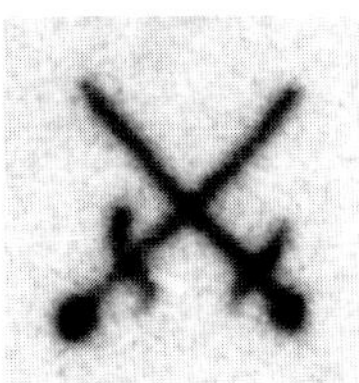

[M 2]
Meissen,
um 1730–1735
(Bild 5)

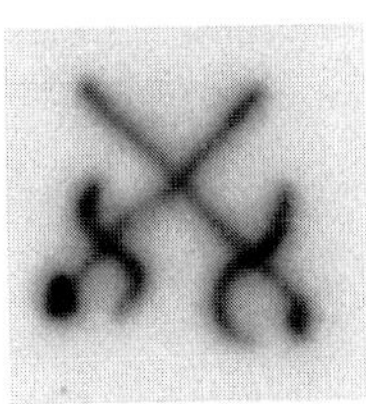

[M 3]
Meissen, um 1730
(Bild 6)

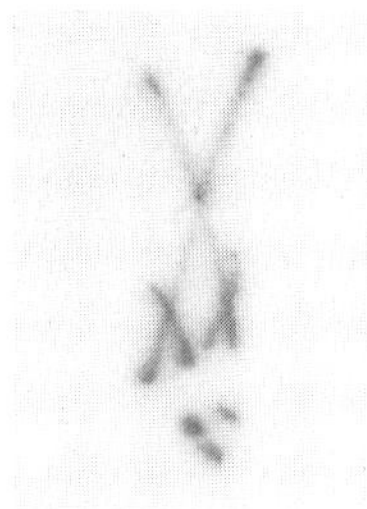

[M 4]
Meissen,
um 1745–1750
(Bild 7)

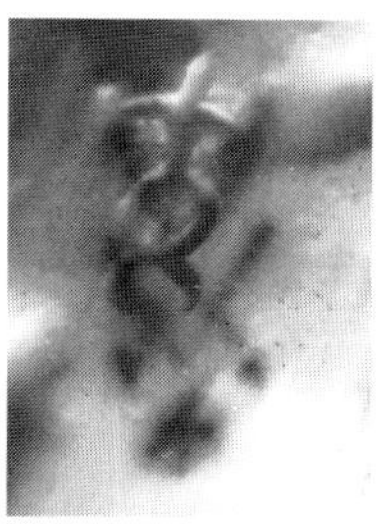

[M 5]
Meissen, um 1738
(Bild 8)

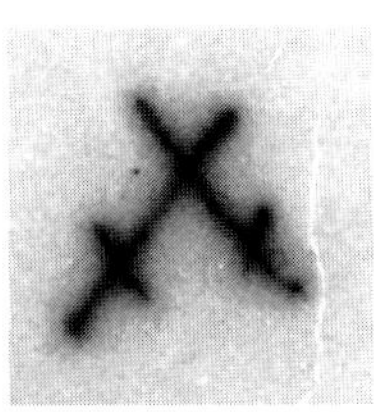

[M 6]
Meissen, um 1760
(Bild 9)

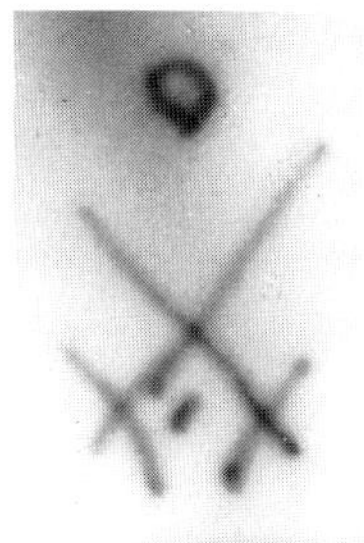

[M 7]
Meissen, um 1765
(Bild 10)

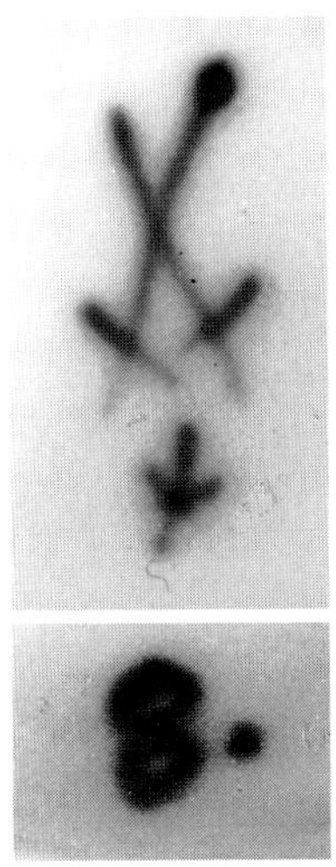

[M 8]
Meissen,
um 1765–1770
(Bild 11)

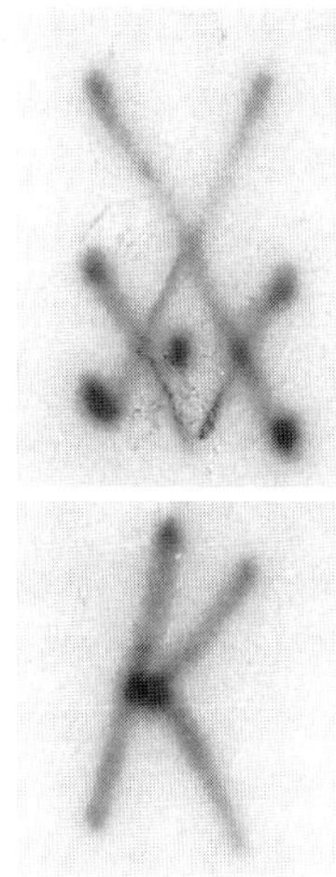

[M 9]
Meissen, um 1765
(Bild 12)

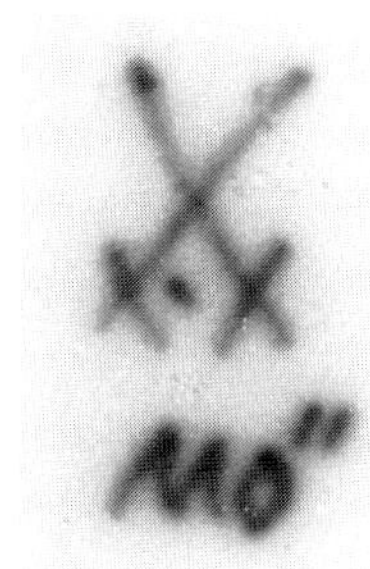

[M 10]
Meissen, um 1765
(Bild 12)

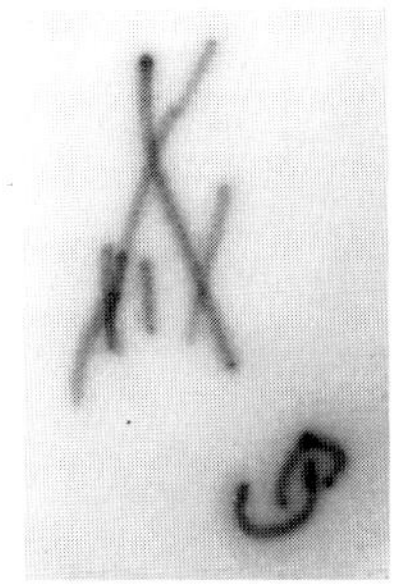

[M 11]
Meissen, um 1765
(Bild 15 l)

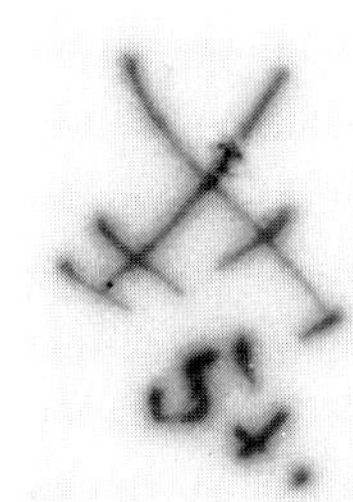

[M 12]
Meissen, um 1735
(Bild 15 r)

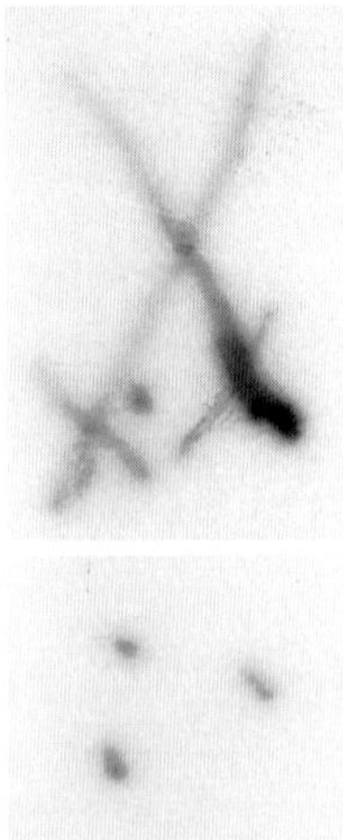

[M 13]
Meissen,
um 1745–1750
(Bild 13)

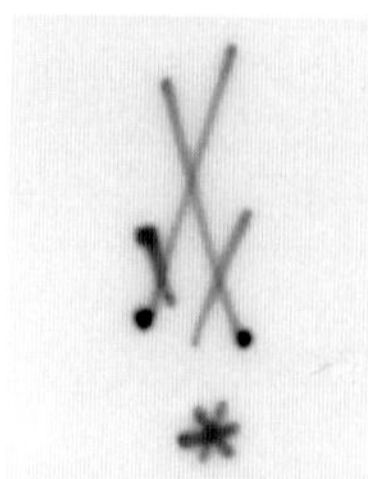

[M 14]
Meissen, um 1780
(Bild 16)

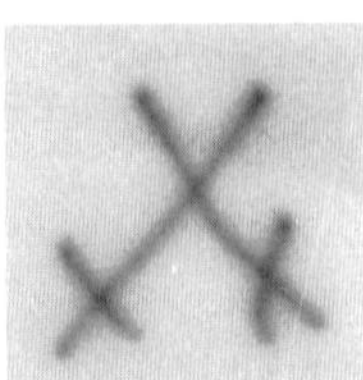

[M 15]
Meissen,
um 1730–1735
(Bild 20)

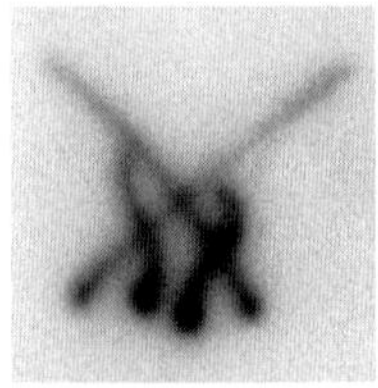

[M 16]
Meissen,
um 1728–1730
(Bild 23)

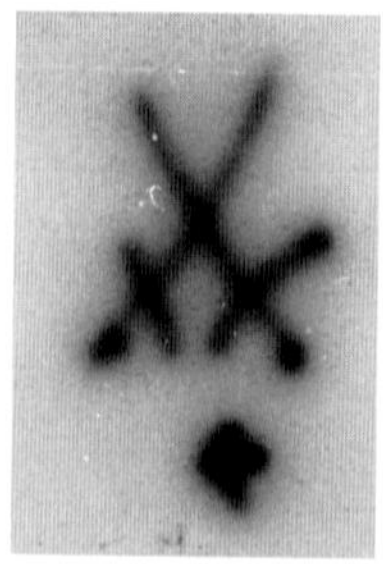

[M 17]
Meissen, um 1735
(Bild 24)

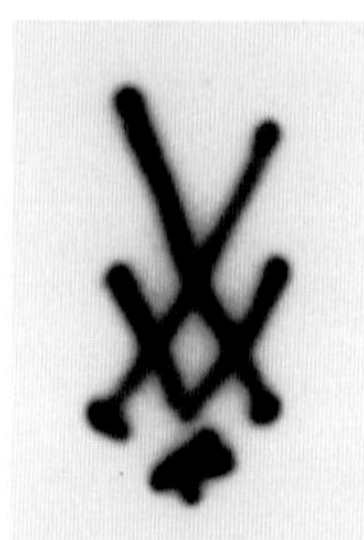

[M 18]
Meissen, um 1735
(Bild 25 l)

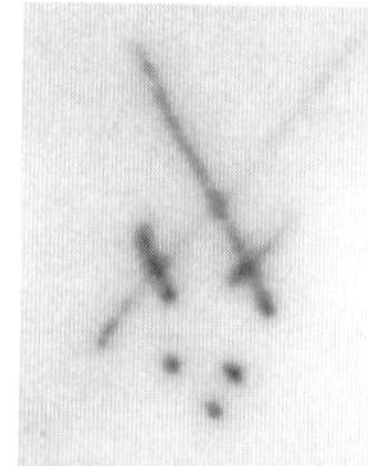

[M 19]
Meissen,
um 1745
(Bild 27)

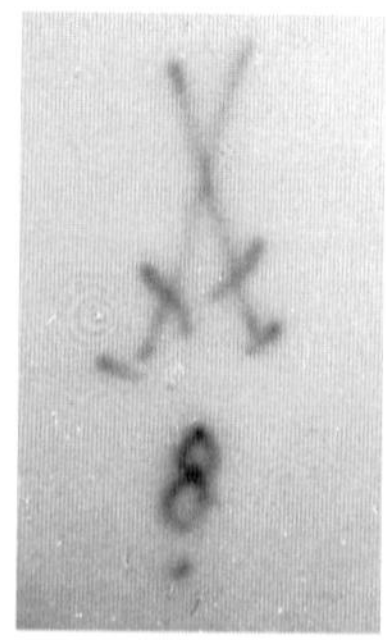

[M 20]
Meissen, um 1760
(Bild 30)

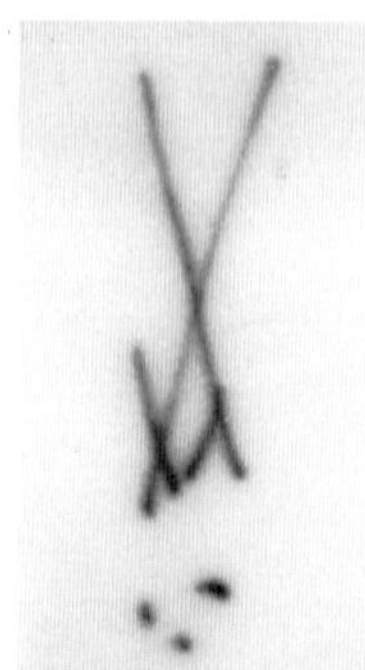

[M 21]
Meissen, um 1750
(Bild 31)

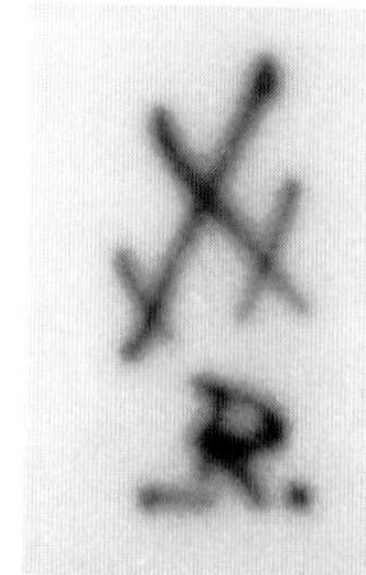

[M 22]
Meissen,
um 1745–1750
(Bild 32 l)

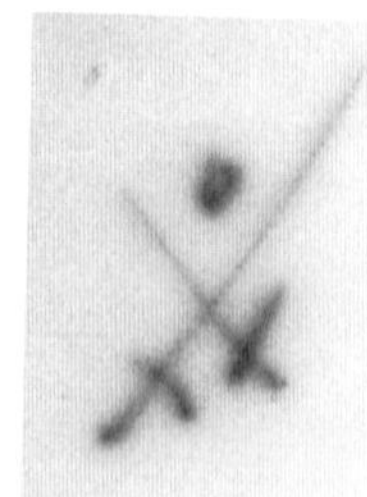

[M 23]
Meissen, um 1750
(Bild 32 r)

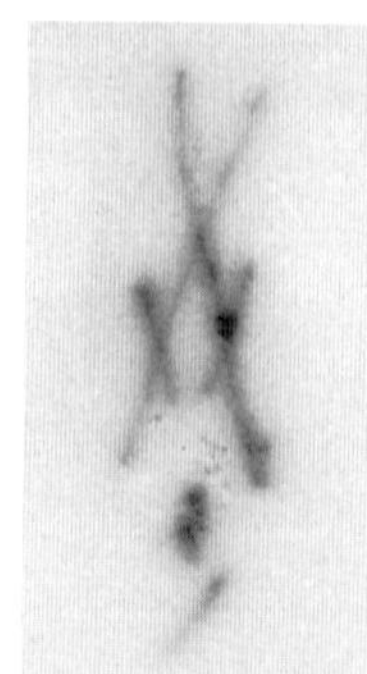

[M 24]
Meissen, um 1750
(Bild 33 l)

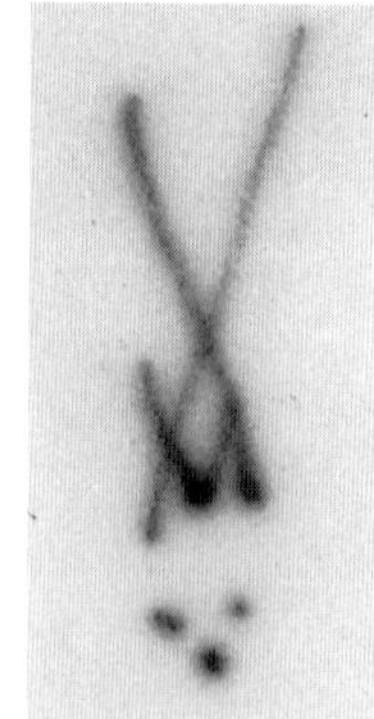

[M 25]
Meissen, um 1750
(Bild 33 r)

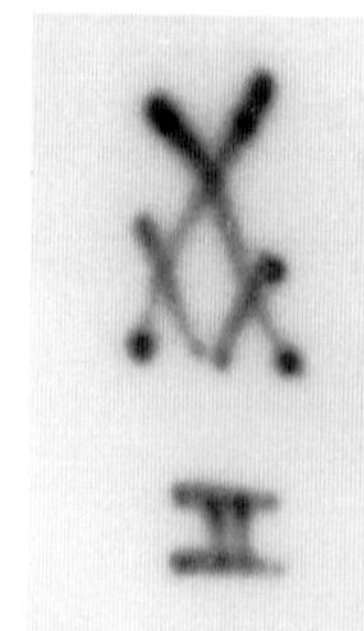

[M 26]
Meissen, um 1820

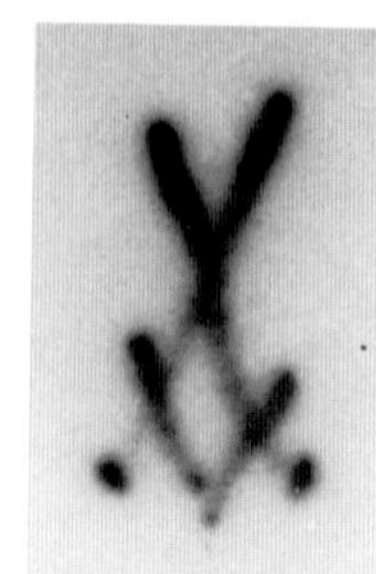

[M 27]
Meissen, um 1840

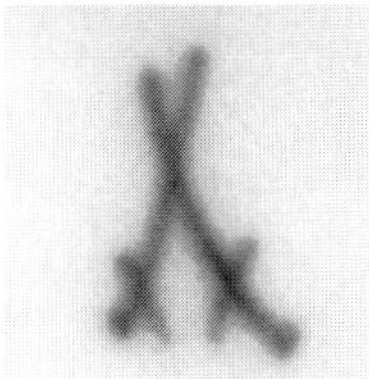

[M 28]
Meissen, um 1870

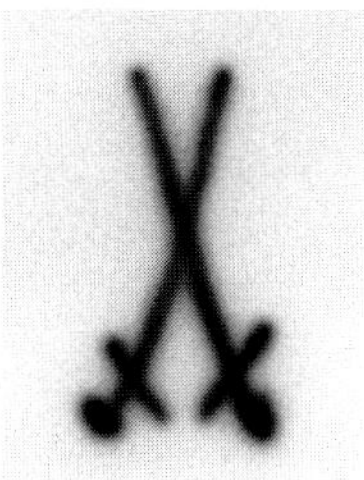

[M 29]
Meissen, um 1890
(Bild 67)

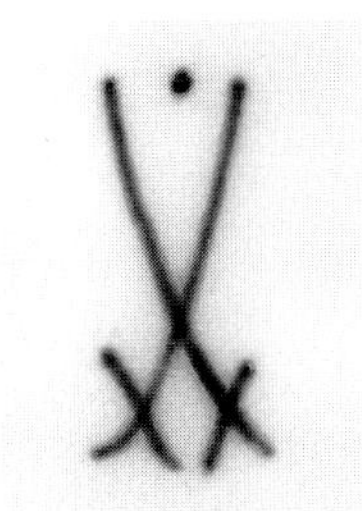

[M 30]
Meissen,
1924–1934

[M 31]
Meissen, 1989
(Bild 71)

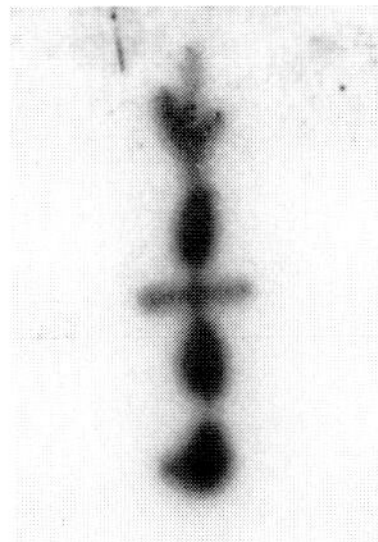

[M 32]
Berlin, um 1790
(Bild 14)

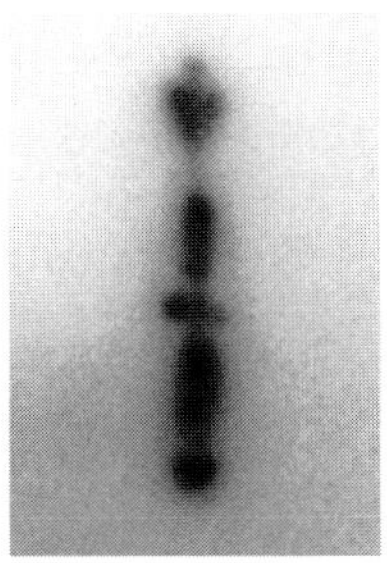

[M 33]
Berlin,
um 1780–1790
(Bild 17)

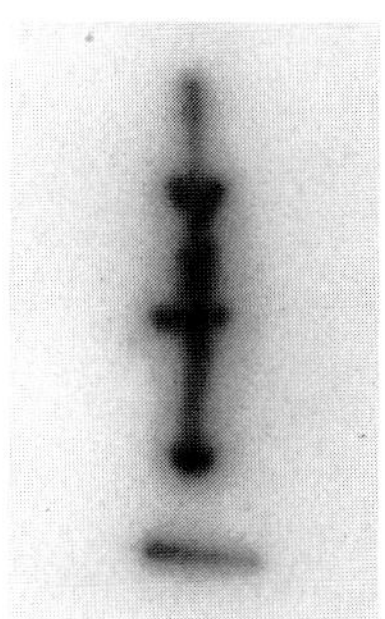

[M 34]
Berlin, um 1800
(Bild 39)

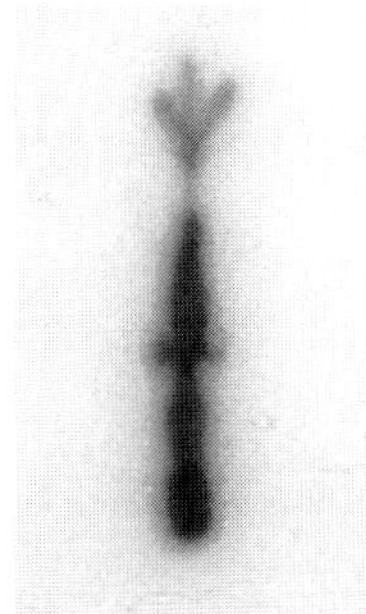

[M 35]
Berlin, um 1800
(Bild 36 l)

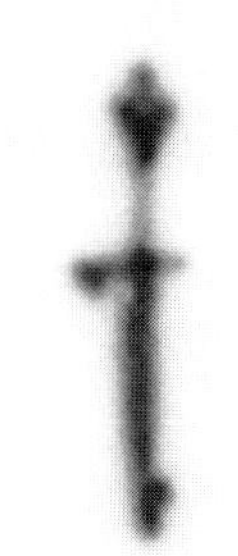

[M 36]
Berlin, um 1790
(Bild 36 r)

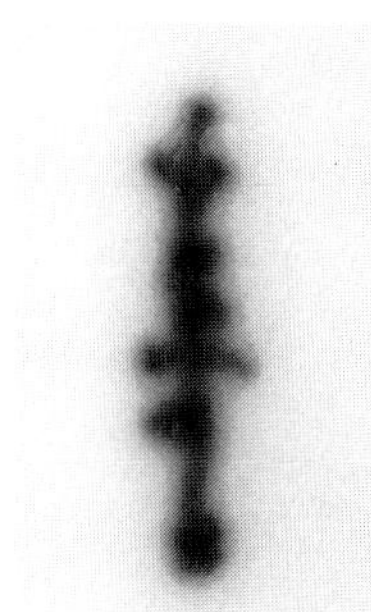

[M 37]
Berlin,
um 1800–1820
(Bild 37)

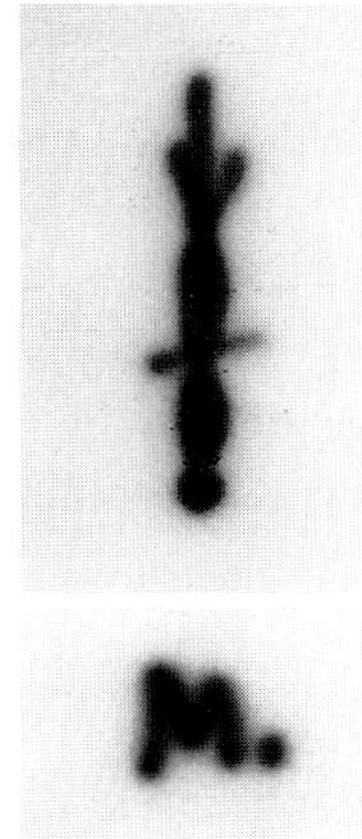

[M 38]
Berlin,
um 1870–1880
(Bild 65)

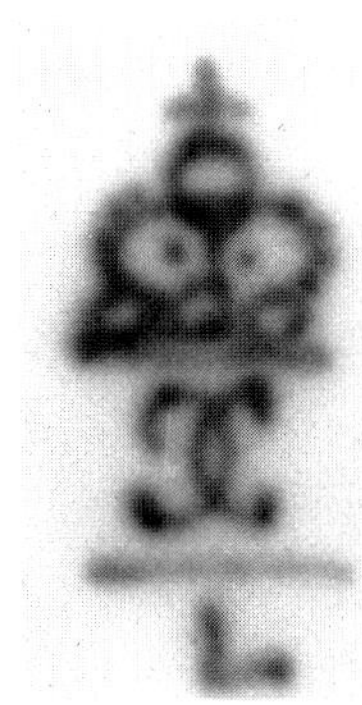

[M 39]
Ludwigsburg,
um 1770–1780
(Bild 35 l)

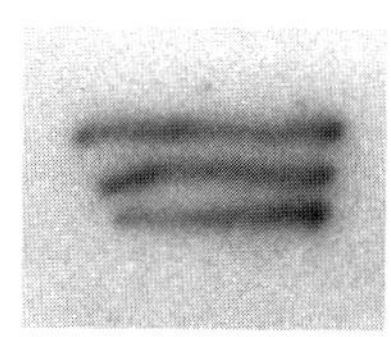

[M 40]
Kopenhagen,
um 1790
(Bild 35 r)

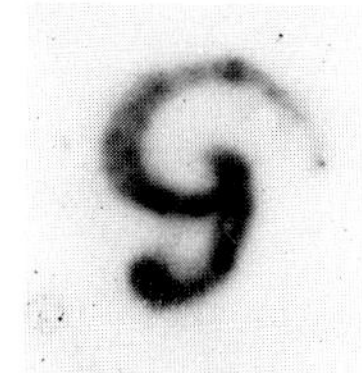

[M 41]
Gera, um 1790
(Bild 38)

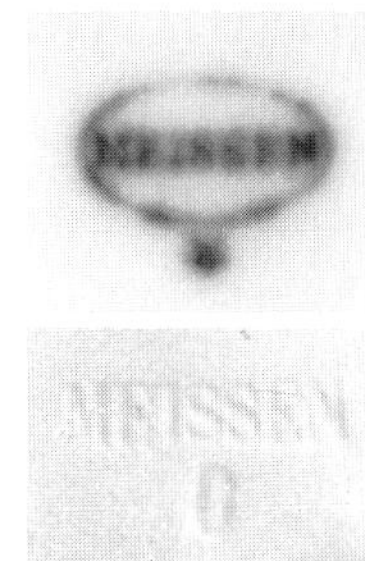

[M 42]
Meißener
Ofen- und
Porzellanfabrik
vorm. C. Teichert,
um 1885

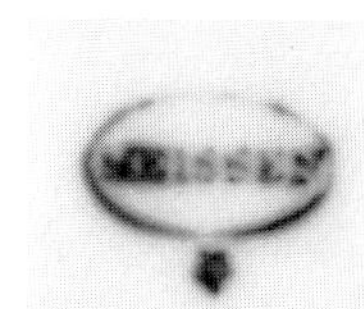

[M 43]
Meißener
Ofen- und
Porzellanfabrik
vorm. C. Teichert,
Filiale Eichwald/
Böhmen, um 1890
(Bild 48)

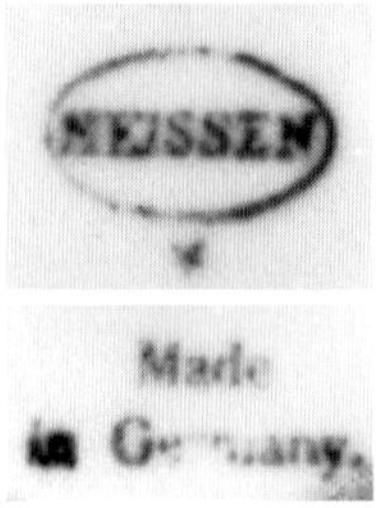

[M 44]
Meißener
Ofen- und
Porzellanfabrik
vorm. C. Teichert,
1900–1930

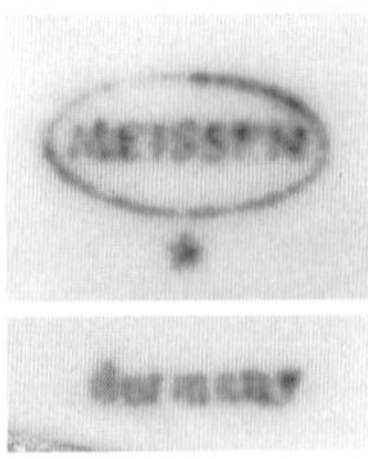

[M 45]
Meißener
Ofen- und
Porzellanfabrik
vorm. C. Teichert,
um 1910

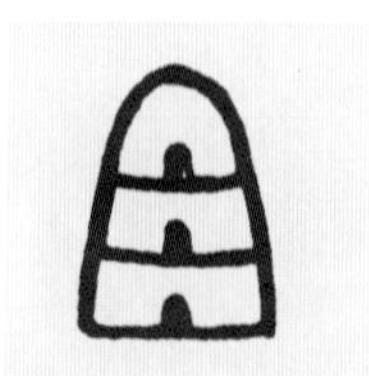

[M 46]
Bloch & Co.
Eichwald/
Böhmen,
1907–1920

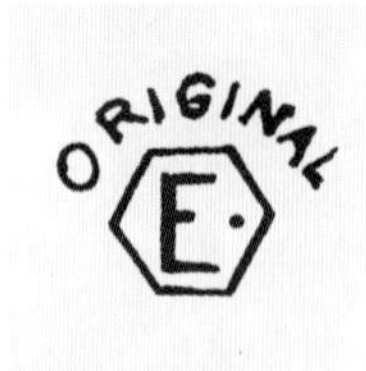

[M 47]
Bloch & Co.
Eichwald/
Böhmen,
1900–1920

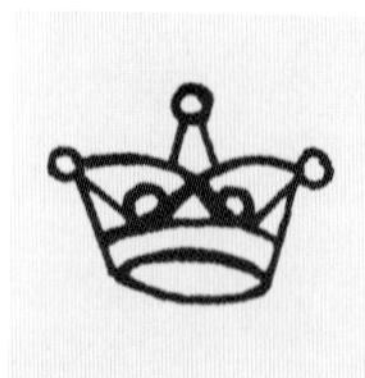

[M 48]
Bloch & Co.
Eichwald/
Böhmen,
1913–1940

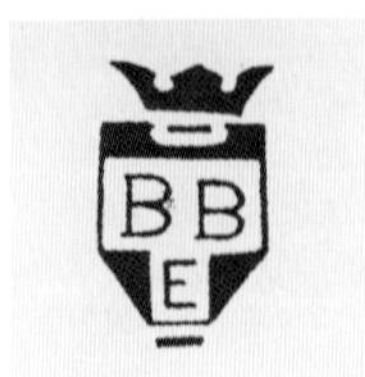

[M 49]
Bloch & Co.
Eichwald/
Böhmen,
1915–1920

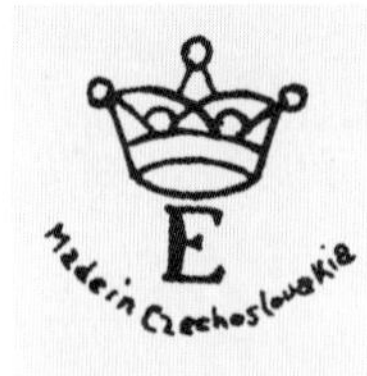

[M 50]
Bloch & Co.
Eichwald/
Böhmen,
1918–1940

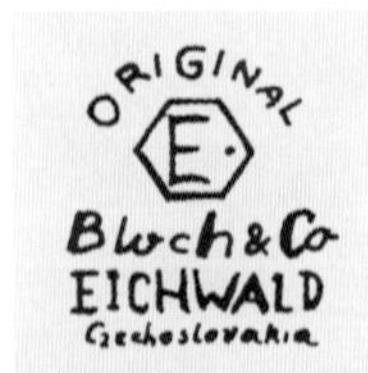

[M 51]
Bloch & Co.
Eichwald/
Böhmen,
1918–1938

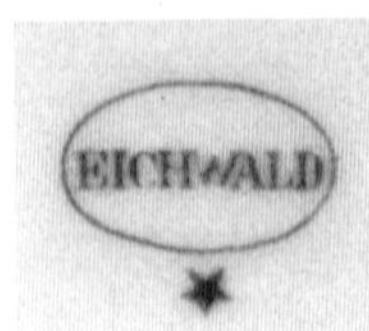

[M 52]
Eichwalder
Porzellan-, Ofen-
und Wandplatten-
fabrik Dr. Widera
& Co.,
1940–1945

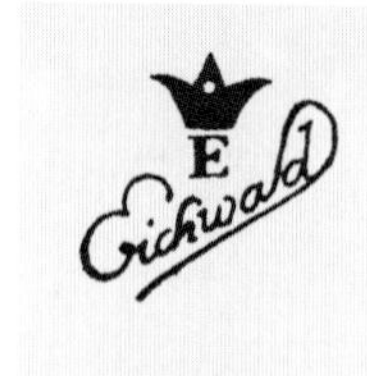

[M 53]
Eichwalder
Porzellan-, Ofen-
und Wandplatten-
fabrik Dr. Widera
& Co.,
1940–1945

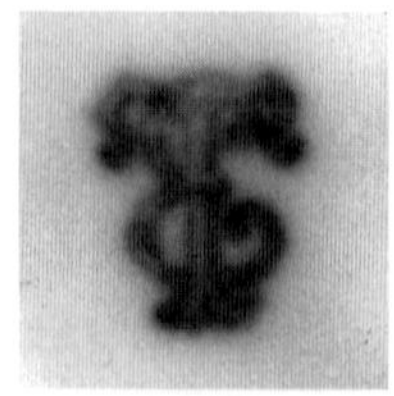

[M 54]
Porzellanfabrik
Ernst Teichert,
Meißen,
1884–1885

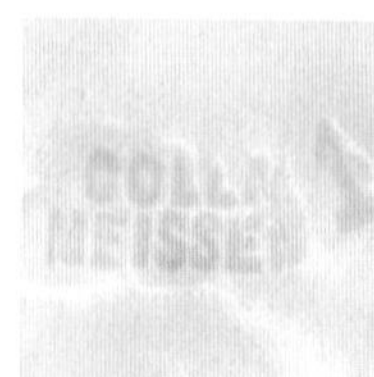

[M 55]
Porzellanfabrik
Ernst Teichert,
Meißen,
1884–1885

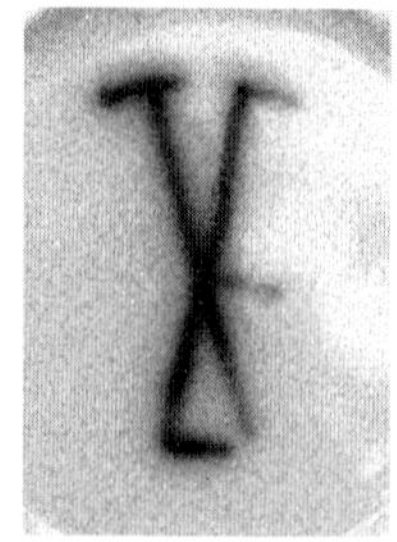

[M 56]
Porzellanfabrik
Ernst Teichert,
Meißen,
1885–1888

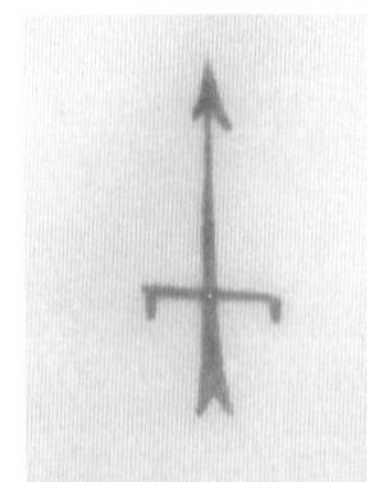

[M 57]
Porzellanfabrik
Ernst Teichert,
Meißen,
um 1905
(Bild 50 r)

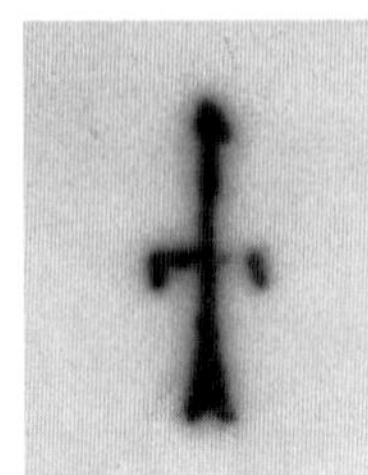

[M 58]
Porzellanfabrik
Ernst Teichert,
Meißen,
1888–1923

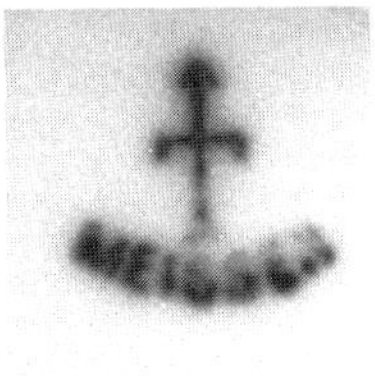

[M 59]
Ernst Teichert
G.m.B.H. Meißen,
1900–1907

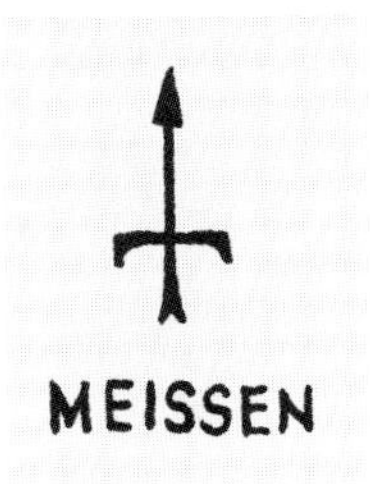

[M 60]
Ernst Teichert
G.m.B.H. Meißen,
1907–1913

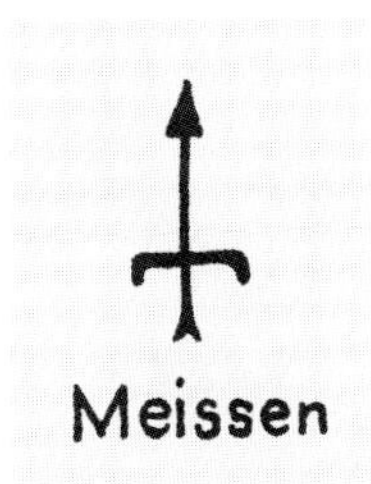

[M 61]
Ernst Teichert
G.m.B.H. Meißen,
1913–1923

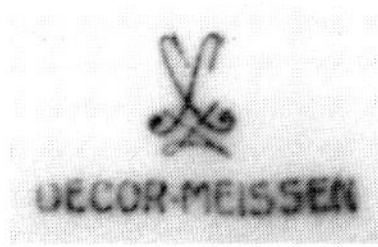

[M 62]
Oscar Schallert
& Co., Schwarzen-
bach/Bayern,
1882–1918
(Bild 64)

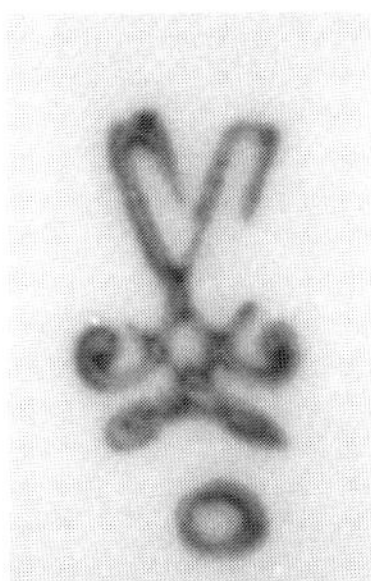

[M 63]
Oscar Schallert
& Co., Schwarzen-
bach/Bayern,
1882–1918
(Bild 64)

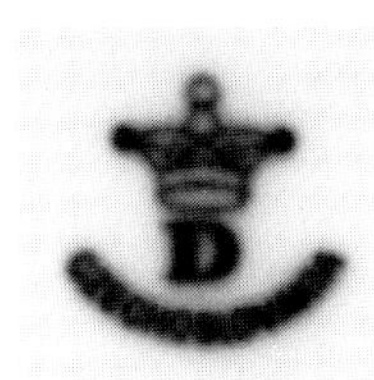

[M 64]
Duchowski Por-
zellan/Böhmen,
nach 1947

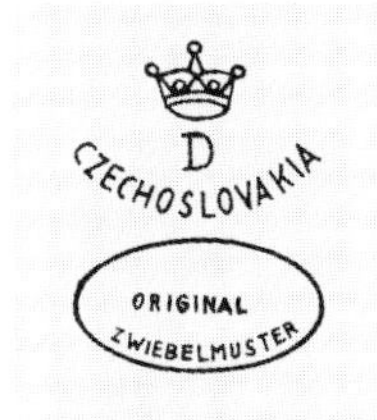

[M 65]
Duchowski Por-
zellan/Böhmen,
nach 1947

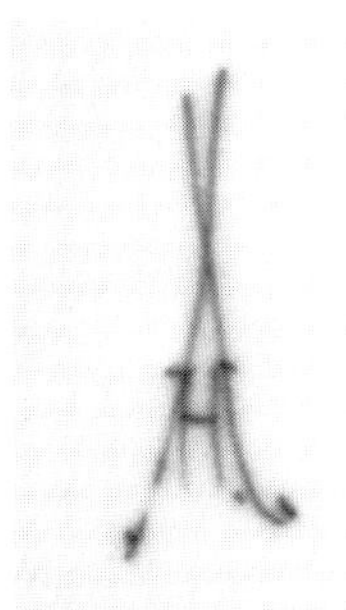

[M 66]
Gebr. Schoenau,
Hüttensteinach/
Thüringen,
1887–1896
(Bild 60)

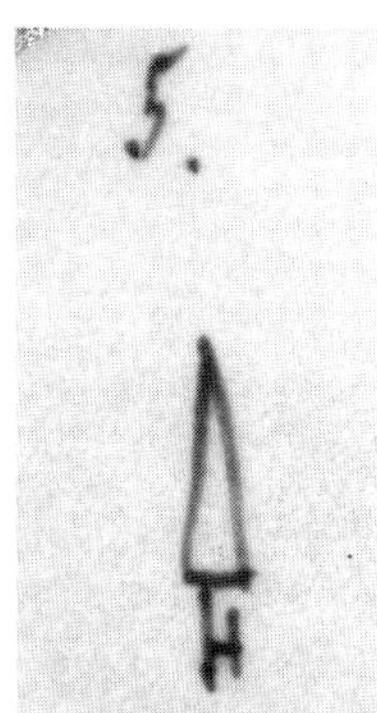

[M 67]
Gebr. Schoenau,
Hüttensteinach/
Thüringen, um 1910
(Bild 49)

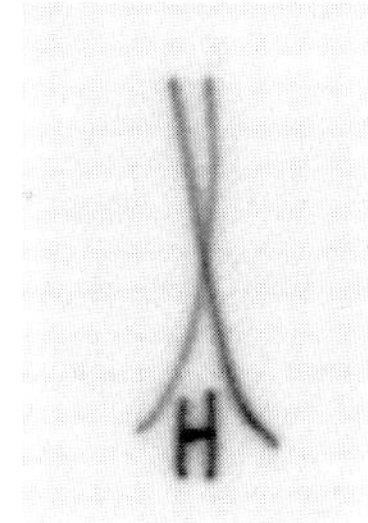

[M 68]
Gebr. Schoenau,
Hüttensteinach/
Thüringen,
1902–1930

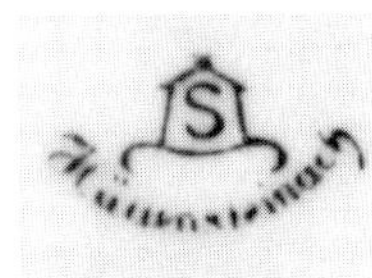

[M 69]
Gebr. Schoenau,
Hüttensteinach/
Thüringen, um 1910

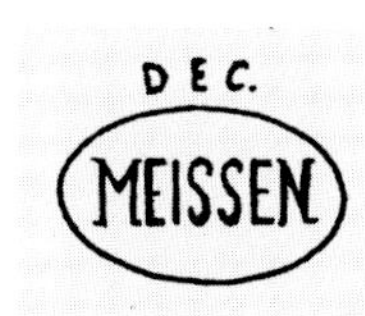

[M 70]
Gebr. Schoenau,
Hüttensteinach/
Thüringen,
1929–1930

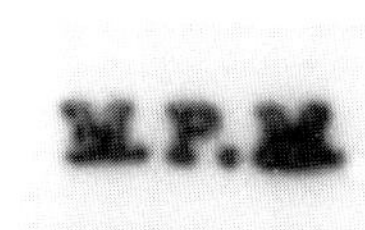

[M 71]
Porzellanfabrik
E. & A. Müller,
Schönwald/
Bayern,
1904–1927

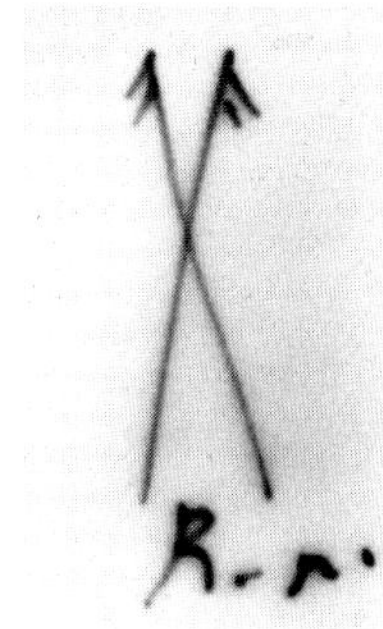

[M 72]
Porzellanfabrik
Friedrich Christian
Greiner & Söhne
Rauenstein/
Thüringen,
um 1890
(Bild 61)

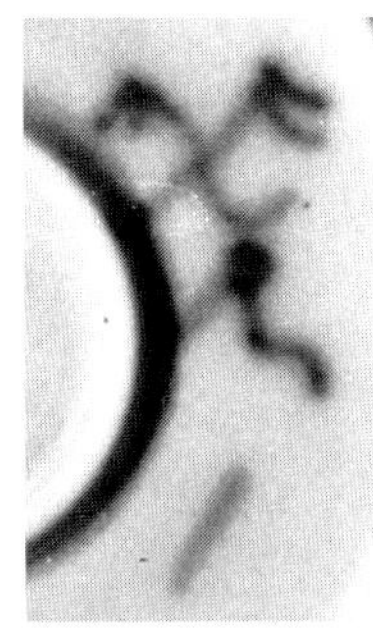

[M 73]
Porzellanfabrik
Friedrich Christian
Greiner & Söhne
Rauenstein/
Thüringen,
um 1880
(Bild 59 l)

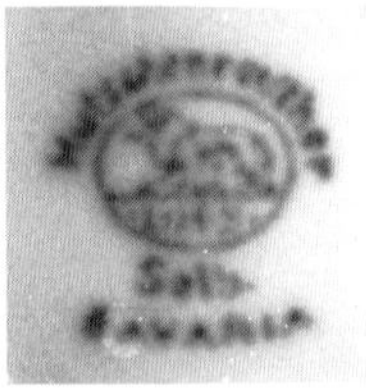

[M 74]
Porzellanfabrik
L. Hutschen-
reuther, Selb,
nach 1930

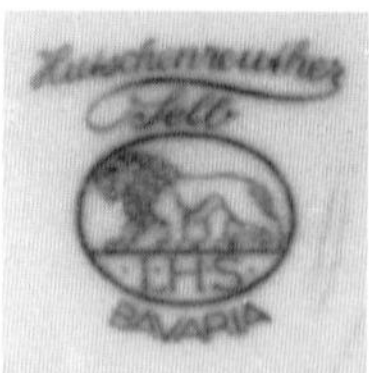

[M 75]
Porzellanfabrik
L. Hutschen-
reuther, Selb,
nach 1930
(Bild 59 r)

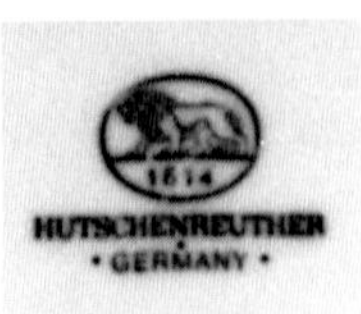

[M 76]
Hutschen-
reuther AG, Selb,
nach 1969

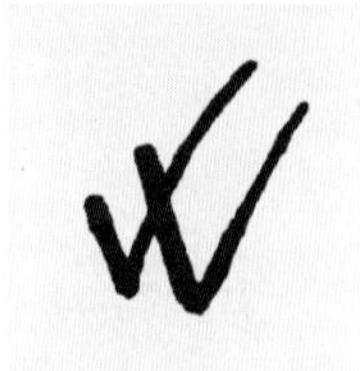

[M 77]
Kaempfe & Heu-
bach GmbH,
Wallendorf/
Thüringen,
1896–ca. 1920,
unterglasurblau

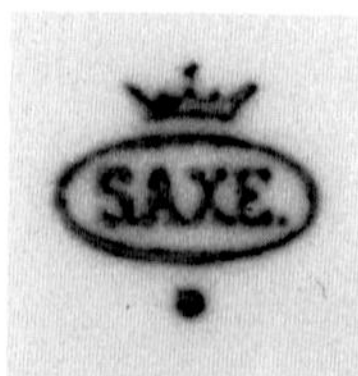

[M 78]
Herrmann Ohme,
Niedersalzbrunn/
Schlesien,
1882–ca. 1930,
unterglasurblau

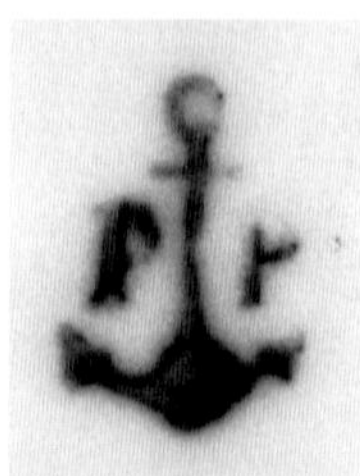

[M 79]
Porsgrund/
Norwegen,
nach 1900,
unterglasurblau

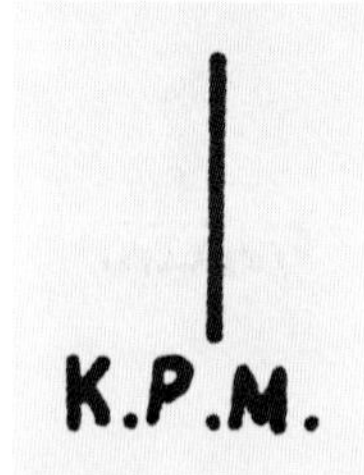

[M 80]
Carl Krister,
Porzellanfabrik
Waldenburg/
Schlesien,
1885–ca. 1903,
grün- oder
unterglasurblau

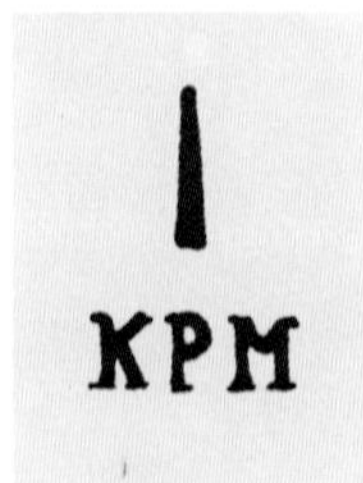

[M 81]
Carl Krister,
Porzellanfabrik
Waldenburg/
Schlesien,
1885–ca. 1903

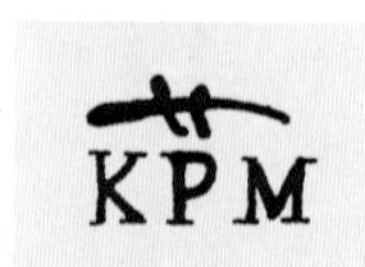

[M 82]
Carl Krister,
Porzellanfabrik
Waldenburg/
Schlesien,
nach 1904

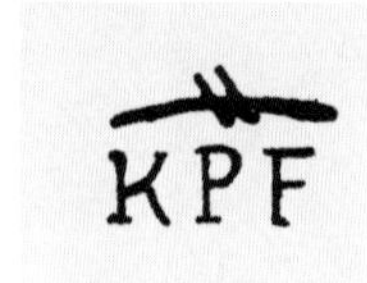

[M 83]
Carl Krister,
Porzellanfabrik
Waldenburg/
Schlesien,
nach 1903

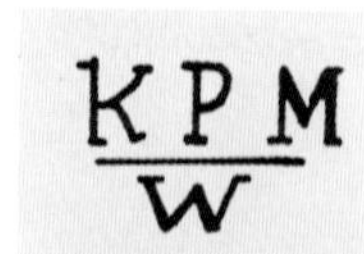

[M 84]
Carl Krister,
Porzellanfabrik
Waldenburg/
Schlesien,
ca. 1896–ca. 1906

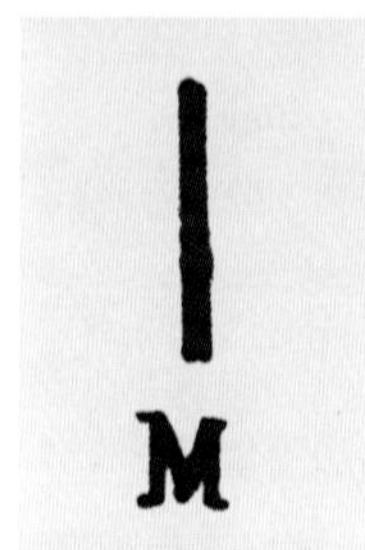

[M 85]
Friedrich Carl
Müller, Stützer-
bach/Thüringen,
ca. 1897–ca. 1922,
unterglasurblau

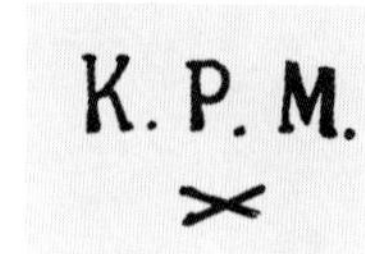

[M 86]
Kister, A., W., Fr.,
GmbH, Porzellan-
fabrik Scheibe/
Thüringen,
um 1900,
unterglasurblau

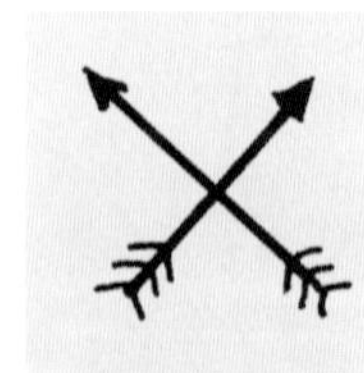

[M 87]
Porzellanfabrik
Kalk GmbH,
Eisenberg/
Thüringen,
nach 1900,
unterglasurblau

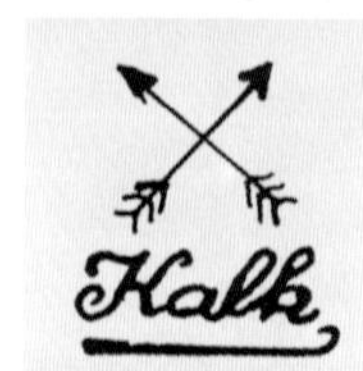

[M 88]
Porzellanfabrik
Kalk GmbH,
Eisenberg/
Thüringen,
nach 1900,
unterglasurblau

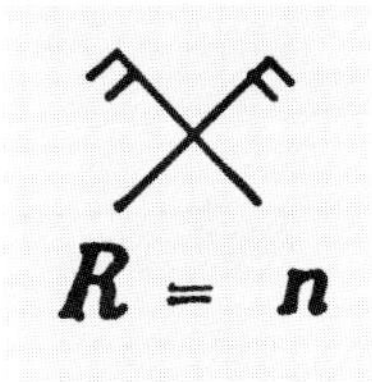

[M 89]
Porzellanfabrik Rauenstein/ Thüringen, vorm. Fr. Chr. Greiner & Söhne AG nach 1900, unterglasurblau

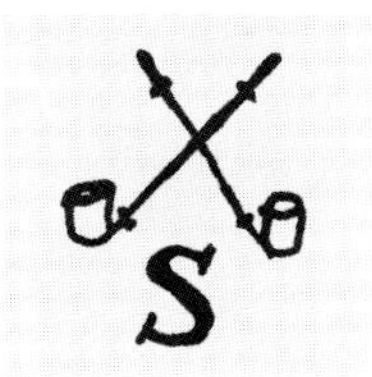

[M 90]
Swaine & Co., Porzellanfabrik Hüttensteinach/ Thüringen, nach 1900–ca. 1920, unterglasurblau

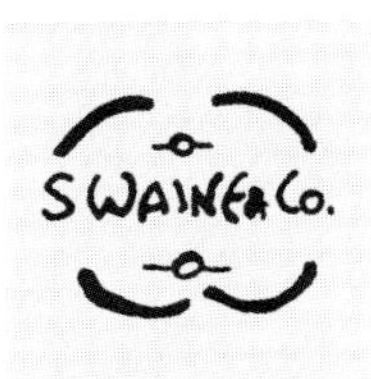

[M 91]
Swaine & Co., Porzellanfabrik Hüttensteinach/ Thüringen, nach 1900–ca. 1920, unterglasurblau

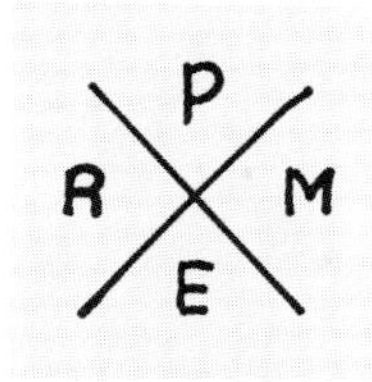

[M 92]
Porzellanfabrik F. A. Reinecke, Eisenberg/ Thüringen, nach 1907, unterglasurblau

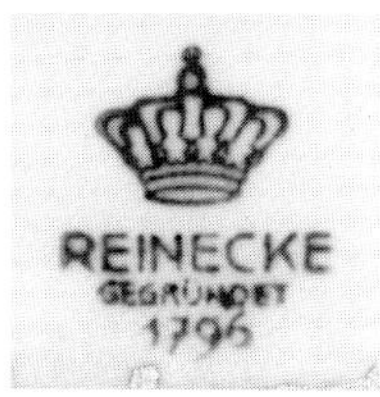

[M 93]
Porzellanfabrik F. A. Reinecke, Eisenberg/ Thüringen, nach 1927, grün

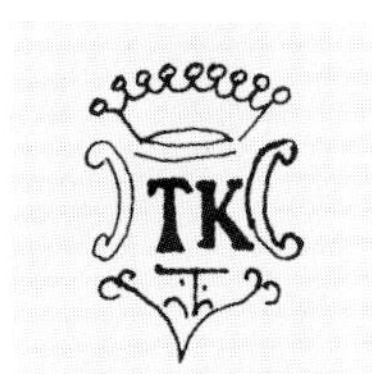

[M 94]
Gräflich Thun'sche Porzellanfabrik, Klösterle/Böhmen, ca. 1895–1945, grün (Bild 55)

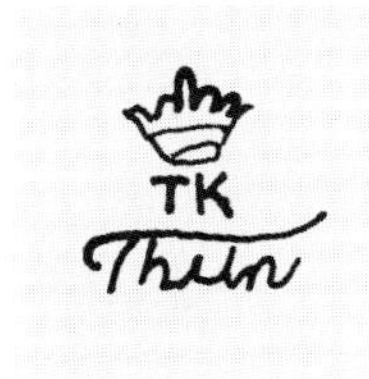

[M 95]
Gräflich Thun'sche Porzellanfabrik, Klösterle/Böhmen, nach 1900–1945

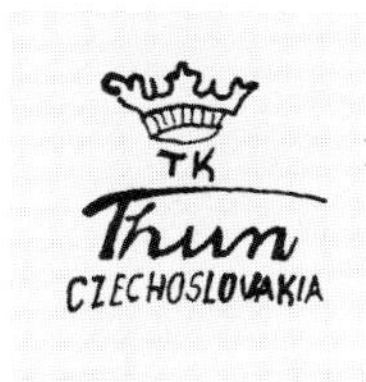

[M 96]
Gräflich Thun'sche Porzellanfabrik, Klösterle/Böhmen, 1918–1939

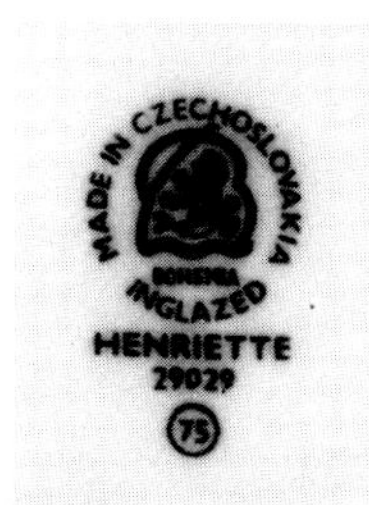

[M 97]
Nowa Ròle, ČSFR, nach 1980

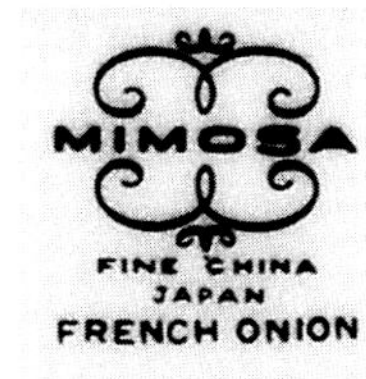

[M 98]
Mimosa, Japan, nach 1978

[M 99]
Lipper International and Blue Danube Inc. New York, N. Y., nach 1978 – in Japan gefertigt

[M 100]
Lipper International and Blue Danube Inc. New York, N. Y., nach 1964

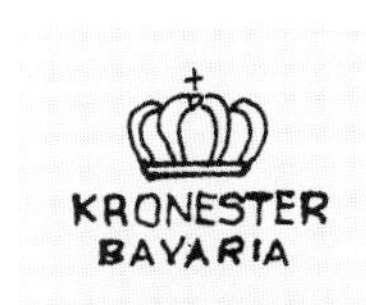

[M 101]
Porzellanfabrik J. Kronester, GmbH Schwarzenbach/ Bayern, nach 1970, grün

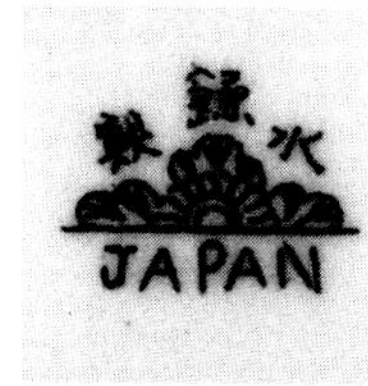

[M 102]
Japan, nach 1920

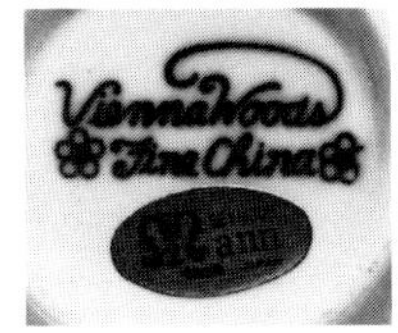

[M 103]
Seymor Mann, New York, N. Y., ca. 1964–1978, gefertigt in Japan

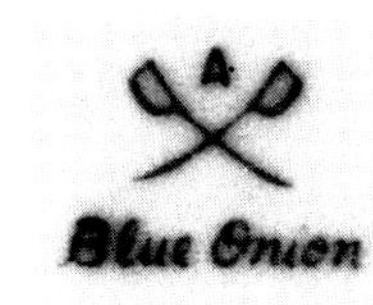

[M 104]
nicht identifiziert (Japan ?), nach 1960

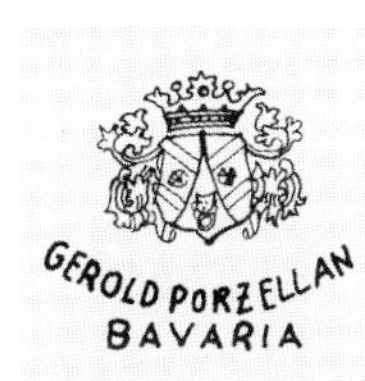

[M 105]
Neue Porzellanfabrik Tettau, Gerold & Co./ Bayern, nach 1948

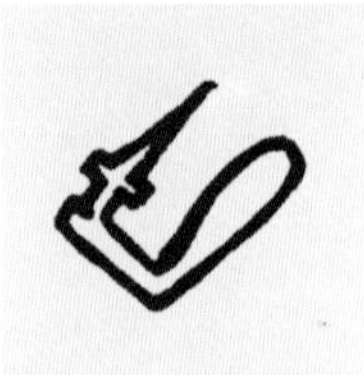

[M 106]
Porzellanfabrik
R. u. E. Haidinger,
Elbogen/Böhmen,
um 1860,
eingepreßt

[M 107]
nicht identifiziert (Japan ?),
1975

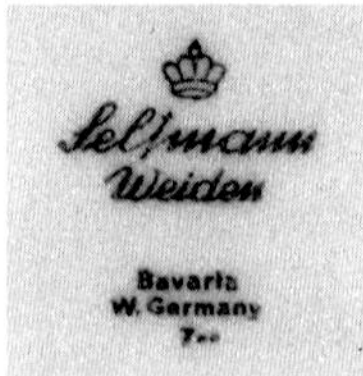

[M 108]
Porzellanfabrik
Ch. Seltmann
GmbH, Weiden/
Oberpfalz,
um 1955, grün

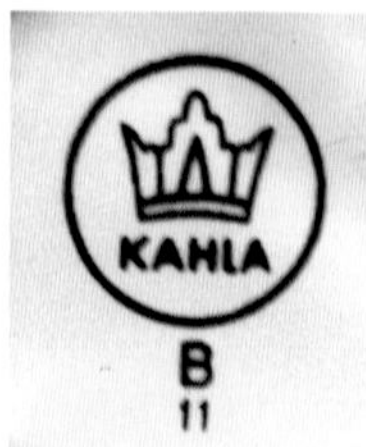

[M 109]
VEB Porzellankombinat Kahla/
Thüringen,
um 1965,
unterglasurblau

[M 110]
VEB Porzellankombinat Kahla/
Thüringen,
um 1970

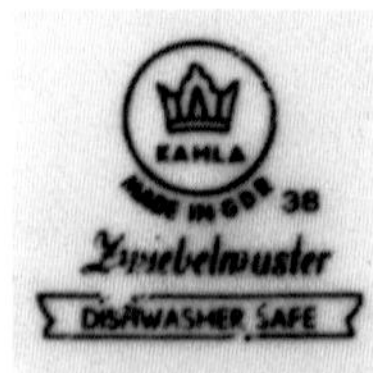

[M 111]
VEB Porzellankombinat Kahla/
Thüringen,
um 1985

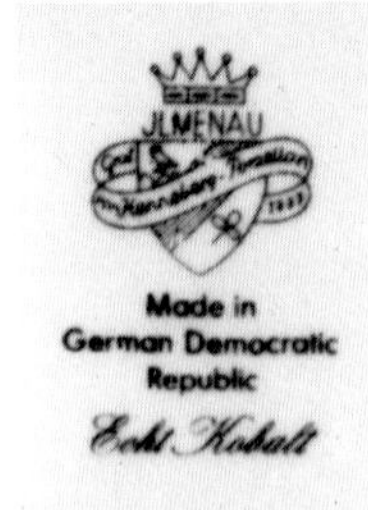

[M 112]
Henneberg Porzellan, Ilmenau/
Thüringen,
um 1970,
unterglasurblau

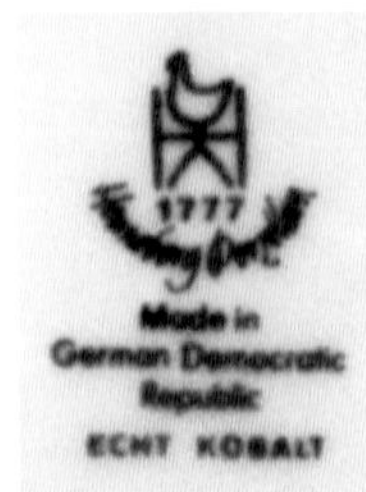

[M 113]
Henneberg Porzellan, Ilmenau/
Thüringen,
um 1980

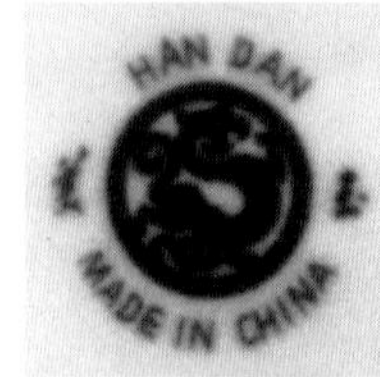

[M 114]
China, um 1980

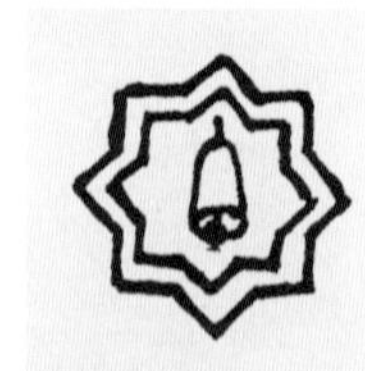

[M 115]
Porzellanfabrik
Philip Aigner,
Wien, um 1900

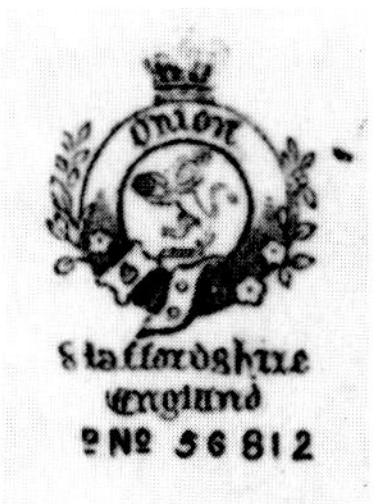

[M 116]
Burslem, England,
nach 1910

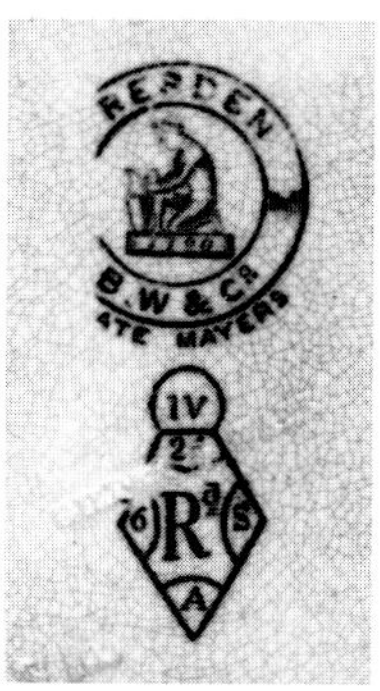

[M 117]
Bates, Walker
& Co., Burslem,
England,
1875–1883

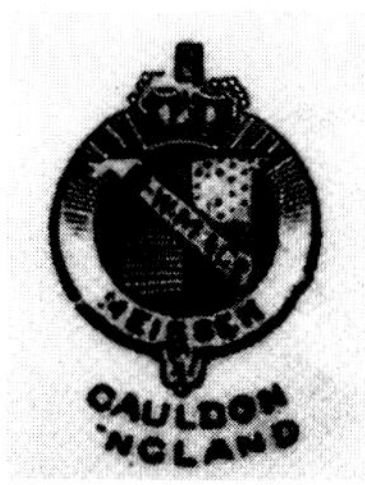

[M 118]
Brown-Westhead
Moore & Co.,
Hanley, England,
1862–1904
(Bild 53 r)

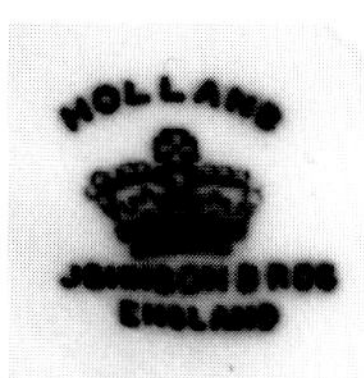

[M 119]
Johnson Bros.,
Hanley, England,
nach 1885

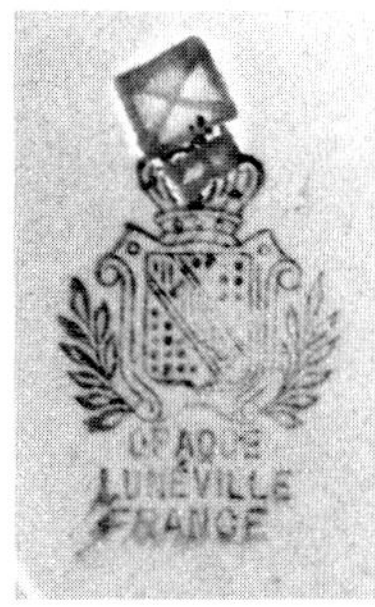

[M 120]
Keller & Guerin,
Luneville,
Frankreich,
um 1900

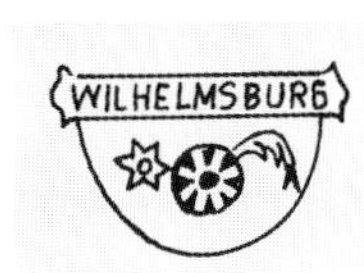

[M 121]
k. k. priv.
Wilhelmsburger
Steingutfabrik,
Gebr. Lichten-
stern/Österreich,
nach 1913,
unterglasurblau

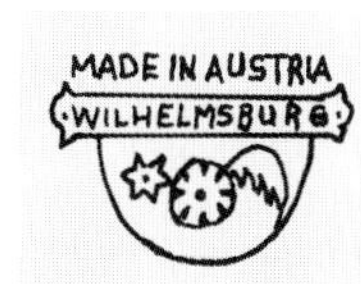

[M 122]
k. k. priv.
Wilhelmsburger
Steingutfabrik,
Gebr. Lichten-
stern/Österreich
nach 1913
unterglasurblau

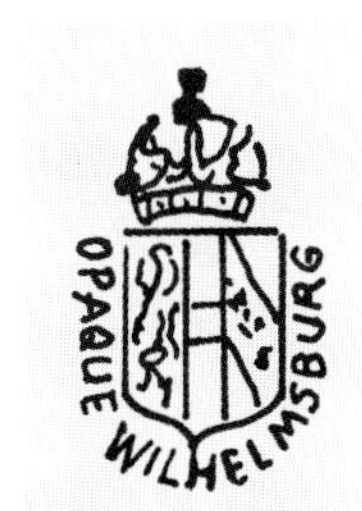

[M 123]
k. k. priv.
Wilhelmsburger
Steingutfabrik,
Gebr. Lichten-
stern/Österreich,
ca. 1890–1913,
eingepreßt

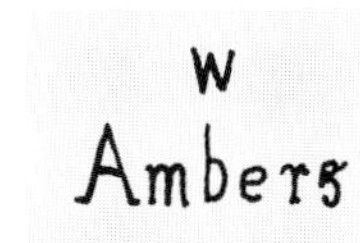

[M 124]
Steingutfabrik
E. Kick, Amberg/
Bayern, um 1900

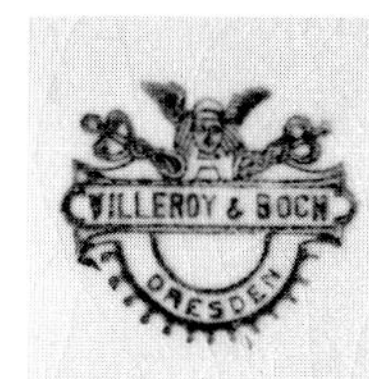

[M 125]
Villeroy & Boch,
Keramische
Werke
AG Dresden,
1874–1945,
graubraun
oder blau
(Bild 69)

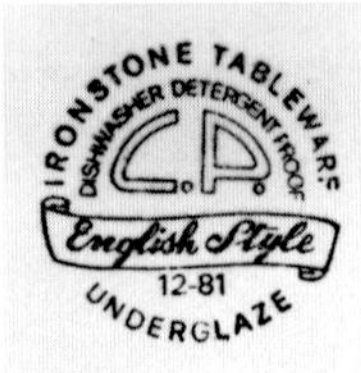

[M 126]
nicht identifiziert (Japan ?),
nach 1960,
unterglasurblau

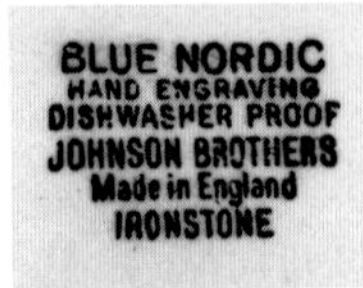

[M 127]
Johnson Bros.,
Hanley, England,
um 1980

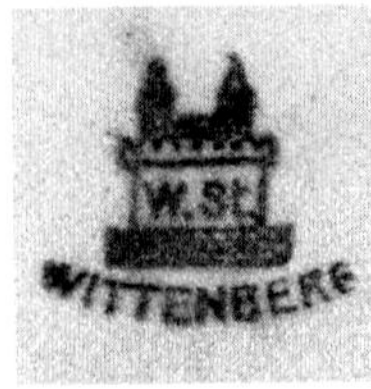

[M 128]
Wittenberger
Steingutfabrik,
Wittenberg/Elbe,
um 1900

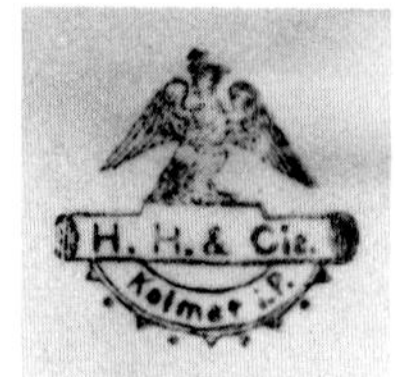

[M 129]
Porzellan- und
Steingutfabrik
Kolmar/Preußen,
1897–1944

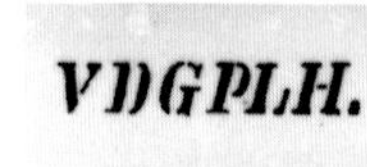

[M 130]
nicht identifiziert, um 1910,
schwarz

Anmerkungen

1 Großes Universal-Lexicon ... Leipzig; Halle 1732–1750, S. 1693
2 Yang 1986, S. 8
3 Keramik 1981, S. 47ff.
4 Die Bezeichnung nimmt Bezug auf den »Tausch« vom Jahre 1717, als August der Starke von König Friedrich Wilhelm I. 151 ostasiatische Porzellane – darunter große Vasen – erhielt und dafür 600 Soldaten abgab, die in Preußen zu einem Dragonerregiment formiert wurden.
5 Shono (1973) beschreibt ausführlich diese wechselseitigen Einflüsse.
6 Meissener Blaumalerei aus drei Jahrhunderten. Hrsg. von K.-P. Arnold und V. Diefenbach. Katalog Staatliche Kunstsammlungen Dresden/Staatliche Porzellan-Manufaktur Meissen. Leipzig 1989
7 Reichel (1980, S. 33) nennt den Holländer Cornelis Pronck als Maler solcher Dekore.
8 In St. Cloud verwendete man als Ausgangsstoffe Alkalifritte, Mergelton und Kreide sowie eine leicht ritzbare Bleiglasur.
9 Unter anderen publiziert in: Johann Friedrich Böttger ... 1982, Dok. 13
10 Carl August Engelhardt (Leipzig 1837) bezweifelte in seinem Buch »J. F. Böttger – Erfinder des sächsischen Porzellans« vor allem die überragende Rolle Böttgers bei der Porzellanerfindung.
11 Betriebsarchiv (»BA«) Staatliche Porzellan-Manufaktur Meissen, BA I A f 2, 180
12 J. M. Steinbrück (1717, Cap. VII, S. 72) erwähnte die 1000-Taler-Prämie in seinem »Bericht über die Porzellan-Manufaktur Meissen von den Anfängen bis zum Jahre 1717«, Reprint Leipzig 1982.
13 Meissener Blaumalerei 1989, S. 28
14 Meissener Blaumalerei 1989, S. 28
15 Aus dem Betriebsarchiv Meissen zitiert in Walcha 1970, S. 31.
16 Unter anderen abgebildet in Menzhausen 1988
17 Meissener Blaumalerei 1989, S. 35
18 BA I Aa 8, 124
19 Menzhausen, in: Keramos 120/1988, S. 6
20 BA I Aa 8, 25b
21 Meissener Blaumalerei 1989, S. 30
22 BA I Aa 10, 166, Rapport v. 5. 10. 1726
23 BA I Aa 10, 323b, Rapport v. 12. 7. 1727
24 BA I Aa 12, 156
25 BA I Aa 12, 333–335, Rapport v. 14. 3. 1729
26 BA I Aa 12, 28
27 BA I Aa 15, 68–75
28 Meissener Blaumalerei 1989, S. 35
29 Höroldts »Präpositionen« in Seyffarth 1981, S. 20ff.
30 Graesse 1873, S. 6–11
31 Zimmermann 1911; Walcha, in: Keramos 47/1970, S. 28–35; Meissener Blaumalerei 1989, S. 28ff.
32 Chinoiserien in Unterglasurblau u. a. in Barsewisch 1988, S. 79ff.
33 Sterba 1988, S. 13ff.
34 Reiff 1986, S. 19ff.
35 »Das Meißener Musterbuch für Höroldt-Chinoiserien« (Schulz-Codex), Reprint Leipzig 1978
36 Kaminaufsatzvasen u. a. in Meissener Blaumalerei 1989; Menzhausen 1988
37 Barsewisch (1988, S. 49–63) zeigt Porzellane des 18. Jahrhunderts mit Strohblumendekor von Meissen, Ludwigsburg, Kopenhagen, Frankenthal, Berlin, Fürstenberg, Volkstedt, Gera, Wallendorf Limbach, Ilmenau, Kelsterbach, Kloster Veilsdorf, Ansbach und eine Vielzahl von Porzellanen des 19. Jahrhunderts, von denen v. a. die Rauensteiner Strohblume große Verbreitung fand.
38 Berling 1900, S. 118–122; Berling 1911, S. 53; Zimmermann 1911, S. 72–81
39 Identisch mit der flachen Schale (Kat.-Nr. 5) in Meissener Blaumalerei 1989, S. 128
40 Walcha, in: »Manufakturecho« Meissen Nr. 3/1967
41 Meissener Blaumalerei 1989, Abb. 192, 193
42 Sterba 1986, S. 13–18; 1988, S. 130–133
43 Auch für Bursche (1986, S. 20) sind die damaligen Handelskontakte wichtig für seine Theorie der Verwendung

eines bereits in Meissen existierenden Zwiebelmusters durch die Chinesen.

44 Über den »Früchtestreit« kann nachgelesen werden in: Antiquitäten-Zeitung 1982, S. 347; 1982, S. 420; 9/1983, S. 213–214; 13/1983, S. 310; 13/1983, S. 311.

45 Für eine Melone plädieren Bursche (1986, S. 20) und Barsewisch (1988, S. 27), während sich Sterba (1986, S. 14) für eine Mandarine ausspricht.

46 Bursche 1986, S. 20

47 Neuwirth 1980, S. 177

48 Walcha 1967, S. 4

49 Rückert 1990, S. 135

50 Bursche 1986, S. 19

51 Rückert 1990, S. 117

52 Barsewisch 1988, Abb. 33 a

53 Rückert 1990, S. 126

54 Rückert 1990, S. 101

55 Barsewisch 1988, Abb. 31 b

56 Meissener Blaumalerei 1989, Abb. 176

57 Meissener Blaumalerei 1989, S. 82–93

58 Ducret (1967) beschreibt die Rolle der Augsburger »Hausmaler« anhand der »Goldchinesen«.

59 Beaucamp-Markowsky 1980, Abb. 75

60 Rückert 1966, Abb. 571

61 Rückert 1966, Abb. 566

62 Goldgehöhter Zwiebelmusterteller um 1740–1750 (Dm. 22,5 cm) versteigert bei Lepke Nr. 1376 (239) am 22. 3. 1904.

63 Rückert 1990, S. 126–127

64 Bursche (1980) zeigt auf S. 181–191 verschiedene solcher Überdekorationen und gibt weitere Quellen an.

65 Barsewisch 1988, Abb. 141

66 Ein weiterer Meissener Teller um 1740, überdekoriert in Eisenrot, Gelb, Grün und Gold, versteigert bei Nagel, Stuttgart, am 2. 12. 1985 (Nr. 180)

67 Rückert 1990, S. 186

68 Briefliche Mitteilung von Herrn Friedrich, Heimatmuseum Zerbst, vom 19. 3. 1990

69 Stöhr 1920, S. 407–408

70 Harksen, Julie: Zerbster Bestandskatalog (masch.-schriftl.), Handbibliothek des Dessauer Schlosses Luisium

71 Peibst (1978) bildet unter Nr. 84 eine Deckelvase der Berliner Fayencemanufaktur C. Funcke in analoger Ausformung ab.

72 Stieda 1905, S. 215

73 Stöhr 1920, S. 225

74 Briefliche Mitteilung von Herrn Dr. Muth vom 1. 3. 1990 mit Auszug aus der Würzburger Inventarkartei: Inv. Nr. A 9126, erworben 1913 im Tausch. Blaue Marke »Gögging« am Boden, »leuchtend blau bemahlt – Kopie eines Meißner Zwiebelmuster-Tellers um 1745«

75 Rückert 1990, S. 141

76 Jarchow 1985, S. 113

77 Pietsch, Ullrich: Stockelsdorfer Fayencen (Abb. 102), anläßlich einer Ausstellung 1979 mit über 225 Exponaten

78 Rückert 1990, S. 180

79 Pietsch 1979, S. 45

80 Lenz 1913, Bd. 1 Abb. 299/300

81 Kolbe 1863, S. 168

82 Rückert 1990, S. 140

83 Rückert 1990, S. 141

84 Jedding 1971, II/62

85 Haase 1986, S. 199

86 Rückert 1990, S. 149

87 Barsewisch 1988, Abb. 39

88 Rückert 1990, S. 156

89 Rückert 1990, S. 151

90 Barsewisch 1988, S. 37

91 Führ 1988, S. 21

92 Scherf 1980, S. 340

93 BA I Aa 15, 295

94 BA V 9, Nr. 55 »Preiß-Courante«

95 Meissener Blaumalerei 1989, S. 40

96 Meissener Blaumalerei 1989, S. 54

97 BA »Pretiosa« Nr. 28, Bl. 1–15

98 Meissener Blaumalerei 1989, S. 41

99 Meissener Blaumalerei 1989, S. 103

100 Meissener Blaumalerei 1989, S. 58

101 Meissener Blaumalerei 1989, S. 103

102 Röntgen 1984 (Fig. 431) bildet eine Rauensteiner Zwiebelmusterplatte mit dem Reliefdekor »Gebrochener Stab« ab.

103 Untersuchungen von Schärer belegen diese Entstehungszeit, in: Meissener Blaumalerei 1989, S. 59

104 Meissener Blaumalerei 1989, S. 63

105 Neuwirth 1980; Röntgen 1984

106 W. Neuwirth (Wien 1980) und in: Weltkunst 6/1980; R. E. Röntgen (Exton 1984) und in: Meissener Blaumalerei 1989, S. 74–79)

107 Zitiert nach Röntgen, in: Meissener Blaumalerei 1989, S. 76

108 BA Aa I, Bl. 62

Literaturverzeichnis

Barsewisch, B. v.: Unterglasurblaue Malerei. In: Keramos 121/1988, S. 3–201
Barsewisch, B. v.; Stößel, A.: Keramiken des Bayrischen Nationalmuseums im Internationalen Keramik-Museum Weiden (Sammlung von Barsewisch), München 1990
Beaucamp-Markowsky, B.: Europäisches Porzellan und ostasiatische Exportporzellane, Kunstgewerbemuseum Köln Katalog VII, Köln 1980
Berling, K.: Das Meißner Porzellan und seine Geschichte, Leipzig 1900
Berling, K.: Festschrift zur 200jährigen Jubelfeier der ältesten europäischen Porzellanmanufaktur Meißen 1910, Leipzig 1911
Bolay, A. de: La porcelaine chinoise, Paris 1963
Braunova, A.: Kouzlo keramiky a porcelánu, Prag 1978
Brüning, A.: Europäisches Porzellan des XVIII. Jahrhunderts, Berlin 1904
Bursche, St.: Meißen, Steingut und Porzellan des 18. Jahrhunderts im Kunstgewerbemuseum Berlin, Berlin 1980
Bursche, St.: Das Zwiebelmuster – ein eigenständiger Meissner Dekor. In: Keramos 112/1986, S. 19–25

Demel, E.: Porzellanmalerei, Zürich 1979
Divis, J.: Europäisches Porzellan, Prag 1984
Doenges, W.: Meissener Porzellan – Seine Geschichte und künstlerische Entwicklung, Berlin 1907
Ducret, S.: Deutsches Porzellan und deutsche Fayence, Baden-Baden 1962
Ducret, S.: Frühmeißner Dekore. In: Keramikfreunde der Schweiz, 50/1960, S. 21–30
Ducret, S.: Augsburger Hausmalerei. In: Keramos 37/1967, S. 3–62

Führ, W.: Zur Geschichte der Geraer Porzellanproduktion im Untermhaus, Veröffentlichungen der Museen der Stadt Gera, Heft 4, 1988

Gielke, D.: Europäisches Porzellan im Museum des Kunsthandwerks, Leipzig 1989
Graesse, J. G. Th.: Abriß der Geschichte des Porzellans und der Thongefäße, Dresden 1873
Großes vollständiges Universal-Lexicon Aller Wissenschaften und Künste, Leipzig/Halle 1732–1750, verlegt bei J. H. Zedler

Haase, H.-W.: Fürstenberger Porzellan. Bremer Landesmuseum/Focke-Museum, Bestandskatalog, 1986
Harksen, J.: Zerbster Bestandskatalog (masch.-schriftl.), Handbibliothek des Dessauer Schlosses Luisium
Heiland, P.; Fuchs, E.: Die deutsche Fayence-Kultur, München 1926

Jarchow, M.: Fayence des 18. Jahrhunderts aus Schleswig-Holstein, Hamburg 1985
Jedding, H.: Europäisches Porzellan, Bd. I, München 1971
Johann Friedrich Böttger – Die Erfindung des europäischen Porzellans. Hrsg. v. R. Sonnemann und E. Wächtler. Leipzig 1982
Just, J.: Meissener Jugendstilporzellan, Leipzig 1983

Kademann, I.: Deutsche Fayencen im Museum des Kunsthandwerks, Leipzig 1986
Keramik – Vom gebrannten Ton zum Porzellan. Hrsg. von R. J. Charleston. Leipzig 1981
Klein, A.: Neue Technik zur Bestimmung von Porzellanen. In: Weltkunst 1/1980
Klemm, G.: Die Königlich Sächsische Porzellan-Sammlung, Dresden 1834
Köllmann, E.: Berliner Porzellan, Braunschweig 1966
Kolbe, G.: Geschichte der Königlichen Porzellanmanufaktur zu Berlin, Berlin 1863
Krünitz, G.: Enzyklopädie, Berlin 1810

Lenz, G.: Berliner Porzellan. Die Manufaktur Friedrich des Großen 1763–1786, Berlin 1913
Lion-Goldschmidt, D.: Les poteries et porcelaines chinoises, Paris 1957

Machatá, O.: Porzellan der Generationen. In: Glasrevue 12/1981
Manikowski, L.: Das Meißner Porzellan der Staatlichen Galerie Moritzburg, Diplomarbeit Univ. Halle 1977 (masch.-schriftl.)
Meier, G.: Porzellan aus der Meißner Manufaktur, Berlin 1981
Meissen – Staatliche Porzellan-Manufaktur, Malerei-Verzeichnis, Meißen 1930
Meissen – Staatliche Porzellan-Manufaktur, Dekornummern-schlüssel, Meißen 1976
Meissener Blaumalerei aus drei Jahrhunderten. Hrsg. von K.-P. Arnold und V. Diefenbach. Katalog Staatliche Kunst-sammlungen Dresden/Staatliche Porzellan-Manufaktur Meissen. Leipzig 1989
Meister, P. W.; Reber, H.: Europäisches Porzellan, Stuttgart 1980
Menzhausen, I.: Höroldt und sein Seminarium – Meissen 1720 bis 1730. In: Keramos 120/1988, S. 3–38
Menzhausen, I.: Alt-Meißner Porzellan in Dresden, Berlin 1988
Menzhausen, I.: Böttgersteinzeug-Böttgerporzellan, Dresden 1969
Mields, M.; Lauschke, R.: Praxis der Porzellanmalerei, Leipzig 1965
Müller-Krumbach, R.: Porzellan des 18. Jahrhunderts – Die Sammlung im Schloß Belvedère, Weimar 1973
Müller-Krumbach, R.: Altes Porzellan, Weimar 1987

Neuwirth, W.: Meissener Marken – Original, Imitation, Verfälschung, Fälschung, Wien 1980
Neuwirth, W.: Meißner Keramikfabriken und ihre Marken. In: Weltkunst 6/1980, S. 718–720

Peibst, S.: Berlin – Brandenburgische Fayencen des 17. und 18. Jahrhunderts, Berlin 1978
Pietsch, U.: Stockelsdorfer Fayencen, Lübeck 1979
Porzellansammlung Dresden, Katalog, Dresden 1982
Porzellan aus China und Japan – Die Porzellangalerie des Landgrafen von Hessen-Kassel. Ausstellungskatalog, Kassel 1990

Reichel, F.: Altjapanisches Porzellan, Leipzig 1980
Reichel, F.: Chinesisches Porzellan der Mingdynastie – Katalog Porzellansammlung Dresden, Dresden 1987
Reinheckel, G.: Plastische Dekorationsformen im Meißner Porzellan des 18. Jahrhunderts. In: Keramos 41/42/1968, S. 7–122
Riesebieter-Oldenburg, O.: Zerbster Fayencen. In: Cicerone II, 21/1910
Röntgen, R. E.: The Book of Meissen, Exton, Pennsylvania 1984
Röntgen, R. E.: Marks on German, Bohemian and Austrian Porcelain – 1710 to the Present, Exton, Pennsylvania 1981
Rudzki, E.: Europejska porcelana osiemnasto wieczna, Warschau 1981
Rückert, R.: Meissener Porzellan 1710–1810, Ausstellung im Bayerischen Nationalmuseum München, München 1966
Rückert, R.: Meissen – Porzellan des 18. Jahrhunderts, Gütersloh 1977
Rückert, R.: Biographische Daten der Meißener Manu-fakturisten im 18. Jahrhundert, Band XX, Beiband – Kata-loge des Bayerischen Nationalmuseums München, Mün-chen 1990

Schade, G.: Berliner Porzellan, Leipzig 1978
Scherf, H.: Altthüringer Porzellan, Leipzig 1969
Scherf, H.: Blumen auf Thüringer Porzellan, Jena 1973
Scherf, H.: Thüringer Porzellan, Katalog, Kahla 1978
Scherf, H.; Karpinski, J.: Thüringer Porzellan, Leipzig 1980
Seyffahrt, R.: Johann Gregorius Höroldt, Dresden 1981
Shono, M.: Japanisches Aritaporzellan im sogenannten »Kakiemonstil« als Vorbild für die Meißener Porzellan-manufaktur, München 1973
Sonntag, H.: Das blaue Meissener Zwiebelmuster – eine Har-monie von Himmel und Erde, Presseinformation Staatliche Porzellan-Manufaktur Meissen 1989
Sterba, G.: Gebrauchsporzellan aus Meissen, Leipzig 1988
Sterba, G.: Zur Entwicklung des Meißner Zwiebelmusters. In: Keramos 111/1986, S. 13–18.
Stieda, W.: Die keramische Industrie im Herzogtum Anhalt während des 18. Jahrhunderts. In: Mitteilungen des Vereins für Anhaltinische Geschichte und Altertumskunde, Dessau 1905
Stöhr, A.: Deutsche Fayencen und deutsches Steingut, Berlin 1920
Syz, H.; Miller, J.; Jefferson, J.; Rückert, R.: Catalogue of the Hans Syz Collection. Meissen Porcelain and Hausmalerei, Washington, D. C. 1979

Walcha, O.: Die Lösung vom ostasiatischen Vorbild. In: Keramos 10/1960, S. 171–174
Walcha, O.: Quellen zur Manufakturgeschichte. In: Keramik-freunde der Schweiz 42/1960, Neujahrsausgabe
Walcha, O.: Porzellan, Leipzig 1963
Walcha, O.: Frühes Zwiebelmuster. In: Manufaktur-Echo (Werkzeitung Staatliche Porzellan-Manufaktur Meissen) 3/1967

Walcha, O.: Kleine Chronik der frühen Meissner Blaumalerei. In: Keramos 47/1970, S. 28–35
Walcha, O.: Meißner Porzellan, Dresden 1973
The Wark Collection – Early Meissen Porcelain, The Cummer Gallery of Art, Jacksonville, USA, 1984
Weiß, G.: Ullstein – Fayencenbuch, Frankfurt a. M.; Berlin; Wien 1970
Wendl, M.: Spaß am Sammeln – Altes Thüringer Porzellan, Rudolstadt/Thür. 1984
Yang, E.: Chinesische Porzellanmalerei, Leipzig 1986

Zimmermann, E.: Die Erfindung und die Frühzeit des Meissner Porzellans, Berlin 1908
Zimmermann, E.: Die Anfänge der Blaumalerei im Meißner Porzellan. In: Mitteilungen aus den Sächsischen Kunstsammlungen II/1911
Zimmermann, E.: Chinesisches Porzellan, Leipzig 1923
Zimmermann, E.: Meissner Porzellan, Leipzig 1926

ABBILDUNGSNACHWEIS

Die Zahlen beziehen sich auf die Bildnummern

Auktionshaus Stahl, Hamburg 29
B. v. Barsewisch, München 19, 21, 35
Bremer Landesmuseum 28
P. Demme, Erfurt 8, 9
U. Fischer, Gera 38
H. Fuchs, Rauenstein (Thür.) 58
Kunstsammlungen der Stadt Augsburg 40
Museum für Kunst und Gewerbe, Hamburg 41
Museum Otto Ludwig, Eisfeld (Thür.) 61
H. Plötz-Peters, Berlin 17
H. Reichert, München 6
Residenzmuseum München 3
S. Schmidt, Leipzig 1, 5, 7, 10–16, 27, 28, 30–34, 36, 37, 39, 43–57, 59, 60, 62–66, 69, 71; S. 28, S. 29
Sammlung Schneider, Fulda 2
Staatliche Kunstsammlungen Dresden, Museum für Kunsthandwerk (Foto: Ramb) 18
Staatliche Kunstsammlungen Dresden, Porzellansammlung (Foto: K. Tänzer) 20, 22, 24, 25
Staatliche Porzellan-Manufaktur Meissen (Foto: K. Tänzer) 67, 68, 70 (Foto: H. Kotte) S. 32, S. 69
Städtisches Museum Flensburg 42
Stiftung Preußischer Kulturbesitz, Kunstgewerbemuseum, Berlin 4
K. Tänzer, Dresden 23
Zeichnungen S. 33, 36, 37, 38, 39: K.-H. Barnekow, Leipzig

PERSONENREGISTER